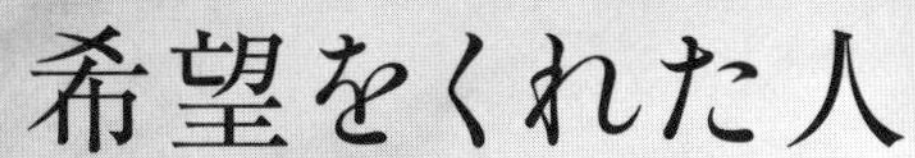

希望をくれた人

パラアスリートの
背中を押した
プロフェッショナル

宮崎恵理

協同医書出版社

装幀　岡　孝治
写真　John-james Gerber / Shutterstock

まえがき

カラダが小さい。もともとのバネが違う。スポーツの現場ではよく聞かれる言葉だ。小柄だがスピードはある。運動量なら負けない。選手たちは、そんな、自分だけがもつ武器を磨きに磨いて、己の前に立ちはだかる相手や記録の壁に向かっていく。

誤解を恐れずに言えば、パラアスリート（障害者アスリート）もこれと同じだ、と考えている。障害は、一つの身体的特徴にすぎない、と。障害によってできないことを嘆くのではなく、今ある身体機能をより生かすために、選手たちは研鑽を重ねているのだ。

一九九八年の長野パラリンピックを機に、パラアスリートや競技の取材を続けてきた。目撃してきたのは、一歩でも先の高みを目指して成長しようとするアスリートたちの姿だ。選手本人の努力こそがエネルギーとなり、競技に反映される。

こうしたプロセスの、ほんの一端を、雑誌などで記事にしてきた。努力のひとしずくを抽出するのは困難な作業ではあったが、同時に核となる部分に触れられ、それを差し出してみせる喜びがあった。

しかしながら、限られた文字数の中で表現できることには限界もあった。削ぎ落としてきた部分に、選手としての大事な根幹があったのではないか――。

パラアスリートたちに取材を重ねる中で、必ず耳にしてきた言葉がある。

「このスポーツを紹介してくれた人がいなければ、自分はここにいない」

「周囲のサポートがあったからこそ、ここまでやってきた」

そして、一様に、口を揃える。

「支えてくれている人に、感謝したい」

努力の源にいる、誰か。支えてくれた人。原点とも言うべき存在が、彼らをトップアスリートへと押し上げてきたのだ。

彼らの背中を押したのは、扉を開けたのは、どんな人だったのか。

この本の企画を編集者とともに考え始めた頃、すぐに連絡先を知っている選手たちにメールを送った。

「スポーツを始めるにあたり、あるいは、そのスポーツで世界を目指そうと意識する中で、あなたの背中を押してくれた人は誰ですか」

寄せられた返信の中で、明確に熱く語られた対象者を中心に、この本の取材がスタートした。

医師、理学療法士、義肢装具士、教師、スポーツ指導員など。障害者に密接に関わる仕事に従事している人は多いが、通常の業務としては特に障害者と関係ない職種もある。取材に応じてくれた人々は、「特別なことは何もしていない」と言う。仕事として真摯に向き合う中で、結果的に障害者の心に光をともし、可能性を示唆してきたのだ。

パラアスリートとの接点は、彼らの家族や友人などと比較すれば、わずかな時間でしかない。それでも、一人の障害者がアスリートとして成長する過程の、まさに萌芽の時期に、慈雨を降らせてきた。選手たちは、それを決して忘れないのだ。

人は誰でも、誰かの助けや支えがあって、生かされている。そして、同時に、誰かの背中を少しだけ押す立場にもなりうる。他者を思いやる気持ち。相互理解を深めようとする意識。人として生きる基本が、誰かの光となり、新たな地平へと続く一本の道をつくる。

トップアスリートへの階段を駆け昇る彼らに希望をもたらした人たちの、特別ではない視点。それを、この本で共有してほしい。

目次

本文写真提供
エックスワン（左記を除く）
竹見脩吾（241ページ）
増田和茂（260ページ）
協同医書出版社編集部（257ページ）

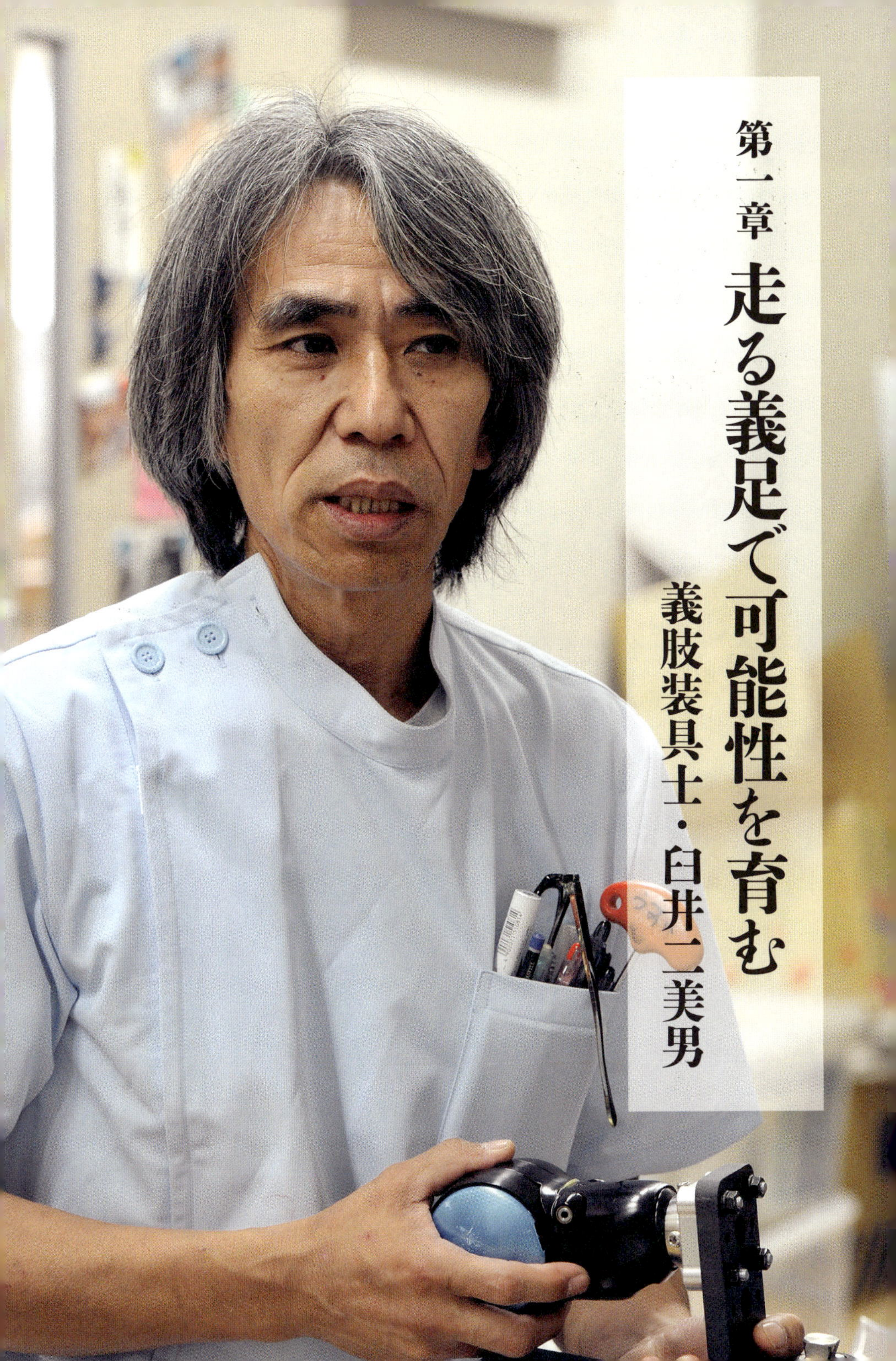

第一章　走る義足で可能性を育む

義肢装具士・臼井二美男

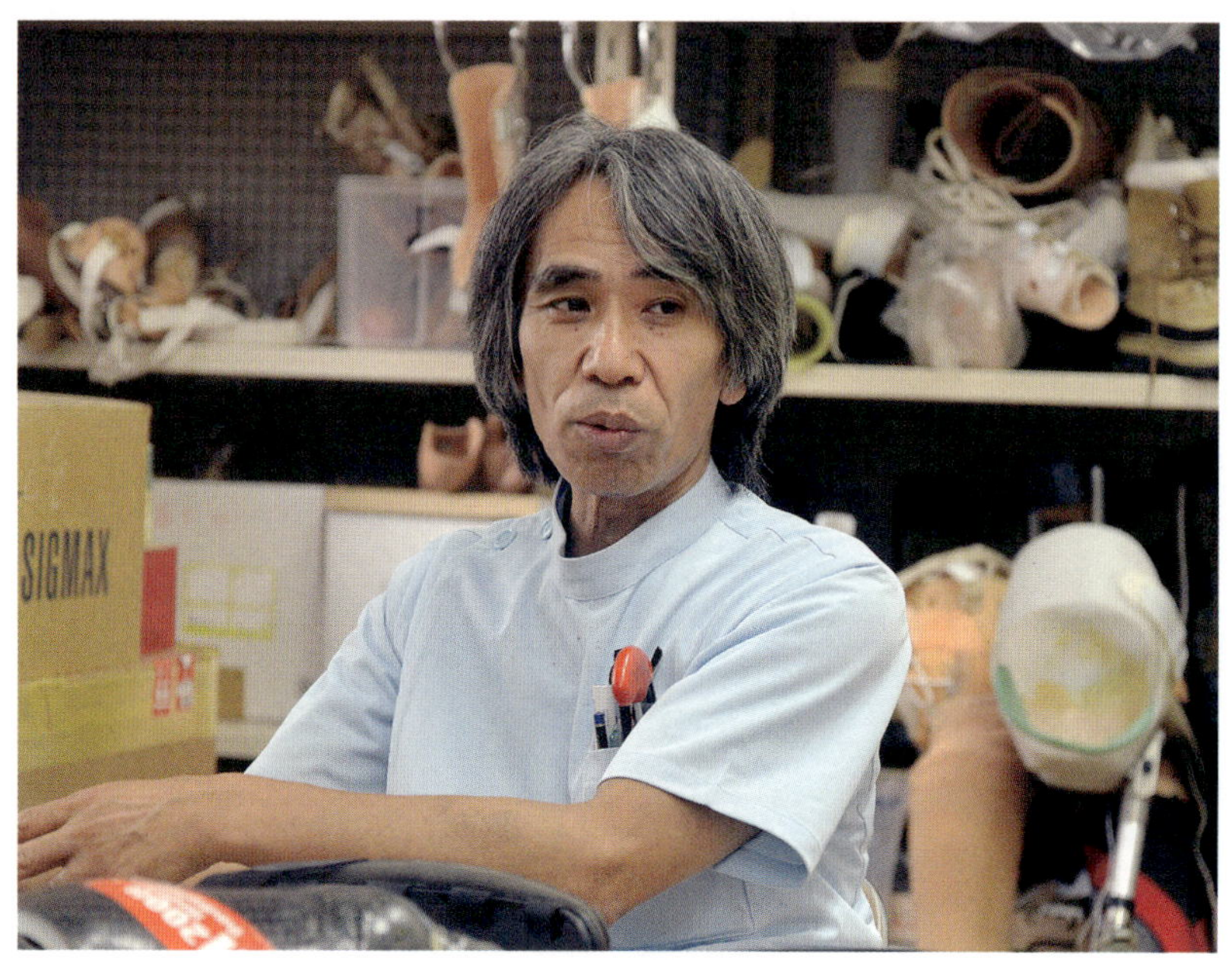

臼井二美男

うすい・ふみお

公益財団法人鉄道弘済会 義肢装具サポートセンター　義肢装具士

1955年8月28日、群馬県生まれ。大学中退後、1984年より財団法人鉄道弘済会・東京身体障害者福祉センター（のちに義肢装具サポートセンターに改称）に勤務。現在、義肢装具研究室長、義肢装具製作担当課長を務める。通常の義足に加え、スポーツ用義足の製作にも力を入れる。1991年に切断者のスポーツクラブ「ヘルスエンジェルス」を創設。代表者として義足を装着してのスポーツを指導する。2000年のシドニーパラリンピックより日本選手団のメカニックを担当する。

臼井二美男（うすいふみお）は、義肢装具士である。東京にある公益財団法人〈鉄道弘済会〉の義肢装具サポートセンターに勤務して三十年余り。義足などを製作し、調整する技能者だ。

そして、陸上競技などのスポーツ用義足を手がける、日本の第一人者でもある。障害者の陸上競技大会会場には、いつも臼井の姿がある。サブトラックで選手の調子を確認し、義足の微調整を行い、選手のスタートタイムに合わせてスタンドに移動する。

また、臼井は、義足の人たちが集うランニングチーム〈ヘルスエンジェルス〉を主宰している。一九九一年に、アメリカ製の〝走る〟義足を取り寄せ、大腿切断の女性を走らせた。以来、臼井の周りには義足で走りたいという人が集まり、月に一度の割合で週末に練習会が開かれている。これが、ヘルスエンジェルスの母体だ。パラリンピックの陸上競技で活躍する下腿切断の鈴木徹（すずきとおる）、東京オリンピック・パラリンピック招致委員会のプレゼンターとして、アルゼンチンで最終スピーチを披露した佐藤真海（さとうまみ）（現・谷（たに））、そして、パラリンピックの自転車競技で4個のメダルを獲得している藤田征樹（ふじたまさき）もヘルスエンジェルスの出身者である。

臼井の携帯電話のアドレス帳に入っている会員の数は、千人に達するという。そのうちの延べ百二十、百三十人ほどが入れ替わり立ち替わり、練習に参加する。週末の練習会場では、年配のベテランランナーが、小学生の子どもと一緒に走る姿がある。あるいは、一人黙々と歩く人の姿も。それぞれ思い思いに、己の義足と対話し、集った義足仲間と交流し、そして風を切って走るのだ。

最近義足を作ったばかりの初心者に手ほどきをしたり、スタンドに座って、みんなが走る様子を眺めたり。ヘルスエンジェルスの輪の中に、臼井がいる。一見強面に見えるが、義足で走る人の笑顔につられるように、目を細める。破顔一笑する臼井に、練習する人々が呼応する。あたたかな空気が、いつも練習会場に漂っている。

〝走る〟義足を作ってきたパイオニアは、誰に語るともなく呟く。

「義足で走るというと、パラリンピックで活躍している選手のイメージが先行して、限られた世界の話、と思われがちです。でも、実際にオレがやっているのはそうじゃなくて、もっと普通の人。糖尿病で切断したおじいちゃん、おばあちゃんとか、事故や病気で切断した子どもとか。そういう人が、義足で走ることが重要なんだ。日常用の本義足を作って、歩く練習から始めて、そこから義足で走る練習を、一緒にスタートさせる。その中から、結果的にパラリンピックを目指す選手が出てくることはある。義足の人の問題点とか課題を解決するという気持ちがないと、ともに走ることはできないんですよ」

患者の人生に寄り添う

義肢装具士の仕事は、義手や義足を作製する、麻痺などの患者の歩行を助ける装具を作製する、という具合に、多岐にわたる。臼井は主に義足を担当する。義足は、断端（切断した残存部分）に装着するソケット、骨格に相当する脚部、そして足首から先にあたる足部から構成される。大腿切断者の場合は、これに膝継手と呼ばれる人工のヒザがつく。脚部や足部、膝継手は、日本製、アメリカ製、ドイツ製、カナダ製、オーストラリア製などのメーカーが作るパーツを組み合わせる。義肢装具士の最大の仕事は、それぞれの患者にぴったりとフィットするソケットを作製することだ。

新しい患者が義肢装具サポートセンターを訪れると、まずは各部の採寸から始まる。断端の長さや太さはもちろん、健足（切断していないほうの脚）の長さを計測し、O脚、X脚などの骨の形状や曲がり具合も確認する。最終段階でソケットから脚部、膝継手、足部を取りつける際に、こうしたデータをもとにわずかに取りつけ位置をずらしたり、角度をつけたりしてバランスを整える。この相対的位置関係の決定をアライメントという。

採寸が終わったら、石膏を使ってソケット作りのために断端の型をとる。いったん、軟らかい石膏の中に断端を入れて型をとり、そのまま乾かした型にさらに特殊な石膏を流し込んで本人の断端と同じ形状の石膏型を作る。ケガによる切断と病気での切断とでは、断端の形状が異なる。もちろん、その人の体型や体格によっても異なる。そしてそれは形状だけではなく、立ったときにどこに体重を荷重するか、歩行時に断端がいちばん薄く骨が当たる場所はどこかなど、動きによる形状変化や痛みのポイントも異なるのだ。骨が当たる部分に荷重ポイントがあると、義足を履いたときに強烈な痛みが出てしまう。こういう箇所は、ソケットの内側を厚くして体重によってかかる力を分散させる形状にしなくてはならない。断端の形に抜いた石膏の型に、石膏を少しずつ盛っていくのだ。こうすることで、単に型をとった断端とは違った形状のソケットのベースが出来上がる。その後、ナイロン繊維やカーボン繊維にアクリルなどの液体樹脂を流し込んで硬化させれば、繊維強化プラスチック（ＦＲＰ）のソケットが完成する。

ソケットとパーツを組み合わせたら、患者に履いてもらい、仮合わせをする。

「仮合わせの段階で合っていなければ、ソケットはそのまま捨てます。最初に抜き型をとった石膏はとっておいて、そこに改めて石膏を流し込むところからやり直しです」

まさに、オーダーメイド。３Ｄプリンターで計測すれば、型をとる時間と手間が省けそうだと、素人目には映る。が、それは難しい、と臼井は言う。

「人間が立ったときに、どこに体重がかかるか、あるいは歩く衝撃をどこに受けるか、小走りしたときにはどうなるか。体重や衝撃がかかると、人間の脚、断端は変形します。そういうことも考えて、石膏で盛る作業が不可欠です。それに、タイトなフィット感が好きという人、少し緩めがいいという人もいる。すべて、教科書通りにはいかない。使う人の感覚、感触がソケットを作るうえで重要になるのです。結局、人の手で作るしかない」

義足は一度作って終わりではない。仮合わせのあと、義足が完成しても、のちに体重や生活様式の変化などに伴い、ソケットやパーツが合わなくなるということも少なくない。そうした際には、調整を加えたり、新たなパーツを取りつけたり、ソケットを作り替えたりする。義足作りだけでなく、その調整も、義肢装具士の重要な仕事の一環である。そして、義足の調整は、患者が義足を必要とする限り、ずっと続くのである。

義肢は、カラダの一部だ。いわば、患者の人生そのものに寄り添うのが、義肢装具士の仕事と言えるだろう。

臼井は、常時、三十人ほどの患者を担当している。新しい義足を作る、ソケットを作り替える、パーツを変更する。患者にとっては義足がなければ歩けない。だから、義足の作製や調整に時間をかけている余裕はない。常に時間との戦いでもある。

義肢装具士としての臼井の日常は、朝六時四十分に自宅を出て、七時四十分に義肢装具サポートセンターに出社するところから始まる。九時の始業時までの八十分間、自分が担当する患者の義肢製作や調整に没頭する。電話も鳴らない、人もいない。静かな工房で黙々と作業ができるこの八十分間は、臼井がいちばん仕事として前進していると実感できる時間帯でもある。

九時になると、次々と義足を作りにくる、あるいは調整にくる患者との面談や採寸が始まる。少しでも、担当している患者とのコミュニケーションを充実させたいと考えているから、昼間はいきおい、打ち合わせ時間が長くなる。また、管理職として会議も増加傾向にある。気づけば、時計の針はいつも夜の九時を回っているという。

帰宅し遅い夕食を摂ると、ほとんどそのまま倒れるように眠りに落ちる。早朝に目が覚めれば、患者や選手たち、あるいはヘルスエンジェルスの会員からのメールをチェックし、その一つひとつに返信する。そうしてそのまま自宅を出る時間になることも、しばしばだ。週末になると、ヘルスエンジェルスの練習会場か、担当している選手が出場する競技会場に出かける。

「二カ月とか三カ月とか休みがない、ということはザラだな」

それが、臼井の日常なのである。

義足作りへの思い

臼井二美男は、一九五五年に群馬県前橋市で生まれた。実家は兼業農家で、今は兄が家業を継いでいる。中学では卓球部、高校では空手部と応援団に所属しながら、一方で映画研究会にも所属していたという。

「カラダを動かすこと、そのものは好きだったし、運動会になれば率先してどの種目もこなせたけれども、バスケットボールなどの球技はそれほど熱心ではなかったかな」

高校卒業後、東京の大学に進学するが、芝居や映画、ライブなどのアンダーグラウンドなカルチャーにどっぷりと浸かり、大学を中退した。ちょうど、二十歳のときだった。

「そのあとはね、コンサートの企画会社で仕事をしたり、映画のフィルムを作る仕事を手伝ったり、オールナイトの食堂で働いたり。ちょっとかじっていたバンドの仲間と一緒に露天商をやったりもした。露天商は、親分はその筋の人なんだけど、実際に売っているのは、僕らみたいな若造ばっかりなんですよ。あと、場外馬券場のガードマンなんかもしたな。まあ、今で言う、フリーターです。東京の下北沢の、あの空気の中で生活するのが面白かった。それだけでなんとか食いつないでいたというか」

二十八歳のとき、結婚を考えていた臼井は、職業安定所（現・ハローワーク）で職探しを始めた。手に職をつけたいと思ってのことだ。そこで、臼井は職業訓練校のチラシに足を止める。和裁、洋裁、義肢製作と書いてあった。

「義肢製作というのは、義足なんかを作ることだろうか」

ふと、そう思った瞬間、臼井の頭の中に小学六年時の担任の顔がフラッシュバックした。

小学六年生の担任は、群馬大を卒業したばかりのフレッシュな女性教師だった。井田浩子（いだひろこ）先生という。

「若くてきれいな先生だったから、みんなの憧れだった」

夏休みに入る頃、入院療養のため、非常勤講師と交代した。三月の卒業式が近づいた頃、井田先生は退院し、学校にやってきた。

「そのとき流行っていたパンタロンを履いていた。先生は、病気で左の脚を切断して義足になった、と言って、僕ら児童にパンタロンの上からその義足に触らせてくれたんですよ」

当時は現代のように金属のパーツに人の脚そっくりの外装をつけた義足ではなかっただろう。硬い木製の義足の、冷たい感触だけが、臼井の指先の記憶として残った。

職業安定所の、職業訓練校のチラシを見た臼井は、この指先の感触を思い出していた。

「義肢というのは、井田先生がつけていた義足のことだろうか。やってみようかな」

そう思い立つと、二月の寒空のもと、そのまま職業訓練校に向かった。その日は日曜日だったため、学校には責任者が一人でいるばかりだった。職業安定所でチラシを見て、義肢製作の勉強がしたい、と告げると、四月から入校できるという。募集要項の書類を抱えて、その日はひとまず帰宅した。

当時、職業訓練校での講義は一年間とされていた。卒業すれば、義肢製作の現場で働くことになる。

「どういうところだろうと興味をもって、電話帳で調べたんです。そうすると、結構、義肢製作所って、いっぱいあるんだね。住んでいた場所から近い東中野に、鉄道弘済会の東京身体障害者福祉センター（義肢装具サポートセンターの前身）があった。そこに電話をして見学させてもらえないか、とあたったんです」

臼井が見学に行くと、ちょうど欠員が出たため、見習いで来ないか、と提案があり、職業訓練校には行かずにそのまま就職することになった。

義肢装具士は今では国家資格だが、臼井が就職した当初はまだ国家資格ではなかった。就職して五年後に、国家資格になった。すでに五年のキャリアがあった臼井は、そのまま有資格者として義肢製作に携わり、現在に至っている。

鉄道弘済会の歴史は古く、昭和七年に当時の国鉄職員のための福祉事業を担う団体として設立された。電車の連結や線路作業の際、事故で切断を余儀なくされた職員、その家族のための福祉事業である。残された家族の職場として駅の売店を作る、あるいは保育所や障害者のための施設を運営する。その一環として、義肢製作所が発足したのだ。昭和二十四年には、職員、家族だけが利用できる施設から、広く一般に対象を広げた福祉施設として事業を展開するようになった。

現在、東京・南千住にある鉄道弘済会の義肢装具サポートセンターには、臼井を含め二十八人の義肢装具士が働いており、約三千五百人の利用者がいるという。センターは、義肢装具の製作工房のほか、附属診療所、入院できるリハビリテーションルーム、義肢を使用したスポーツができる試走コースまで完備する。

見習いで入った臼井は、はじめの数年間は、ひたすら仕上げだけの工程に従事した。ようやく型をとらせてもらえるようになったのが、三年目から。その後、下腿切断（ヒザ下切断）の義足を担当し、大腿切断の義足、というようにステップアップしていった。

「とにかく、一人前の義肢装具士になるためには、何でもやったよね。自分が担当する患者さんの義足を、ゼロから作りたかったから。やっと担当するようになっても、最初のうちは『こんなの、履けねぇっ！』って、義足を投げつけられたこともあったなあ」

板前をしているという患者だった。調理場の仕事も、たびたびケンカして辞めていたという。

「よくよく聞けば、義足が合わずに痛い思いをしているって。だから、目が三角につり上がっちゃうんだ。その人の義足をちゃんと痛くないように合わせることでしか、信用を得ることはできないよね。最適な義足を作ることから逃げていてはいけない。そのことを、この板前の人から教えてもらった」

担当した患者のために、丁寧に話を聞いて義足を作る。逃げずに最後まで担当する、ということが伝わると、何度でも合わせるために待ってくれるのだという。

「合わないって言われて、自宅まで謝りに行ったり、調整した義足を持って行ったりした。そういう時間とコミュニケーションを重ねて、やっと信頼してくれるようになる。その板さんとは、今でも義足の調整でつきあいがありますよ」

義足を通じて対話する。誠意を、義足に凝縮させる。それが、義肢装具士の本懐であると、臼井は語る。

〝走る〟義足の衝撃

臼井が〝走る〟義足に着目したのは、義肢装具士として五年ほどが経過した頃のこと。義肢に関する専門誌の中に、パラリンピックで走る義足のアスリートの写真が掲載されているのを、目にするようになった。

「アメリカの選手だったと思う。バルセロナパラリンピックの前で、まだ板バネ（現在主流となっている陸上競技用義足の足部）ではなかった。でも、足部がカーボン製で、ゆがみやたわみがなく走れるということが記事に書いてあった」

目を見張ったのは、大腿義足の選手が走る姿だった。人工のヒザをつけているが、しっかりとトラックを走っている。

「とにかく、驚きでした」

臼井は、先輩の義肢装具士に聞いて回る。

「大腿切断で走るってことは、可能なんでしょうか」

答えは、ことごとく否だった。

「当時でも千人を超える大腿切断の患者さんがセンターに来ていたけれども、上手に歩けるようになって御の字。走ることは想定外だ、と」

実際に、大腿切断の患者に、「走ってみたいと思うか」と尋ねると、全員が「諦めている」と同じ言葉を口にした。下腿切断（ヒザ下切断）の患者の中には、義足に慣れてその後、野球などを楽しむ人もいたという。それでも全速力で走る、という発想はなかった。

「思いっきり走ったら、義足が壊れてしまう。それを、みんなは恐れていた。義足が壊れたら、次の日に会社に行くこともできなくなってしまうからね」

だから、走りたくても、かなわない夢と諦める。それが、日本の切断者と、義肢装具士の常識だったのだ。

そんな中、臼井は、走る義足を取り寄せようと決意する。その思いに至ったきっかけは、ドラマのワンシーンだった。

「よく、夕陽をバックに若い男女が走り寄って抱擁するシーンがあるじゃない。義足の人は、あれは自分にはできないって、諦めてたわけですよ。走れないから。でも、走る義足があれば、同じようなことができるのではないか。走る義足があることで、自分が失ってしまったと思うこと、できないと諦めていることを少しでも、〝できる〟に変換させられるのではないか。そういう気持ちが、わき起こりました」

義足がもつ、可能性。義足で走るということは、可能性を拡大することだ。

「アメリカでは大腿義足で走っている人がいるのだから、同じ義足があれば、走ることができるはずだ」

臼井は、上司に掛け合って研究費の予算で、アメリカから当時の最新鋭の大腿切断用カーボン製義足を一式取り寄せた。

手元に到着すると、臼井は、これを二十二歳の柳下孝子（やなぎしたたかこ）という女性に履かせてみることにした。

「幼いときに切断して大腿義足なんだけど、自転車に乗るくらい元気な女の子だったから、この子ならきっと走れるんじゃないかと思ってね」

アメリカから取り寄せた足部、膝継手を、柳下のソケットに取りつけた。そして、臼井は、柳下のカラダに理学療法士が使用するようなバンドを巻き、一緒に伴走することにした。

東京身体障害者福祉センターの廊下で、柳下と臼井が並んでいた。

「じゃあ、走ってみようか」

臼井が声をかけると、柳下が走る動作をした。

ポン、ポン、ポン。

わずかに、三歩。でも、確かに両足が床から離れた。

「できるじゃないか！　じゃあ、もう少し」

さらに、五歩。歩くのとは明らかに違う。走った、走れた。

「タカちゃん、すごく感激して、トイレの前の廊下で涙をポロポロこぼしたんですよ。小さいときに、地面を蹴って走った感触を思い出したって。たった三歩、五歩走っただけでも、人はこんなに喜ぶものなのか。自分は手足があって、歩いたり走ったりするのはあたりまえだけれども、義足の人にとってどれほど〝走る〟ということが価値あることなのかということを、このときに本当に実感したんです。さあ、次は誰を走らせようかって、いっきに気持ちが広がっていきました」

若い女の子が走れた。この事実が、ほかの大腿切断者に勇気を与えた。廊下からスタートした〝走る〟体験会は、その後トラックに場所を移し、すぐに四人、五人、六人と、体験者は増えていった。研究として取り寄せたアメリカの義足は、次から次へと、日本の義足使用者を魅了していったのだった。

スポーツ用義足の開発へ

最初に研究費で調達したカーボン製の足部は、レンタル用として、次に走りたい、という人のソケットに取りつけて〝走る〟体験に利用された。レンタル用の義足は、体験希望者の増加に伴い、少しずつその数を増やしていった。

その一方で、カーボン製のスポーツ用義足の開発を進め、日常用の義足とは別にスポーツ用義足を作りたいという希望者のための義足作りを始めた。アメリカで登場したばかりの、「板バネ」と呼ばれる陸上競技用の足部を取り寄せ、希望者のソケットを取りつける。最初は日常用のソケットに取りつけていたが、のちに専用のソケットを手がけることになる。

「板バネ」足部は、板状のカーボンファイバーを何層にも重ねて作られたもので、アルファベットのL字型の形状をしているのが特徴だ。ちょうど、ネコ科の動物の脚のようにも見える。つま先近くのところに体重を載せ、硬質なカーボンの反発を利用して足部を前に振り出す。それ以前にあったスポーツ用義足では、いわゆる人間の足の形状の足部にランニング用シューズを履かせていたが、この板バネタイプではシューズ

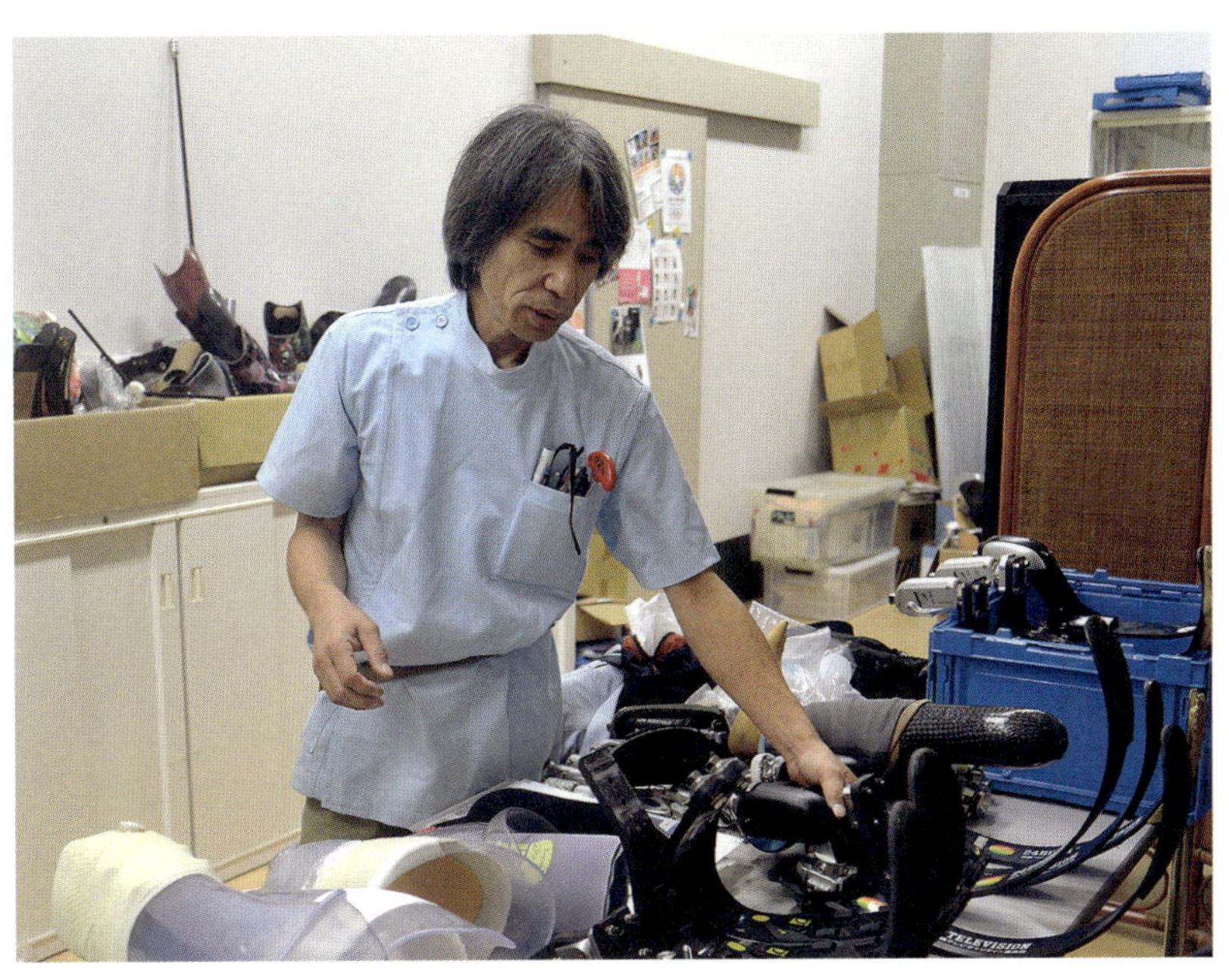

競技用の最先端義足を扱う研究室にて

は履かせず、板の状態のまま走る。ユニークな形状に、誰もが驚いていた。と、同時に、まったく新しい義足に、計り知れない可能性を感じてもいた。

実際には、板バネの硬さによっては、体重が軽ければたわませることが難しかったり、反対に脚力が強く体重が重ければ、物足りなさを感じる、ということがわかってきた。初めて装着した人の中には、あまりのバランスの悪さに、どこに重心を置いていいかわからない、とこぼす人もいた。臼井は、それぞれの声に耳を傾け、その都度、調整を施していく。取りつけ位置や角度をわずかに変え、アライメントを改めて整えてみる。硬い、という板バネの両サイドを削って、硬さを調整する。陸上スパイクのピンを、板バネの接地部分に取りつけてみる。臼井の創意工夫が、一人ひとりの走る感覚に寄り添い、板バネ義足のスピードと安定感を上げていった。

やがて、障害者の陸上競技大会で活躍する選手が現れ始めた。東京の、鉄道弘済会の臼井さんのところに行けば、義足で走ることができる。この噂は、徐々に日本じゅうに広まっていった。

人を引きつける力

一九九九年、一人の若い切断者が、臼井のもとを訪れた。鈴木徹である。下腿切断の走り高跳び選手として、二〇〇〇年のシドニーパラリンピックからロンドンパラリンピックまで、四大会連続出場を果たしている。

鈴木は、一九八〇年に生まれた。ハンドボールが盛んな山梨県に育ち、山梨市立北中学校でハンドボールを始め、当時、山梨県でいちばんの強豪校だった駿台甲府高校にハンドボール推薦で進学している。在学中に国体3位という成績を収めたことで、筑波大学への推薦入学も決めていた。

高校の卒業式を目前に控えた二月の終わり。鈴木はクルマを運転していた際、ふと居眠りしてそのままガードレールに激突。右足のヒザ下を切断する大けがを負った。地元・山梨の急性期病院に三カ月入院したあと、自ら望んで、東京の鉄道弘済会を訪ねた。

「山梨の病院で、担当の医師から小さな冊子をもらったんです。それは臼井さんが作ったものらしい、A4版数ページ程度の、論文のコピーでした。そこには、義足でスポーツをしている写真が掲載されていました。走っている人、サーフィンをやっている人もいた」

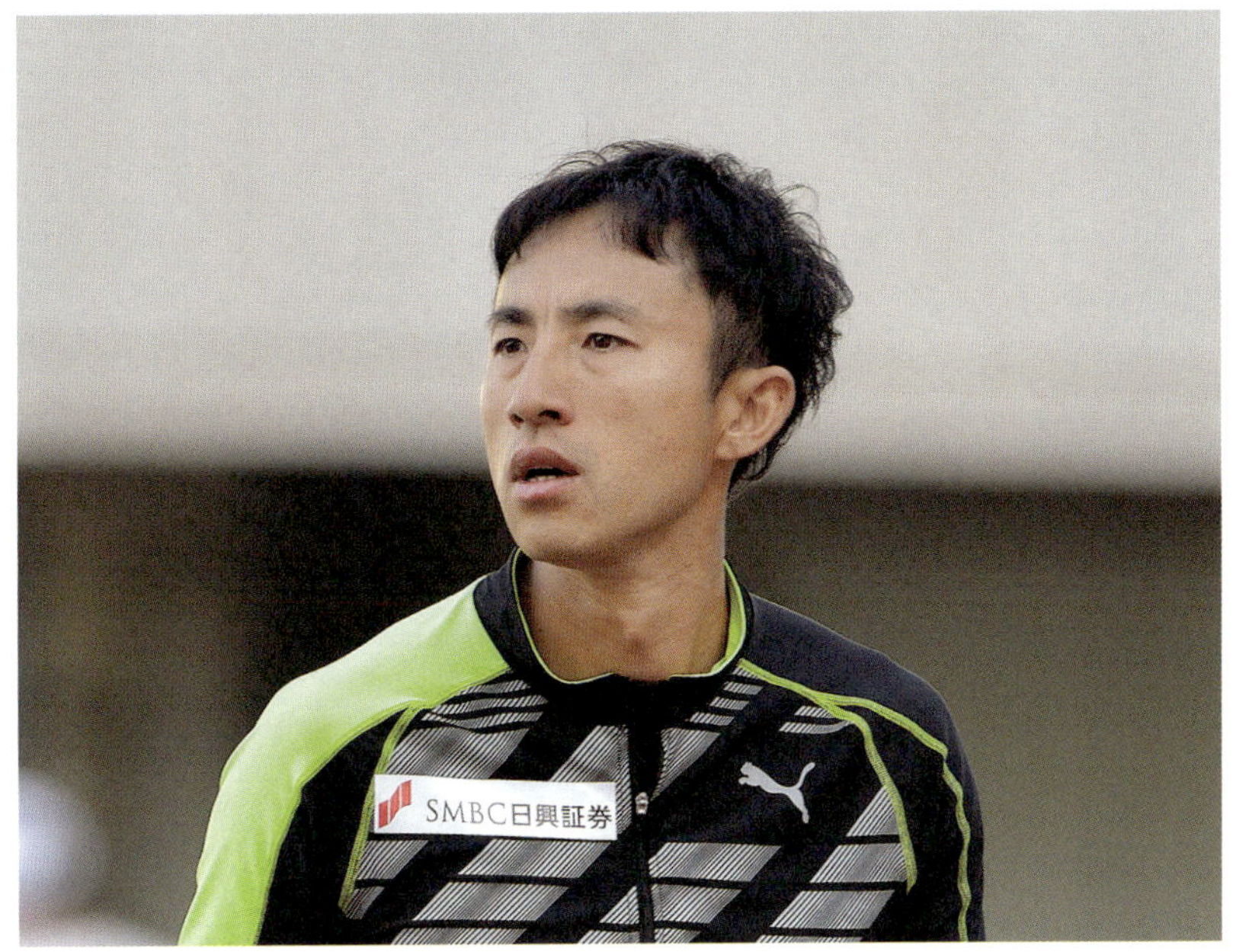

鈴木 徹

すずき・とおる

陸上競技選手（クラスT44）　SMBC日興証券（株）所属

1980年5月4日、山梨県生まれ。筑波大学卒業後、2000年のシドニーパラリンピックに日本人初の走り高跳び選手として出場を果たす。その後、アテネ、北京、ロンドンパラリンピックに出場し、4大会連続入賞（北京、ロンドン大会では400mリレーにも出場）。2006年のジャパンパラリンピックでは2m00をクリアし、義足選手としては世界で二人目の2mジャンパーとなる。2015年、第69回山梨県陸上競技選手権大会で2m01（当時の日本記録）を記録。2016年5月のIPCグランプリ・ブラジル大会（リオデジャネイロ）では2m02をマークし、自身のもつ日本記録ならびにアジア記録を更新した。

一般的には、切断した病院で仮義足を作製し、そのあと、住まいの近隣など、利便性の高い義肢製作所を紹介してもらって本義足を作ることが多い。だが、鈴木は、最初の仮義足の段階から、鉄道弘済会に行くことを決意した。

「とにかく、義足になっても、すぐにスポーツがしたい。それだけでした」

松葉杖を使い、東京の鉄道弘済会に出向き、義足の作製とリハビリテーションのため、三カ月間、入院した。

採寸や型取りを行い、いよいよ仮義足を装着した鈴木は、愕然とした。

「僕は、スポーツをしていたし、カラダのバランスだって悪くない。だから、義足を履いたら、すぐにスタスタ歩けるようになると思ってたんですよ。ところが、全然、勝手が違った」

ソケットに足を入れただけで、痛みが走った。立つことさえ、できない。松葉杖で体重を支えて、やっと立てる程度だった。歩きたい。その思いだけで、なんとか一歩を踏み出したが、その日はそれが限界だった。

「切断する前は、自分が〝歩く〟という動作を意識したことはなかったです。誰でもそうですよね。それが、足の出し方さえ、わからない。意識的に、脳から指令を出して、足を前に出す。たったそれだけのことが、とてつもなく難しい作業に感じられました」

広いリハビリテーションルームでは、高齢者が義足で難なく歩いている姿がある。あの人にできることが、自分にできないはずはない。思いと現実とのギャップに、ぼう然とした。

「今から考えれば、糖尿病などで切断した人の断端はとてもきれいで、義足を履きやすい。僕は事故による切断で、断端がまだ全然安定していなかった。そういう違いもわかっていませんでした」

通常は、義足歩行のリハビリは午前、午後の二時間ずつみっちりと行う。が、当時は、痛みと、出血のため、わずかに十分、二十分行うのがやっとだった。

「絆創膏を何度も貼り直して、リハビリしました」

とにかく、義足で痛みなく歩けるようになること。そして、その先に、走れるようになって、ハンドボールが再びできるようになること。目指すべき目標が明確だから、リハビリに耐えられたのだ、という。

＊　＊　＊

鈴木が鉄道弘済会に来たときのことを、臼井ははっきりと覚えている。

「目の色が違ったよね。高校まで、ずっとハンドボールしかやってこなかった。自分の進む道はスポーツ以外にない、と思っていた目をしてた」

当初、臼井ではなく別の義肢装具士が鈴木を担当していた。若い義肢装具士で、その人自身も義足だったという。

「診療所の看護師さんが、臼井さんは無理させちゃうから、ということで、その義肢装具士さんが初め担当されてたみたいなんです。でも、臼井さんも担当してくださって、仮義足をいくつか作り直す過程で、臼井さんに代わってました」

断端が安定せず、歩行訓練を繰り返すとすぐに出血してしまう。完治しないままリハビリを継続させるため、痛みは常に伴っていた。歩行訓練の合間に、エアロバイクで断端に負担をかけないトレーニングも取り入れた。

「本当は、断端が落ち着くのを待ってじっくりリハビリしたほうがいいんでしょうけれども、もう、自分の中では時間がもったいないって、ずっと思ってたので。休んでる場合じゃないって」

リハビリルームでの鈴木の奮闘を、臼井はじっと見つめていた。

「事故でいきなり切断して、それで義足を作って歩くことから始めるわけだけれども、自分が思っている以上に筋力が弱っていたり、義足が合わなかったりして、イメージ通りに歩けないわけですよ。でも、鈴木くんは、一生懸命だった。それを使いこなすための筋力トレーニングだったり、〝歩く〟ためのスキルだったりを、一からやり直さなくてはいけないけれども、そうしたことにきちんと真っ正面から向き合うんだよね。痛みに耐えながら、努力する。だから、たった一年でシドニーパラリンピックに出場するまでに成長できたんです」

鈴木が、義足でスポーツすることを強く意識するようになったのは、リハビリ中に見たテレビの影響が大きいという。

「24時間テレビで、アメリカのブライアン・フレージャーという義足の選手が出ていました。彼はハーフパンツで、義足の脚をはばかることなく見せて歩いている。バックストレートでウォーミングアップしているんですが、どちらの脚が義足か、わからないくらい、すごく自然に歩いていて、すっごくかっこいい！って思ったんですね。実際、彼がスタートすると、あっさり百メートルを十一秒くらいで走る。シンプルに、スポーツとしてかっこよかった。このときに、僕ははっきりと義足のアスリートになるぞ、と心に決めたんです」

実際に、鈴木が走る練習をするようになったのは、三カ月間のリハビリ入院を終えてからのことだ。臼井とともに、東京・多摩のトラックで板バネの義足を履いてみた。

「実感として、硬さしか感じられない。反発を感じるとかそういうレベルじゃなくて、ただただ硬い。なんというか、自分の足とは思えなくて、竹馬に乗ってヨチヨチと歩くような感じでした」

同じ義足の選手で、中央大学陸上部のＯＢがいた。その人に連れられて中央大学のトラックでも練習するようになる。

「やっと板バネの義足に慣れてきた頃に測った記録は、百メートル、二十秒台でした。もう、笑っちゃうくらい、遅い」

そんな鈴木は、中央大学のグラウンドにあったマットに目を向けた。中学の頃、走り高跳びで一メートル七六を跳んだ記録がある。

「まだ、足があるときですが、中学で自分の身長くらいの高さを跳べた。踏み切りを健足にすれば、同じくらいは跳べるんじゃないかと思って」

支柱とバーを出してもらって、チャレンジすると、一メートル六五をクリアした。

「当時の障害者陸上の走り高跳びでの日本記録が一メートル五〇でした。だから、この一回のチャレンジで、日本記録を軽く超えたことになったわけです」

ハイジャンパー・鈴木徹が誕生した瞬間だった。

鈴木は筑波大学に進学し、ハンドボール部ではなく陸上競技部に籍を置いて、練習に励んだ。シドニーパラリンピックの出場規定である標準記録の一メートル七三を超える一メートル七四をクリアし、日本選手権で一メートル八五をマークした。この結果によって、シドニーパラリンピック出場を決めたのだった。

臼井は懐かしそうに振り返る。

「いやあ、嬉しかったです。何しろ、スポーツ用義足で走る競技に日本が出場したのは、シドニーが最初だったから。やっとここまで来たか、と」

＊　＊　＊

臼井は、鈴木がヘルスエンジェルスに入って走る練習を始めたときにも、シドニーパラリンピック出場を決めてからも、ずっと同じように接してきた。それは、義肢装具士と、一人の患者というスタンスだ。合わない、と言われれば、調整をする。そうすることで、鈴木はより前向きに歩くことや走ることに取り組める。

「シドニーが決まってからかな。直前の夏に、突然、ソケットが合わないって連絡があったんですよ」

金曜日の夜だった。翌週の練習には間に合わせたいという。そうなると、週末しか、時間がない。

「それで、工具をいっぱい抱えて、山梨の実家まで調整に行ったんです。鈴木くんの実家はさくらんぼ農家でね、広い庭がある。盆栽がたくさん並んでいる庭先で、石膏で型取りをして、新しいソケットを作りました」

シドニーパラリンピックの現地に入ってからも、鈴木の義足の調整を何度も行った。

「まだ二十歳そこそこだし、パラリンピックも初めてだったから、おそらく鈴木くんもいろいろ神経質になっていたのかもしれない。それで、義足がなんとなく合わないっていう。ソケットが当たって、痛い、と。どう見ても当たっているようには思えないけれども、本人がそう言うから、義足を外してもらって、ちょこちょこっといじって『直したよ』と言って渡したら、それからは何も言わなくなった。実際には、何もいじってないんです。でも、痛いという言葉を聞いて、いじってくれた、という気持ちが、安心感につながるんだろうね。プラセボ効果というか」

ふ、ふ、ふ、と臼井が思い出し笑いをした。

臼井は、シドニーパラリンピック以降、パラリンピックをはじめとする国際大会に、日本選手団のメカニックとして帯同するようになる。特にジュニア、ユースの大会では、不安を訴える選手が少なくない。そういうときには、かつての鈴木を思い出して、一人ひとりに向き合っているという。

そんな臼井に寄せる、鈴木の信頼は、当然、あつい。

「僕らのこと、選手だからではなくて、患者として、すごく熱心に話を聞いてくれる、という印象があります。こんなもんだろ、という感じがない。自分のこと以上に、ほかの人と接するところを見てると、その印象がより強いんですね。調整に来ていても、時間が遅くなっても最後まで、その人が納得するまで仕事をやり遂げる。そこはすごいなあって。患者としての要望を、ちゃんと聞いて、応えてくれるんです。僕は選手としても臼井さんにお世話になっているけれども、ライバルのことも含めて、いろいろな情報をくれる。競技についても、義足についても、すごくコミュニケーションがとれるんです」

＊　＊　＊

鈴木は、現役の陸上競技選手として、今もパラリンピックを目指して練習を積んでいる。臼井とは、二十

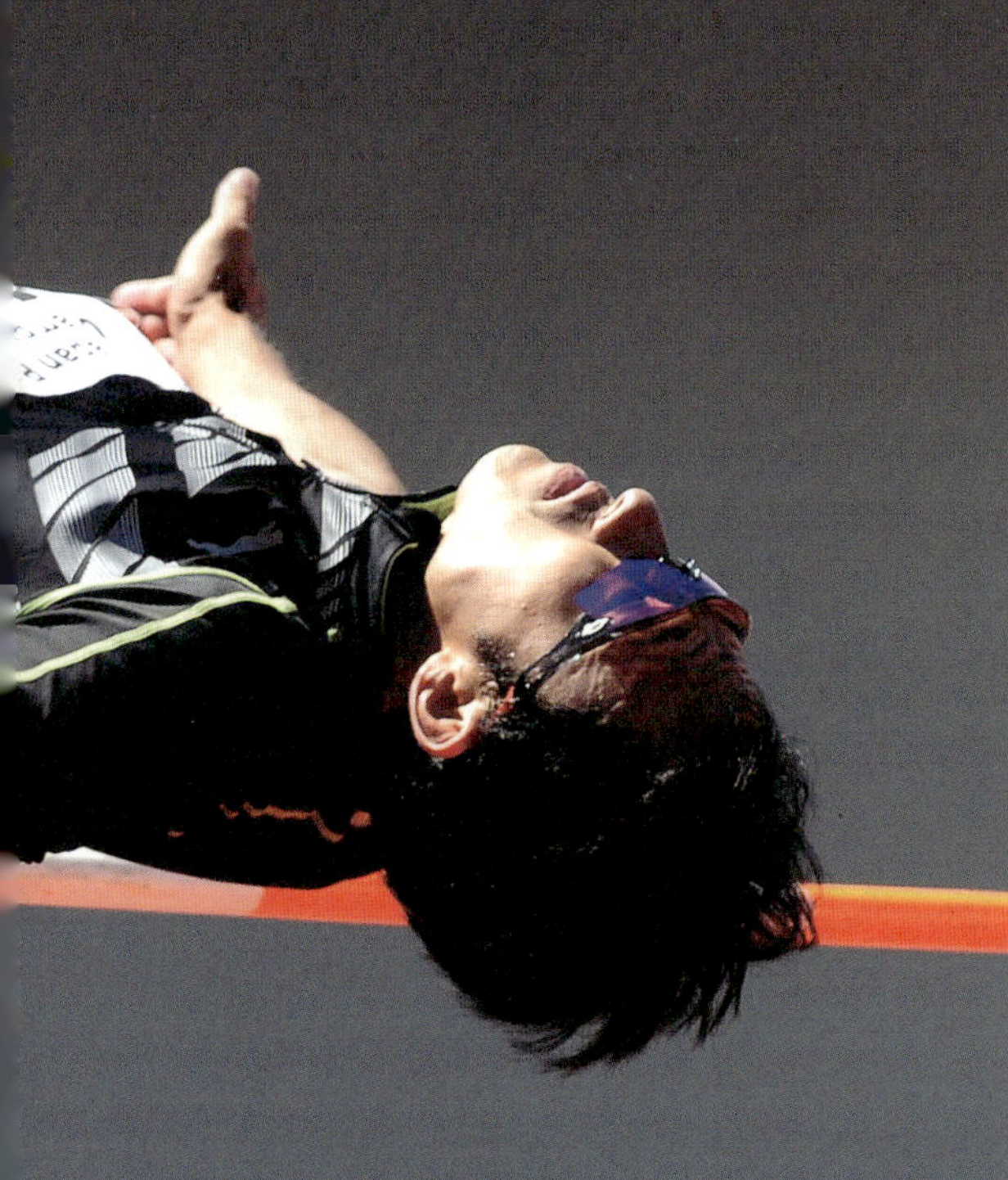

年近いつきあいになる。

「僕の義足のこと、健足のことも含めて、臼井さんの頭の中にデータが入っていると思うんですよ。それって、すごいな、と。ずっと向き合ってきてくれた証拠ですからね。

一方で、臼井さんは、自らビデオを回して撮影してるんです。僕ら選手の記録を残す、ということもあるけれども、どう義足が進化してきたか、ということの貴重な映像でもあります。部下に任せたらいいのに、いつも自分で撮りたいものを撮る、という感じですね。でも、それが結果的に僕らの情報として、蓄積され

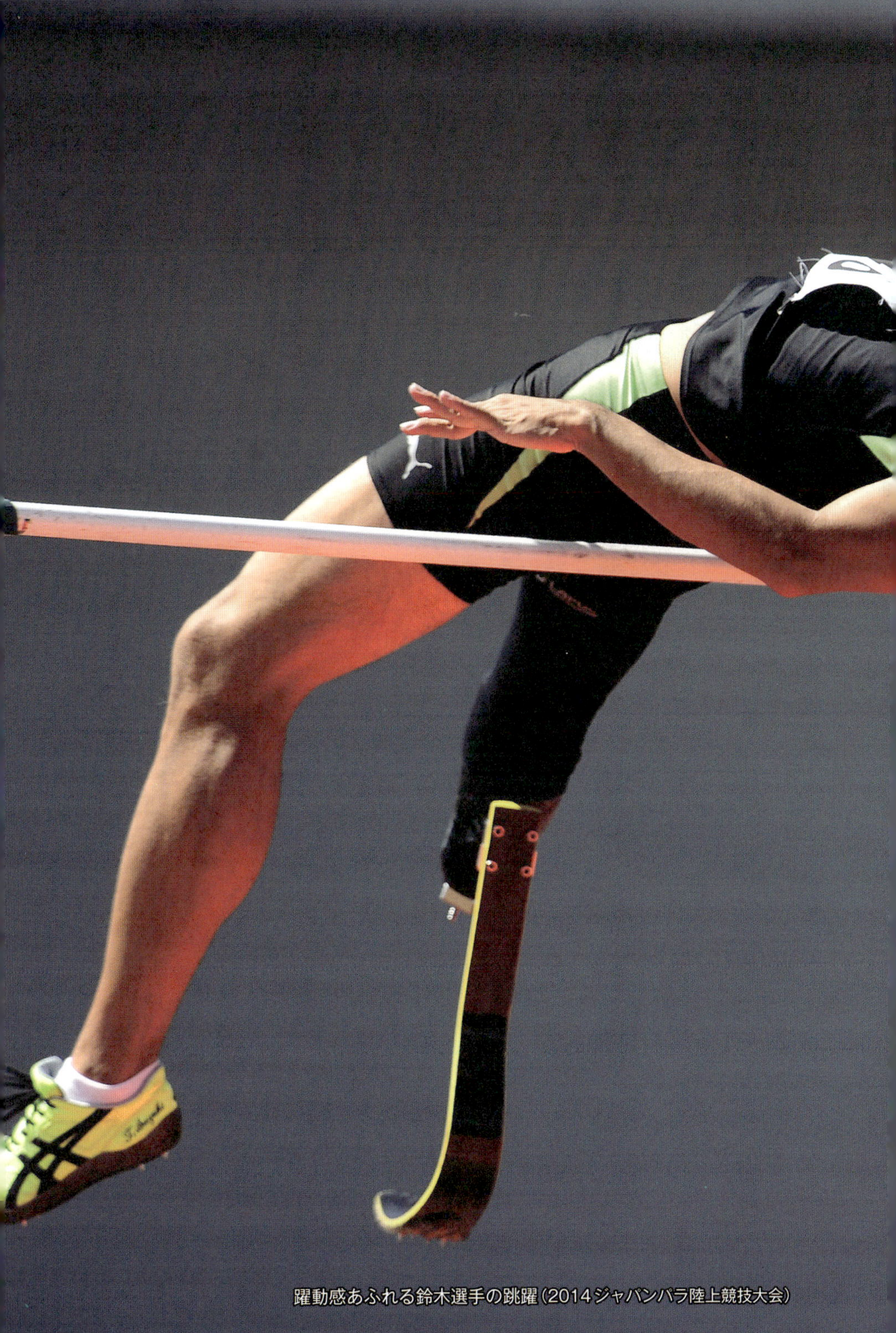

躍動感あふれる鈴木選手の跳躍（2014ジャパンパラ陸上競技大会）

ている。言葉では説明しにくいところを、映像が雄弁に語ってくれるということはあるじゃないですか。それに、その映像が僕とスポンサーとをつなげる役割をしてくれたり、僕を特集してくれるテレビ番組で使われたりもする。もちろん、練習にも役立っている。臼井さんがいることで、フィードバックされるものは、すごく大きいですね」

こうして信頼できる義肢装具士に支えられながら競技ができる環境が、鈴木のやる気をさらに引き出してくれる。でも、それは、鈴木に対してだけのものではない、と感じているという。

「僕が始めたときもそうだったけれども、臼井さんは、最初に練習会に来た人をその気にさせるのが、うまい！　僕はスポーツやる気満々でやってきたわけだけど、そうじゃない人も大勢いますよ。でも、そういう人もすごく上手に走らせる。あるいは、僕とかが練習に来ていると、『あれがパラリンピックに出た鈴木徹だよ』って、僕をだしにして、うまく利用して、やる気にさせちゃう。とにかく、本物を見せよう、と。そうすると、初めて来た人とか、あんまり走る気はなかったのに、ちょっと一緒に走ったりすることで、走る楽しさとか、知るようになるんですよね。ヘルスエンジェルスは陸上のクラブなんですけど、ある意味、陸上をしなくてもいいんです。臼井さんも、そう思ってると思う」

実際に、ヘルスエンジェルスで〝走る〟楽しさを覚えた人の中には、その後、義足でサーフィンをしたり、登山をしたり、さまざまに、自分の興味のある分野で楽しみを見いだしている人が少なくない。

「宴会にしか来ない人もいますよ。でも、それでいい。自由がある。それがヘルスエンジェルスなんですよ」

その中心に、臼井がいる。自分から飛び込んでヘルスエンジェルスの扉を叩いたが、その居心地のよさ、臼井の牽引力を、しみじみ感じているのだ、と鈴木は語る。

変わらない優しさ

佐藤真海。美しいではなく、海と書く。この名前を、二〇二〇年東京オリンピック・パラリンピックの招致活動で知った、という人は多いだろう。アルゼンチン・ブエノスアイレスで行われた最終プレゼンテーションで、アスリート代表の一人として、「スポーツの力」について、スピーチを披露した。骨肉腫という病気によって右足のヒザ下を切断したことを乗り越えられたのも、二〇一一年三月十一日の東日本大震災で被災した多くの子どもたちの心を救ったのも、「スポーツの力」だったと、静かに、しかし力強く語りかける姿に、日本じゅうが、世界じゅうが釘づけになった。

佐藤は、一九八二年、宮城県気仙沼に生まれた。二歳上の兄、近所の男の子たちと元気に遊び回る、活発な少女時代を過ごしていたという。

「擦り傷はあたりまえでした」

五歳から近くのスイミングクラブで水泳を始め、小学校六年までは水泳に熱中した。中学に進学すると、新たに陸上競技を始めた。

「小学六年のときに、水泳の記録が伸び悩んで。競技というのは、とても厳しいものだということを子ども心に痛感しました。でも、小学生のときからマラソン大会などに出場したりもしていて、陸上競技にも興味があった。だから、とてもいいきっかけでした」

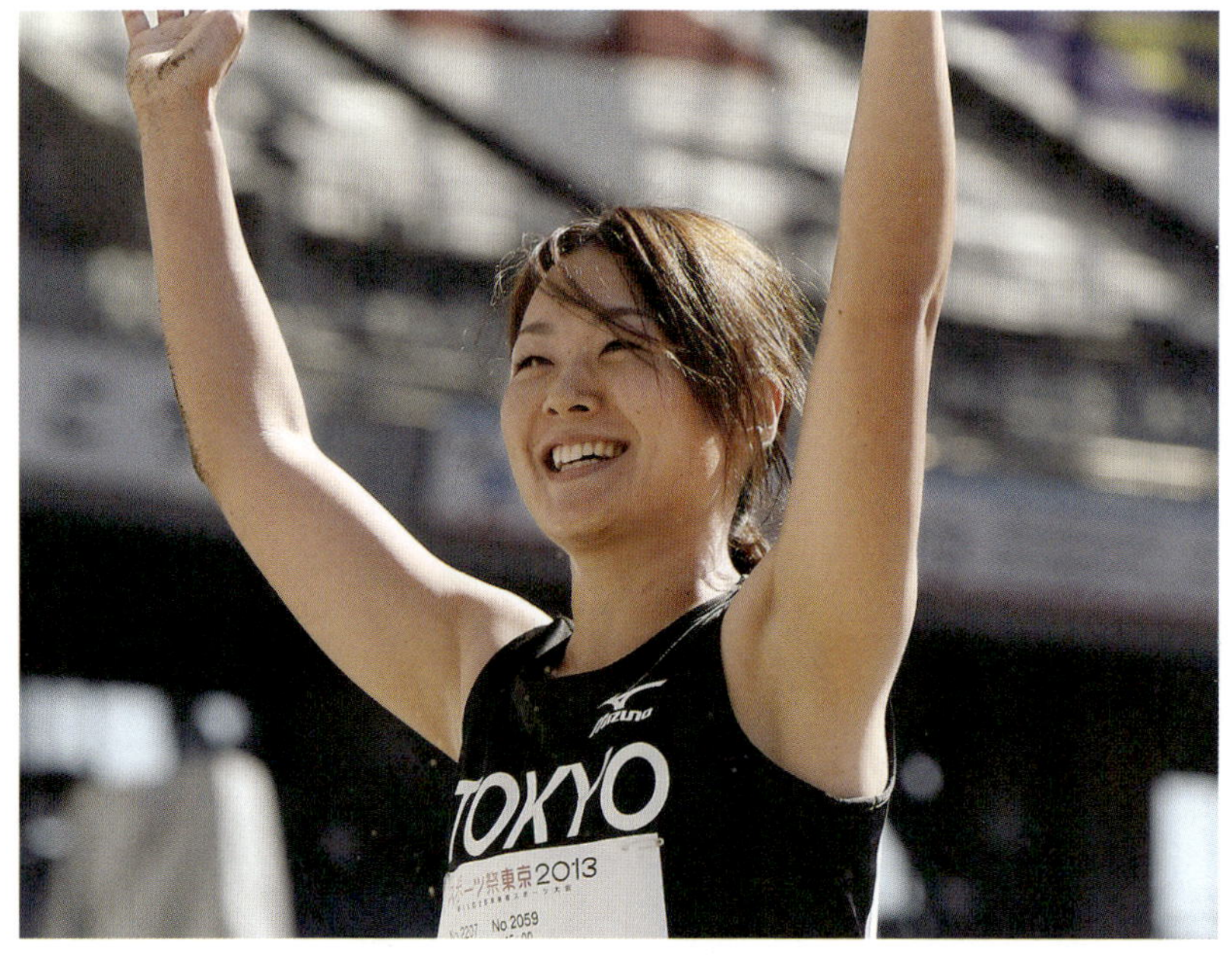

谷 真海

たに・まみ

陸上競技選手(クラスT44)　サントリーホールディングス(株)所属

1982年3月12日、宮城県生まれ(旧姓・佐藤)。早稲田大学卒業後、2004年、アテネパラリンピックに走り幅跳びと100mで初出場。その後、北京、ロンドンと3大会連続で出場する。2013年4月のIPC Athleticsグランプリシリーズのブラジル大会で走り幅跳び自己ベストの5m02を記録(2014年まで日本記録)。同年9月の国際オリンピック委員会(IOC)総会で、2020年東京オリンピック・パラリンピック招致委員会プレゼンターを務めた。2016年よりパラトライアスロンに転向し(クラスPT4)、トレーニングを続けている。

また、佐藤は、中学進学と同時に、文武両道を目指すようになる。スポーツが得意なだけでも、勉学に秀でるだけでもない。どちらも、自分が納得するまで、高めていきたい。多くのスポーツ選手を輩出している仙台育英学園高校に進学したときにも、特進コースという進学コースで志望する早稲田大学への進学を見据えていた。

念願かなって、早稲田大学商学部に進学し、小学生の頃から夢見ていたチアリーディング部にも所属。目標をもって突き進めば、夢はかなう、と幸せを噛み締めていた。

ところが、大学二年。夏頃から感じ始めていた右足首の痛みが続き、十二月になって病院に行くと、「骨肉腫」であることがわかった。骨肉腫は、簡単に言えば、骨のガンである。国立がんセンターへの緊急入院、化学療法、そして、ヒザ下からの切断。急転直下の事態に、佐藤はなすすべもなく、ただ治療に専念するほかはなかった。スポーツが好きで、憧れのチアリーディングで充実した毎日を送っていた佐藤にとって、右足を切断するということがどれほどの精神的苦痛をもたらしただろう。

「大丈夫、義足になってもスポーツはできる」

そう告げる、医師の言葉だけが心の支えだったという。

＊　＊　＊

十カ月に及ぶ入院生活ののち、なかなか馴染まず痛みのとれない義足とともに、佐藤は大学に復帰した。一年ぶりの大学生活。楽しみにしていたはずなのに、なぜか心は晴れない。自室にこもる日も多かった。

そんな佐藤を部屋から引っ張りだしたのが、スポーツだった。

インターネットで、「障害者スポーツ」を検索すると、東京都障害者総合スポーツセンターがヒットした。さまざまな障害者が、それぞれに楽しめる設備が整っている、その名の通りの総合スポーツセンターだ。見学に行った佐藤は、スイミングプールで足を止めた。小学生の頃に、夢中になった水泳。これなら、切断していても、自分にもできるかもしれない。病気が発覚してから、一年が経っていた。昔取った杵柄とはよく言ったもので、プールサイドで義足を外して水に入ると、佐藤は、安定したフォームで泳ぎ始めた。

「そのときには、義足を使って何かをする、ということはまったく考えられませんでしたから。というのも、やっぱり義足が合わなくて、歩くだけでも痛みがある。でも、義足を外して水の中に入ったら、左右バランスの感覚にちょっと違和感がありましたけれども、それでも泳げる楽しさ、嬉しさがあった。また、スポーツができるんだ、という喜びのほうが、はるかに大きかったですね」

義足の違和感を抱えていた佐藤にとって、水の中で泳ぐことは心身の解放だったのだ。

ささくれのような、義足に対する不安を取り除いてくれたのは、東京都障害者総合スポーツセンターの職員の一言。

「鉄道弘済会の臼井さんに相談してごらん。臼井さんはスポーツ選手の義足も手がけているし、義肢装具士として信頼できる人だから」

ちょうど、ヘルスエンジェルスの練習会が、週末に同センターのトラックで行われると聞き、佐藤は見学することにした。二〇〇三年の浅い春のことだ。

練習会に集まった人は、数えるほど。それでも、実際に義足で走る人たちのスピードに目を奪われた。

「痛みがあったし、義足で走るということを考えたこともありませんでした。小走りさえ、してない。そんなときに、義足で走る人を見て、うわ、すごいなって純粋に思いました」

傍らで見守る臼井に、恐る恐る、声をかけた。強面の表情が、一瞬にして崩れる。濃い眉毛の下で、臼井の瞳がふっと緩むのが感じられた。

「義足が合わないって、どれどれ」

すぐに、義足を見てくれる。

「義足はすぐ作れるから、近いうちに鉄道弘済会においで」

義足の悩みを、聞いてくれる専門家がいる。そのことだけでも、安心感があった。しかし、それだけではなかった。臼井は、

「せっかくだからさ、ちょっと走ってみない?」

と、佐藤を誘った。

「うそでしょ、って思いましたよ。痛くて合わない義足をつけているのに、走れるのかなって。でも、言われるままに、ちょっとだけ、十数メートル、走ってみたんです。ほとんど歩いたみたいな感じでしたけど、気持ちは走ってみた。それまで義足で走るなんてことは考えもしなかったのに」

佐藤は、見事に臼井の誘導に乗っかった、と振り返る。

「心のどこかで、スポーツに没頭したい、という自分がいたんでしょうね。水泳も楽しかったのですが、義足になったからもう走れない、というのではなくて、両足で走れるんだ、ということに、もう、とても大きな感動があった。当時は、まだ、病気の自分に、どこか、悶々としていたんです。壁を打ち破りたい、打ち破れるんじゃないか、弱い自分を振り払っていけるんじゃないかっていう思いがありました」

走る、という行為が、佐藤にとって、具体的な希望を指し示してくれたのだった。

＊　＊　＊

後日、改めて、鉄道弘済会を訪れた佐藤は、しかし、まだ、病気の影を引きずっていたという。

「真海ちゃんには、切断した、という事実だけでなく、病気に打ち克ちたいという思いが核にあったように思いますね。スポーツに取り組むことで、カラダを動かすことで、〝生〟をこっちにぐいっと引き寄せられるのではないか。そういう、藁をも掴むような思い、というのを抱えていたような気がする。転移のリスクも恐怖心もあっただろうし」

鉄道弘済会で対面した佐藤の髪は、きれいな栗色をしていた。

「バカだよね、ウィッグだって気づかずに、『キレイな髪色だね！』なんて、お世辞言っちゃった。あとから考えて、真海ちゃん、引きつってたんじゃないかって、思った」

臼井が述懐する。病気で切断を余儀なくされた人には、事故などで切断した人とは違う心の葛藤がある。何人もの患者と接してきた臼井だが、佐藤との出会いによって、そのことを改めて思い知った、と語る。

「まあ、あんまりこっちが深刻になりすぎても、神経質になりすぎても、相手がかえって気を使うこともある。真海ちゃんと出会ったあとは、ほかの患者さんに対しても、『いくつ、素敵なウィッグ持ってるの？』とか、ちょっと冗談っぽく話しかけたりするようになったかな」

鉄道弘済会を訪れた頃の佐藤は、まだ義足歩行がぎこちなかった。歩きづらそうに足を引きずる佐藤の姿は、痛々しかったという。

「それでも、鉄道弘済会に来たということは、義足を含めた立ち居振る舞いみたいなところに可能性を求めていて、義足で歩く、走る、思いっきり運動できる自分を作りたいと、思ったんでしょうね。やっぱり、それなりの覚悟をもっていたというか」

その後、佐藤は、臼井のもとで日常用の義足を作り直した。同時に、ヘルスエンジェルスの練習会にも出向き、スポーツ用の義足を借りて、走る練習をスタートさせた。

「一年間、入院してましたから、筋力も落ちていて、最初はただただ難しいって思ってました。でも、これをマスターしたら、速く走れるようになるんだろう。難しいけれども、その難しさがやりがいだ、と感じてもいたんです。痛みもまだありましたが、昨日よりも少しでも長く、少しでも速く、というふうに、練習を重ねていきました。

よく、臼井さんも言うんです。『義足に血が通うまで』って。練習の過程で何度も何度も転んだりしました。なかなか、血が通ったという本当の意味でのゴールにはたどり着けない。でも、だからこそ、ずっと練習を続けられるんだと思います」

そうして、のちに佐藤は、陸上競技の走り幅跳びと百メートルで、二〇〇四年のアテネパラリンピックに初出場。さらに北京、ロンドンと三大会連続出場を果たした。

＊　＊　＊

今も、日常用義足、陸上競技用義足の作製や調整で、臼井とはたびたび顔を合わせる。

「最初の出会いで『走ってみない？』と言われたときにも、その後パラリンピックを目指さないか、と言われたときも、臼井さんはいつでもあたたかく見守ってくれて、その時々に、進むべき道を示してくれました。でも、ずっと、最初に義足が合わなくて痛い、と相談したときの、臼井さんの優しさって、変わらない。日常用の義足も、とても繊細に作ってくださる。こちらの要望を、丁寧に感じ取ってくれるんです。臼井さんに言われた言葉、というよりも、臼井さんという存在に救われたというか」

　義肢装具士として、競技用の義足の開発者として、臼井という存在感は、とても大きい、と。だからこそ、競技に邁進できる自分がいた。

「技術そのものは、義肢装具士さんなら、誰にでもある。でも、そこに気持ち、心が入っているかどうか。やっぱり臼井さんのもつ、優しさだったり、思いやりがある。本当に、時間外でもよく相談に乗ってくれましたし」

　だから、ヘルスエンジェルスにもたくさんの人が集まるのだ、と佐藤は確信する。

「みんな、臼井さんの人柄に引かれて集まってくるんですが、ヘルスエンジェルスはとても大事な場ですよね。やっぱり、どうしても表に出せない気持ち、感情があったりするけれども、練習会に行くと、ああ、ほかの人も同じなのかもしれないって思える。一緒にいて、走るだけで吹っ切れる。みんなが笑顔になれる場なんですね、家族も含めて」

　義足で走る。その価値を深く感じているからこそ、招致活動でのプレゼンテーションで披露したスピーチは、広く人々の心に届いた。

「少なくとも、私自身は、スポーツを通じて育んでもらった、という気持ちがあります。もしかしたら、人によっては、それがスポーツでなくてもいいかもしれない。だけど、自分の中に、何かそういう核みたい

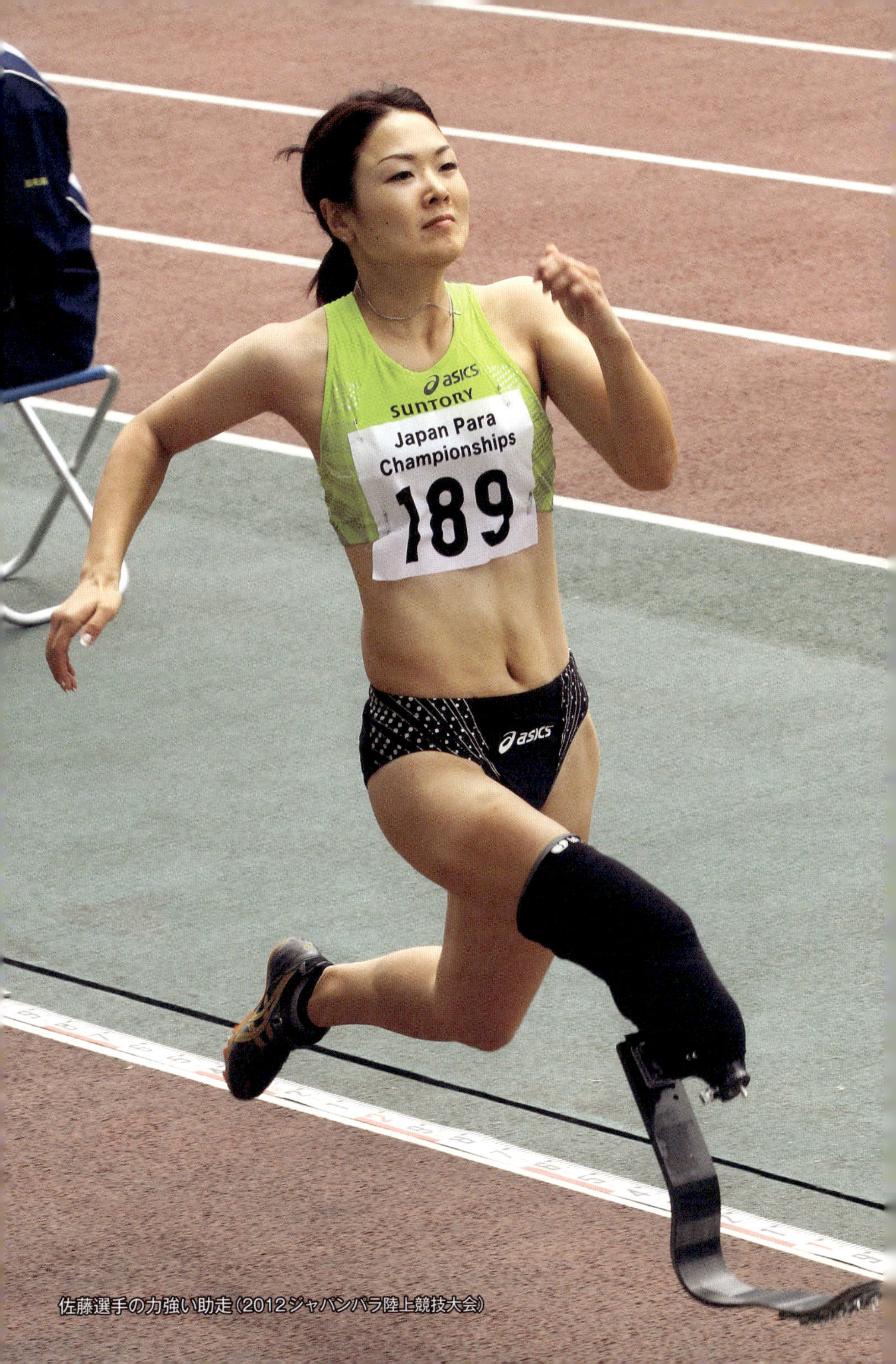

佐藤選手の力強い助走（2012ジャパンパラ陸上競技大会）

なものがあれば、好きなもの、大切にしているものがあれば、きっと前に進めるのではないか、と思います」

義足の文化を作り出す

東海大学工学部二年生だった藤田征樹は、夏休みで故郷の北海道・稚内に帰省中、同乗していたクルマの事故によって、両足のヒザ下を切断した。二〇〇四年のことである。

藤田は、一九八五年に生まれた。土地柄もあって、小学一年からスピードスケートを始め、中学二年まで続けていたという。幼い頃から頑固で、母親に「練習しなさい」と言われることには反発したが、自分がやると決めたら毎日きちんと練習する、という努力家だった。中学で陸上競技を始め、八百メートルをメインに、四百メートル、千五百メートルといった中距離選手として活躍する。

大学に進学したばかりの頃は、個人的にハーフマラソンに出場したり、自転車のレースを見に行ったり、あるいは、スポーツだけでなく文化的な活動をしようかと、模索していた時期だった。トライアスロンレースに出場している友人の誘いで、二年に進級してからトライアスロンを始めたという。

交通事故に遭い、稚内の病院に搬送されて、そのまま三カ月間入院。その後、登別にあるリハビリテーションで有名な病院に転院した。

「切断してから、わずかな期間で、自分は義足になっても、また走りたい、自転車に乗りたい、という漠然とした思いは、常に頭の中にありました」

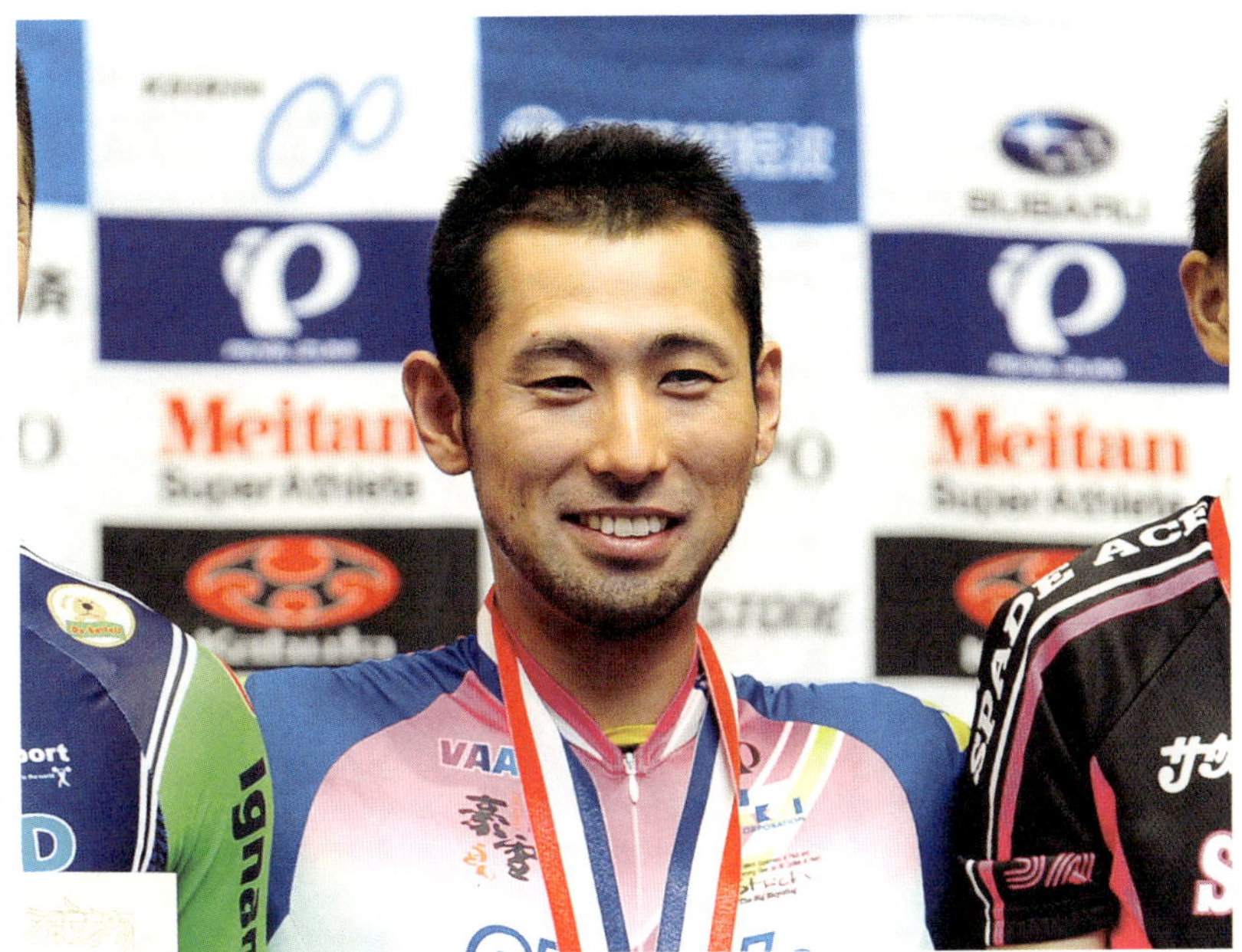

藤田征樹

ふじた・まさき

自転車競技選手（クラスC3）　日立建機（株）、チームチェブロ所属

1985年1月17日、北海道生まれ。東海大学大学院卒業後、2007年、日本障害者自転車競技大会に出場し、本格的に自転車競技に取り組む。2008年の北京パラリンピックでは、1kmタイムトライアル（TT）（クラスLC3-4）で銀メダル、個人追抜（LC3）でも予選で世界新記録をマークするなどして銀メダルを獲得。続くロードTT（LC3）でも銅メダルとなった。2012年のロンドンパラリンピックでは、ロードTT（C3）で銅メダルを獲得し、2大会連続のメダルに輝いた。2009年トラック世界選手権1kmタイムトライアル、2015年ロード世界選手権のロードレースで優勝を飾り、2度、世界チャンピオンの証であるレインボージャージ「アルカンシェル」を獲得している。

リハビリ病院にも三カ月間、入院していた。その間に、仮義足を作製した。

「両脚義足でしたが、仮義足でとにかく歩くことだけはできました。それで、退院してすぐに、自分のロードレーサーに義足で乗ったら、意外と簡単に乗れてしまった。そのままバイクショップに行って、東海大の近くの自分のアパートに送るので梱包してください、とお願いしたぐらいです」

長いつきあいになる義足だから、本義足は自分の生活拠点に近いところで作製するのがいい、とリハビリ病院で紹介されたのが、鉄道弘済会の臼井だった。

「リハビリ病院に入院中から、義足でスポーツがしたい、ということは常々話していたので、それなら東京に臼井さんという義肢装具士がいる、ということで教えてもらったんです。でも、臼井さんがどういう人か、わからない。もし、トライアスロンをしたい、と話して、ダメだ、と断られたら、違う人にあたろう、と思っていました」

＊　＊　＊

三年に進級する時期に復帰がかない、東海大に戻った。その年の六月に、身体障害者陸上競技の関東選手権が行われる、という情報を得て、東京・町田の陸上競技場に出かけた。

「当時、鈴木徹さんとか佐藤真海さんが関東選手権に出場されるということだったので、そこに行けば、間違いなく臼井さんという人に会えるだろうと思って」

陸上競技場に到着した藤田は、ヘルスエンジェルスのメンバーとおぼしき義足の選手を探した。めぼしい人がトイレに入るのを見て、直後に入り、

「臼井さんをご存知ですか」

と、声をかけた。藤田に声をかけられたのは、現在、ヘルスエンジェルスの選手会長を務める、水谷憲勝（みずたにのりかつ）だった。トイレを出ると、観客席の一角に座ってトラックを見つめる臼井のところに案内してくれた。

「いまだに、ヘルスエンジェルスの語りぐさになってますよ、トイレで臼井さんを探したって（笑）」

雑誌やインターネットなどで見る印象と寸分違わぬ臼井が、振り向いた。その臼井に、藤田は、仮義足で退院したばかりであること、本義足を作りたいが、同時にトライアスロンにも出場したいので、スポーツ用の義足も作りたい、ということを告げた。

「そうしたら、『あ、面白そうじゃない！　じゃあ、陸上やろう！』って。トライアスロンだから、陸上じゃないし、って思いながらも、面白がってくれるんだ、と、安堵したのを覚えています」

数日後には、改めて鉄道弘済会を訪れ、本義足の作製に着手した。同時に、トライアスロンではどんな義足が必要か、という打ち合わせも始まった。

「自転車は、日常用義足にサイクリングシューズを履かせればいい。最低限、走る義足と、スイム用の義足があればトライアスロンはできる、ということに落ち着きました」

本義足の作製と、トライアスロン用の義足。しかも、両脚である。

「リオデジャネイロパラリンピックで正式種目になるパラトライアスロンでは、スイム用の義足は使用禁止なんですが、当時、藤田くんが出場しようとしていたのは、一般のトライアスロン。一般のトライアスロンでは、スイムからあがったときに、バイクパートまでのトランジションを誰の助けも借りずに自分の足で移動しなくてはいけないわけです。トランジションのためだけに義足は必要だった。でも、せっかく作るのだから、水泳に適した義足を、ということで、水に強い素材で作ることはもちろんですが、水を張った風呂桶に沈めて、比重がちょうど一になるくらいの、沈みすぎることもなく、浮きすぎることもない足部を作りました」

ラン用義足は、陸上競技用義足をそのまま使用。藤田は、ヘルスエンジェルスのメンバーとして、義足で走る練習に出かけた。

「陸上競技用義足は、板バネの剛性が高く反発があるので、両脚につけると跳ねるような感触がありました。臼井さんに、走ってみて、と言われて、走り出したら、案外、走ることそのものはすぐにできたんです。うわ、面白い、楽しいって思いながら走ったんですが、止まれないんです。あの義足って、カカトがないから、普通に足があって走るときの感覚だと止まれないんです。それで走りながら、臼井さんに『どうやって止まればいいんですかあ？』って聞いて。ゆっくり足を動かせばいいんだよ、と言われて、ああ、そうか、と、やっと止まれた（笑）」

ラン用義足を履いた初日に、走ることができた。トライアスロンに出場する、という目標にぐっと近づいた気がした。

「もちろん、長距離を走ることを考えたとき、スプリント用の硬く反発が大きいラン用義足だと、ペースを上げていく中でずっと走り続ける衝撃を受けなくてはいけない、というのが、断端への負担を考えると、とても大変でした。それでも、当時、一キロ走るだけなら三分五秒で走ることができた。義足というのはすごい、と思ったし、臼井さんのところで、一つずつ、トライアスロンに挑戦するための準備が整っていった、という感じでした」

＊　＊　＊

義足で走り始めた藤田は、二〇〇六年五月に、初めてトライアスロンに挑戦する。そして、翌年三月にニュージーランドで開催されたアイアンマンレースに出場し、十六時間半かけて完走した。アイアンマンレースは、スイム三・八キロ、バイク一八〇・二キロ、ラン四二・二キロ、総距離二二六・二キロを走破する、まさに鉄人レースである。

このとき、藤田は、バイク用の義足を初めて作製して大会に臨んだ。自転車用義足を作ったのは、臼井ではなく、臼井のもとで働く齋藤拓だった。

「本義足を作りに臼井さんのところに行ったとき、鉄道弘済会に新入社員として入ったばかりの齋藤さんが一緒にいました。こんな若い人もいるんだな、と思った記憶があります」

最初の本義足は臼井が手がけたが、その後、藤田は、若い義肢装具士の齋藤とタッグを組むことを選んだという。

「臼井さんと話し合うべき部分はたくさんあるんですが、アイデアをぶつけ合ってゼロから作り上げていくものだし、それだったら、同年代の義肢装具士と一緒にやっていくほうがいろいろ相談しやすいかな、と」

鉄道弘済会には、臼井とともに競技用義足、スポーツ用義足を開発・作製する若い義肢装具士が五人、勤務する。齋藤も、その一人だった。トライアスロンに出場するようになり、藤田はバイク専用の義足の必要性を感じるようになっていった。アイアンマンレース出場を機に、臼井のアドバイスのもとで齋藤が手がけたという。

「日常用の義足だと、歩きやすいように足部がしなる。それだと、自転車を漕ぐ、ということではロスが大きいんです。極端な話、ペダルを漕ぐだけの機能があればいい。臼井さんと、齋藤さんと一緒に、模造紙の上で、ああでもない、こうでもないと言いながら、いっぱい線を描いて、自転車用の義足はどういうものがいいか、イメージを膨らませていきました」

その後、トライアスロンでのトランジションのことを考えて、足部の足裏部分にクリート（サイクリングシューズの底に装着する、ビンディングペダルとの連結パーツ）とカカトをつけた、「ロバの足」のような義足が完成する。

この義足をベースに、藤田はそのあと、障害者の自転車競技で活躍していくのである。

＊　＊　＊

ニュージーランドでのアイアンマンレースを完走した藤田は、東海大大学院に進学し、トライアスロンのトレーニングのつもりで、障害者の自転車競技に初めて出場した。そこで日本チームのスタッフに、フランスで開催される世界選手権に出ないか、と声をかけられたのが、自転車競技に転向するきっかけとなった。

「そのときは、まだトライアスロンの練習のつもりだったのですが、自転車競技そのものも好きでしたし、ましてやフランスの世界選手権で走るなんて、そうそうできる経験ではありません。それでチャレンジしてみよう、と出場したら、トラックの一キロ・タイムトライアルで銀メダルがとれてしまったんです」

帰路の飛行機の中で、日本チームの監督やスタッフに脇を固められ、「藤田、次はコロンビアに行くぞ」

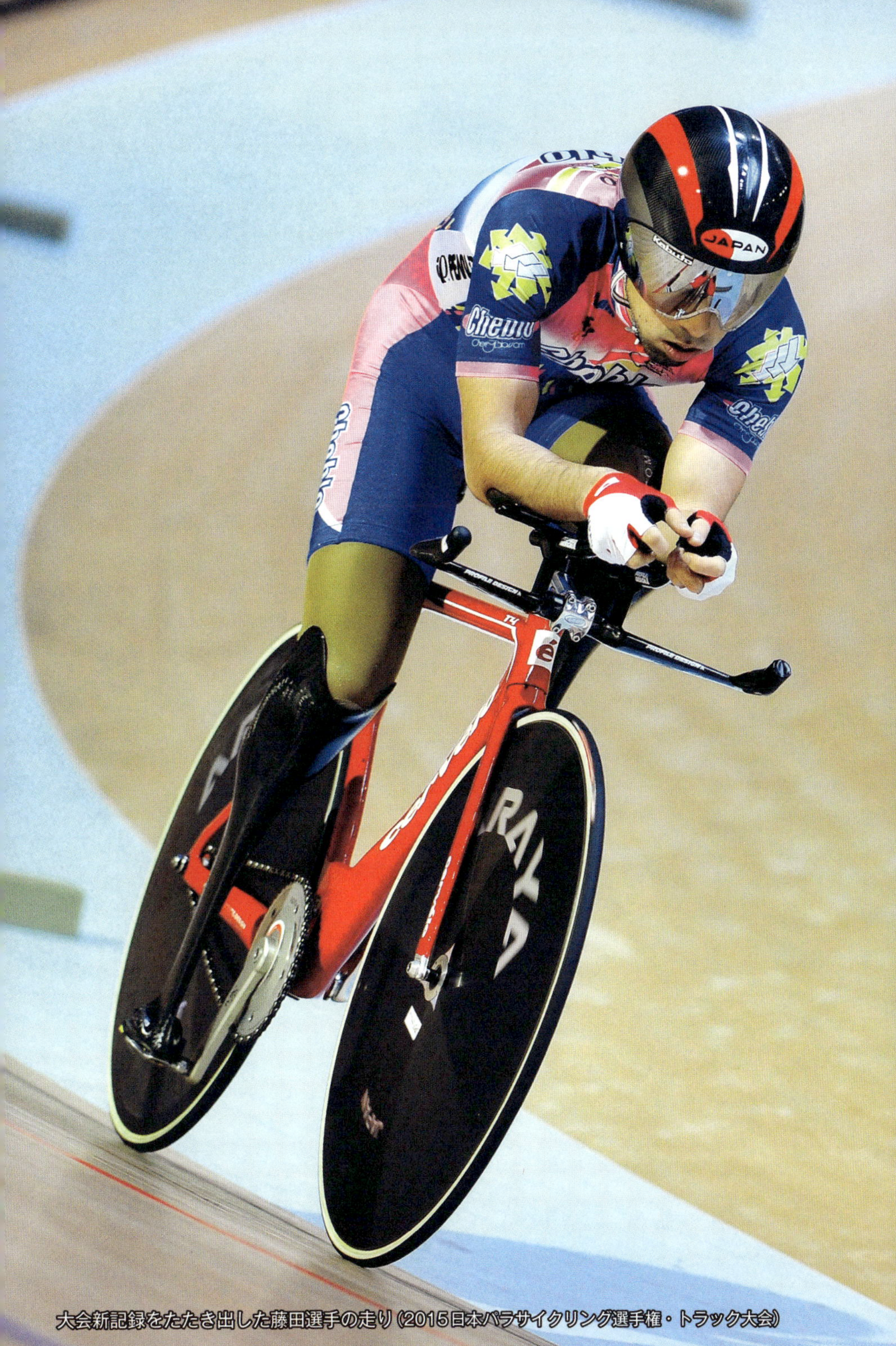

大会新記録をたたき出した藤田選手の走り（2015日本パラサイクリング選手権・トラック大会）

と、ささやかれた。

当時、シドニーオリンピックで自転車競技のヘッドコーチを務めた班目秀雄（まだらめひでお）が、障害者の自転車競技の監督に就任。また、オリンピックの日本チームのメカニックもスタッフとして参加していた。

「一般のトライアスロンに出ていたので、自分にとってはパラリンピックというのはまったく縁がないと思っていました。ところが、フランスの世界選手権に出たことで、いっきに現実味を帯びてきた。班目監督をはじめ、一流の専門家がいる中で競技ができる。それはすごく自分にとって、刺激的でした。自転車競技者としてはまだまだ素人ではありましたが、この世界でチャレンジしようと思ったわけです」

一年後の北京パラリンピックを見据えて、齋藤と藤田は自転車用義足の第二世代の開発に取り組んだ。

「実際には、調整がなかなかうまくいかず、正直あせりがありました。が、北京パラリンピックの一カ月前くらいに、当時の世界記録に近いタイムがポンと出せた。ああ、やっと完成したと思いました」

そうして、初めて出場した北京パラリンピックでは、トラックの一キロ・タイムトライアルと、個人追い抜きで二個の銀メダル、ロード・タイムトライアルで銅メダルを獲得。日本人として史上初めて、専用に開発されたスポーツ用義足を使用するパラリンピックメダリストとなった。

第三世代の義足を開発して臨んだ四年後のロンドンパラリンピックでは、ロード・タイムトライアルで再び銅メダル。藤田は、世界の頂点の一角を担う義足のアスリートなのである。

「最初は臼井さんが本義足、トライアスロン用の義足を作ってくれたわけですが、そのあとは齋藤さんにバトンタッチして、一緒に成長してきた、という感じですね。その過程で、臼井さんにはずいぶん相談に乗っていただきました。臼井さんは、僕らが求めるもの、望むものに真剣に向き合って考えてくれる。それで、僕らが想像するよりも、ずっといいものを形にしてくれる。そこは齋藤さんに受け継がれている、と思います」

現在、齋藤は、鉄道弘済会を辞職し、茨城県の義肢装具製作所に勤務する。そして、障害者の自転車競技連盟のスタッフとしての役割もこなしている。臼井のもとで、十年間経験を積んできたからこその転身だった、と齋藤は語る。

「やはり義足ですから、ソケットのフィッティングこそが、命です。臼井さんのもとで、日常用義足を丁寧に作ることから徹底的に学んできました。年間、百、二百という患者さんの義足作りを手がけてきた経験が、今も生きています。歩けない義足では走ることなどできません。日常用義足は、スポーツ義足の重要なベースになります。

臼井さんからたくさんのことを教わった中で、僕自身忘れないようにしているのが、一見、何の関係もないところからヒントを得る着想力。例えば、臼井さんは、ホームセンターなどに行ったときに、トイレの便座のフォルムから、ソケットに応用することを考えたりするんです。パーツとして使えそうなものも、ホームセンターで探したりします。それに、機能面だけでなくて、動くと光るパーツを義足に使ったら面白いじゃないか、とか、可愛らしい生地をソケットの樹脂の下に巻いて、女の子らしいソケットを作るとか。そういう発想の仕方も学びました」

齋藤の言葉を、藤田がつなぐ。

「日本で最初にスポーツ用の義足をもたらしたのが臼井さん、と言われてますが、その後、スポーツだけではなくて、例えば女性がミニスカートでハイヒールを履けるような、すごくキレイな義足を作ったりしています。義足を楽しむというと語弊があるかもしれませんが、外に向いた義足を開発されている。そういう義足の文化を、臼井さんは作り出してきた、と感じています」

かつて臼井がスポーツ用義足を開発する中で重ねてきた試行錯誤の結晶が、脈々と、次の世代の義肢装具士に継承されている。

臼井のもとで経験を積んだ齋藤が手がける、自転車競技用義足の第四世代を履いて、藤田は世界の舞台に挑み続ける。

走る義足が可能性を開く

ここに紹介したのは、いずれも義足になってもスポーツがしたい、そのスポーツで自分を昇華させたい、という高い志をもったパラリンピアンだ。世界で戦う選手たちにも、義足での最初の一歩があった。走る義足で少しずつ練習を重ねながら、やがて目標に向かって、自らの足でどんどん疾走していったのだった。

義足のパラリンピアンの活躍があって、それをロールモデルとして次に続く選手たちが大勢、臼井のもとで練習を積んでいる。

しかし、冒頭の言葉にもあるように、臼井はパラリンピアンだけを育てようと思って走る義足を作ってきたわけではない。ヘルスエンジェルスで走る楽しさを知った人の中には、その後、就職や結婚を機に、走ることから遠ざかる人も少なくない。

「それでもね、走った経験がある人というのは、その後の人生が変わるんですよ。その効能は、目には見えないものだけど、とても大きい。自分の自立心や、親、家族とのつながりとか」

障害を負ったことで、実際に家族関係にひびが入る、ということも珍しくはないという。親兄弟が、どう障害に向き合っていいか、戸惑うのである。もちろん、障害を負った本人が自宅にひきこもってしまう、ということは枚挙にいとまがない。

「それが、外でスポーツをすることで、変化が起こる。本人が少しずつたくましくなっていくと、周り、家族がそれにつられて強くなっていくんです。スポーツをすることで、本人と外の世界とのつながりも構築されていく。障害者は世話をされる立場、というところから、練習会などで新入りの人に走り方を教えたりして、世話をする側になる。マイナスのベクトルがプラスに転じると、そのレバレッジはすごく大きいんです」

大人以上に、子どもへの効果はさらに大きいという。

「ヘルスエンジェルスに、携帯型ゲームばっかりやって下を向いている子どもが父親に連れられてやってくる。全然しゃべらないですよ、最初は。でも、何度か通ううちに、七十歳のおじいちゃんとか、自分よりもさらに年下の子どもとかが楽しそうに走っているのを見る。それを繰り返すうちに、何か心に変化が起きるんだね。そういうときに、『一緒に走ろうよ』って、おじいちゃんみたいな人から言われて、照れながらも走ってみると、もう表情ががらりと変わるんです。それまで下ばかり向いて、いっこうにしゃべらなかった子どもが、堰を切ったようにしゃべり始めて、一年後には年下の子どもに走り方を教えたりするまでになる。走る義足を与えることで、子どもは空を見上げて、思いっきり笑うようになりますよ。

ついつい、成長期だから、高価な義足は必要ない、と、洋服や運動靴の感覚で親は考えますよね。でもね、その子に合った走る義足を作ってあげると、できることがすごく増える。走る義足があれば、運動会でかけっこにも出られる。一緒に走り回って、玉入れもできる。自分にぴったりの義足があれば、学校生活が何倍も楽しくなる」

走る義足が、チャンスを与える。その影響の大きさを、臼井は実感しているのだ。

走ることを経験して、自分のフィールドを広げる人がヘルスエンジェルスを巣立っていく。サーフィン用の義足で波乗りに出かける人がいる。義足にフィンをつけてスキューバダイビングを楽しむ人もいる。槍ヶ岳登攀を実現した人もいる。スノーボードやマラソンをライフスポーツとしている人もいる。

「ダンスを始める人もいますよ。義足でヒップホップとかね。あと、女性で御神輿をかつぎたいとか。それに、スポーツだけじゃなくて、アート、音楽、そういう分野で活躍する人も増えている。みんな、自分のやりたいことを見つけると、目がキラキラするよね。その最初のきっかけが、走ることだったわけです」

ヘルスエンジェルスで育つのは、義足の人の可能性ばかりではない。臼井のもとで働く若い義肢装具士のほか、理学療法士なども見学や手伝いに訪れる。

「サポートする側の人材を、もっと広げていきたいね。せっかく手伝いに来たんだから、たくさんデータをとって、論文書きなよって、けしかけてる。いろいろな人が関わることで、障害者の環境はやっぱりよりよくなっていくものだから」

障害者と関わる人が、柔軟な発想で仕事に取り組めば、新しい広がりが生まれる。そんな未来像が、臼井の目に映る。

もちろん、齋藤のような、スポーツ用義足を手がける義肢装具士の育成にも注力する。

「うちで働く義肢装具士は、スポーツ用義足も作るけれども、みんなそれぞれの患者さんの日常用義足に真剣に取り組んでますよ。走る義足は、やはりそれだけ衝撃も強いし、トラブルも起こりやすい。それに耐える義足を作るためには、やっぱり生活用の義足をきちんと作れる技術がベースにないと。そのうえで、走るということに対する、あるいはほかのスポーツ用義足ならそのスポーツの動きでどんなことが起こりうるのか、ということについての想像力と、そこで求められる義足を作り上げる創造力。その両方がないと、作れない。ちゃんと生活ができる、仕事ができる、痛くない義足を作る義肢装具士に、義足の人は、スポーツ用も作ってほしいって思うんですよ」

人は、歩くことを覚えて、そして走り出す。そのことに義足で改めて挑戦する。その過程のすべてに、臼井は寄り添っている。

義足で走る。

それは、まさに希望の象徴なのである。

障害者の陸上競技とは

障害者が行う陸上競技には、100m競走やリレーなどのように競技場の「トラック」で行われる種目、走り高跳びや走り幅跳び、砲丸投げなどのように「フィールド」で行われる種目、マラソンのように「ロード」(一般道を使用)で行われる種目がある。ルールは一般の陸上競技と同じだが、車いすを使う選手、義手・義足を使う選手、視覚障害の選手など、さまざまな選手が参加することから、同じような障害のある選手同士が公平に競うことができる環境を整えるため、障害の種類や程度などでクラスを分けて、競技が行われる。車いすの選手は「レーサー」と呼ばれる競技用車いすを使い、トップ選手になると時速30キロ以上で走る。脚を切断している選手は、競技用の義足をつけて競技に参加するが、100mを10秒台で走る者もいる。視覚障害の選手はフィニッシュまで安全に走れるよう「ガイド(伴走者)」と呼ばれる人と一緒に走る。

1960年の第1回ローマパラリンピックから正式競技として行われているが、2012年のロンドンパラリンピックでは、トラック種目で男女合わせて15種目、フィールド種目で男女合わせて12種目、それに男女のマラソンと、全部で29種目が行われた。

障害者の自転車競技とは

障害者が行う自転車競技は大きく2種目に分けられる。一つは「ロード」(一般道を使用)で、〈タイムトライアル〉〈ロードレース〉〈チームリレー〉がある。もう一つは、「トラック」(屋内のバンクという傾斜のある周回走路を使用)で、〈個人追抜〉〈タイムトライアル〉〈タンデムスプリント〉〈チームスプリント〉〈スクラッチレース〉がある。選手が使用する自転車には、障害の程度により、二輪自転車、ハンドバイク、三輪自転車、タンデム自転車がある。

自転車がパラリンピックの正式競技となったのは、1984年のニューヨーク・エイルズベリーパラリンピックからである。当初は「ロード」のみだったが、1996年のアトランタパラリンピックから「トラック」が新設された。

第二章　可能性を追求してチャレンジする

医師・近藤国嗣

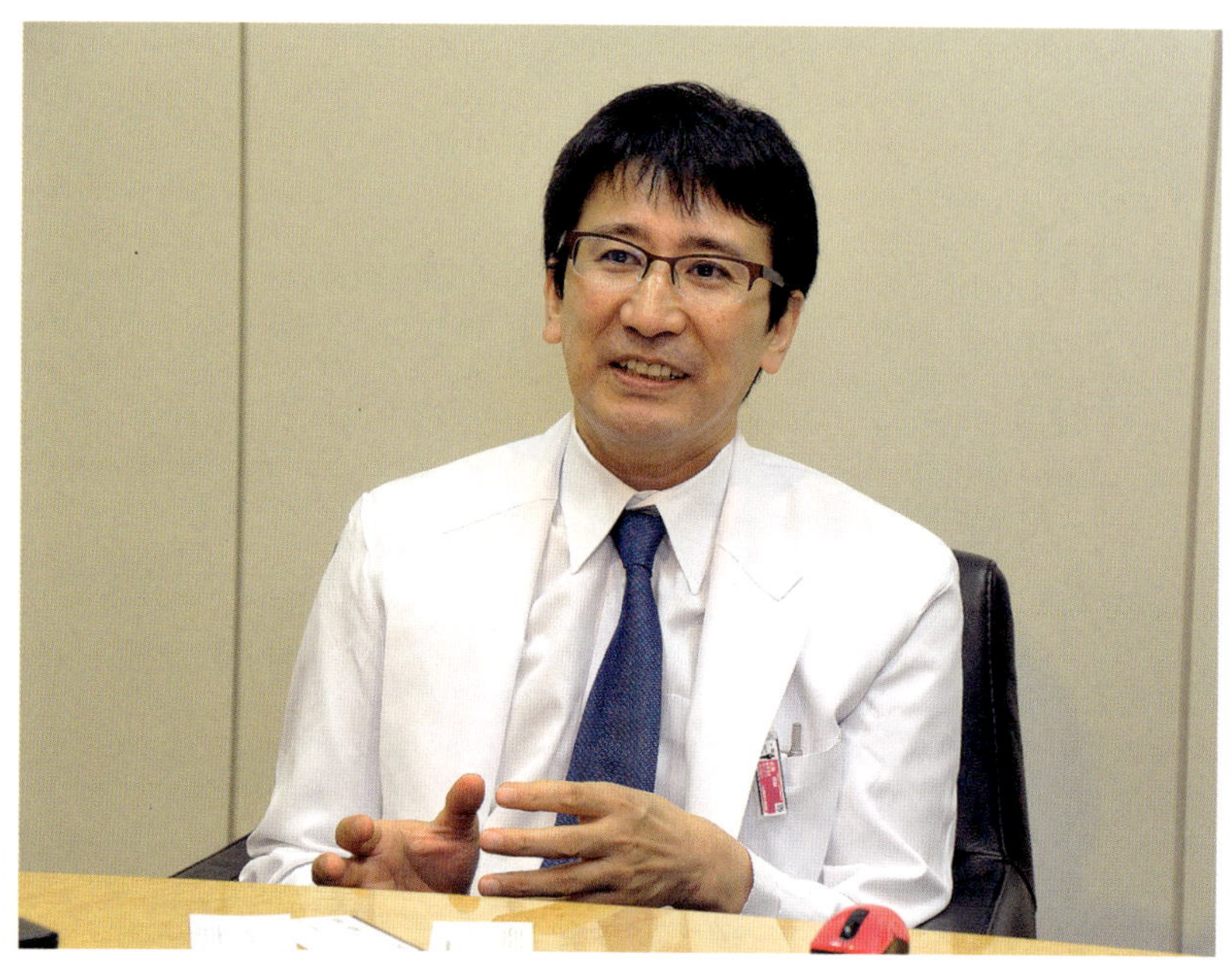

近藤国嗣

こんどう・くにつぐ

東京湾岸リハビリテーション病院 院長　医学博士

1963年、鹿児島県生まれ。1988年、慶應義塾大学医学部リハビリテーション科（現・医学教室）に入局。同科の教育関連施設である六つの医療機関を経て、2007年、東京湾岸リハビリテーション病院設立時に院長に就任。専門は脳卒中リハビリテーション、摂食嚥下リハビリテーション、義肢装具、節電図（リハビリテーション科専門医）。慶應義塾大学医学部リハビリテーション医学教室非常勤講師、回復期リハビリテーション病棟協会理事、日本リハビリテーション病院・施設協会理事、全国デイ・ケア協会理事を務める。

「義足で歩行できるようになるのは、九十五パーセント不可能に近い。でも、五パーセントの可能性はある。ゼロではないよ」

「その、五パーセントに賭けたいんです！」

「かなり難しい状況ではあるけれど、やってみようか」

東京湾岸リハビリテーション病院の院長・近藤国嗣の一言で、決まった。セカンドオピニオンとして義足歩行の可能性を示してくれる医師にたどり着くまでに、すでに二カ所の病院を回っていた。現在車いすバスケットボールの日本代表チームで強化指定選手として活躍する土子大輔は、事故後、初めて笑った気がした。

締め切れぬ思い

一九八〇年、千葉県で生まれた土子大輔は、小学生時代には地元の少年野球チームでキャッチャーを務め、中学・高校では部活でバスケットボール、大学に進学して以降、社会人になってもずっとクラブチームでバスケットボールに親しんでいた。上に三人の姉がいる末っ子の長男として、土子はのびのびと育てられていた。

その土子が二五〇ccのスクーター型バイクで事故に遭ったのは、二〇〇七年四月二十三日のこと。クラブチームでのバスケットボール練習の帰り道だった。深夜に近い時間帯で、自宅まであと十分程度、というところだったという。何かに袖口が引っ張られ、縁石に乗り上げて転倒した。土子の記憶にはないが、突起物が刺さり、右脚股関節の動脈が切れ、骨盤を骨折。さらに骨盤内臓器が破裂するという大けがを負った。救急車で運ばれた先の病院では集中治療室に入り、人工肛門と人工呼吸器を取りつけられる。その後、細菌感染により右脚が壊死し、五回にわたって大腿部の組織切除の手術を受けた。そして、入院十七日目に、大腿部から切断した。

土子の意識が戻ったとき、事故から一カ月が経過していたという。家族と医師、看護師がベッドの周りに顔を寄せていた。ただ事ではない、ということが、その場の空気で否応なく実感させられた。

「・・・僕、五体満足ですか」

気道切開して人工呼吸器を取りつけられているため、会話はできない。文字盤を使ったコミュニケーションで、土子が医師に問うと、右脚が切断されたことを告げられた。

集中治療室での治療は三カ月に及んだ。一カ月で意識が戻ってからは、土子はベッドの上で自分の現状を冷静に判断しながら、この先自分はどうなるのか、あるいはどうすべきなのか、ということを考えていた。

「そのとき勤務していた会社では、常に計画を立てて行動する、ということが日常的に行われていました。そのため、意識が戻ってコミュニケーションがとれるようになってからは、医師に治療方針がどのように立てられているのか、それで現状、どこまで進んでいるのか、ということを確認しながら、自分を見つめていたんです」

当時、医師の治療経過を聞きながら、土子自身が描いていた最終ゴール地点は、将来的に人工呼吸器や人工肛門を外して、義足をつけて歩行する、ということ。ヒザから上で切断された右脚にはどんな義足をつけるのか、リハビリなどのトレーニングはどのようにすればいいのか。看護師だった、いちばん年の近い姉か

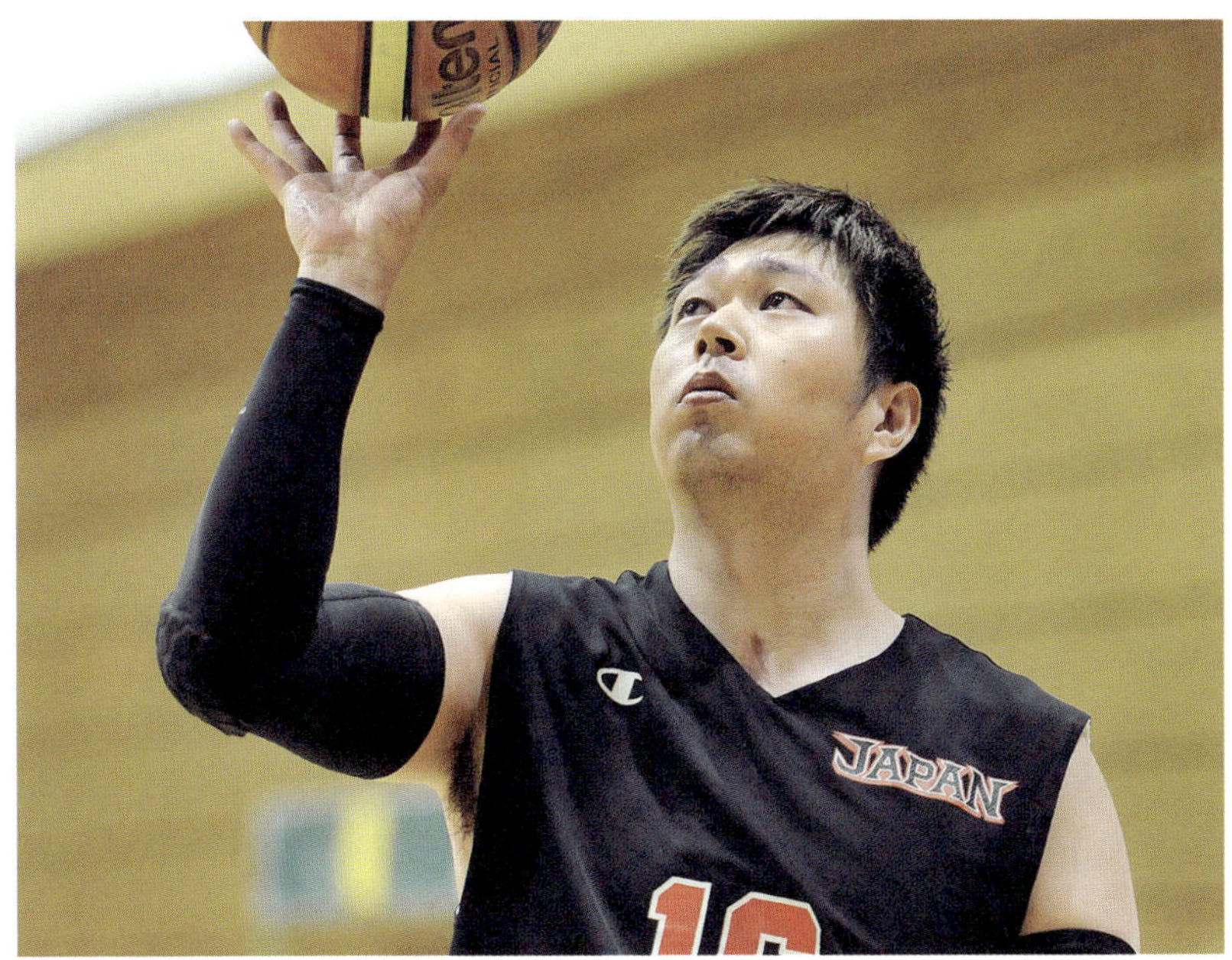

土子大輔

つちこ・だいすけ

車いすバスケットボール選手（持ち点4.0）　千葉ホークス所属

1980年8月14日、千葉県生まれ。千葉商科大学卒業、会社員。2009年に内閣総理大臣杯車椅子バスケットボール選手権・第38回大会でデビューし準優勝、大会ベスト5に選出される。2010年、世界選手権大会（イギリス・バーミンガム）に日本代表として出場し10位。2014年、アジアパラ競技大会（韓国・仁川）では銀メダルを獲得。2015 IWBFアジアオセアニアチャンピオンシップに出場し、リオデジャネイロパラリンピック出場権獲得に貢献した。

らの情報や、自ら集めた情報に基づいて、自分なりの将来像を模索していたという。実際、入院一カ月目から、病院でのリハビリもスタートしていた。

「ショックはショックでしたが、そんなふうに自分のビジョンに向かって治していくのだ、と考えていたから、案外、立ち直るのは早かったと思います」

ところが、緊急搬送された病院では、土子のビジョンとは違う見解をもっていた。土子は医師から、こう告げられたのである。

「開放骨折した股関節の状態が芳しくない。股関節から再度、切断する手術を考えている。残念ながら、義足をつけて歩くことはかなわないよ」

その言葉は、右脚大腿部を切断した、という報告を聞く以上のショックを土子に与えた。

「なんとしても、義足をつけてもう一度歩きたいと思いました」

その思いから、家族とともに、義足をつけられると診断する、セカンドオピニオンとしての医師探しが始まった。

右脚大腿部を切断し、人工肛門や人工呼吸器を取りつけるという重篤なケガに見舞われたら、通常なら医師の診断を受け入れざるを得ない状況になりそうなものだが、土子は、いい意味で諦めの悪い患者だった。

「僕と同じ大腿切断の義足で、当時からすごくハイテクな、金属製の義足があったんです。それを、入院中情報を集める中で知っていた。これをつければかっこよく歩ける、という明確なビジョンがあったんですね」

義肢装具メーカーや障害者スポーツの動画で見た義足は、土子の心をとらえていた。動画で見た人工のヒザがついている義足の人は、違和感なく自然に歩行していた。

開放骨折した股関節で装着できる義足を作ってほしい。それが、土子の望みだった。

緊急搬送された病院の医師の言葉通りに治療を行えば、股関節から切断したあと、車いすでの生活のため、近隣の病院でリハビリを行うことになる。土子は父とともに、別の病院を訪れ、そこから都内の病院を紹介された。が、診断結果は元の病院とほぼ同様だった。車いす以外の道はない。

土子はそれでも諦められなかった。その後、慶應義塾大学病院のリハビリテーション科を訪ねた。そこの医師に、義足の相談なら適任がいる、と紹介されたのが、冒頭の近藤医師だった。

探り当てた可能性

近藤国嗣は、一九六三年、鹿児島県で生まれた。クリスチャンで実業家の父が、鹿児島県身体障害者福祉協会の会長を務めていたことから、周囲に障害者がいることが日常だったという。小学生の頃には、障害者の国体である「全国身体障害者スポーツ大会」の鹿児島県大会に観戦に出かけた、という記憶もある。

「父は、その後、海外のパラリンピックに役員として帯同もしています。ローマ五輪と東京五輪のマラソンで二連覇したアベベという選手をご存じですか。彼は、のちに自動車事故で脊髄を損傷しているんです。そのアベベと一緒に撮影した写真を、父から見せてもらったりしました。私は、幼少の頃から障害者スポーツを意識していましたね」

近藤は、一九八八年、多くのリハビリテーション専門医を当時から教育・育成していた慶應義塾大学医学部リハビリテーション科に入局。二〇〇七年、東京湾岸リハビリテーション病院設立時に院長として就任した。午前中は外来診療、午後からは病院全体のコントロールのほか、リハビリテーション医療に関わるさまざまな団体の役員として対外業務をこなす。

近藤は、土子が東京湾岸リハビリテーション病院を訪れたときのことをよく覚えている。

「率直に言って、義足歩行は難しい、という印象でした」

先に土子が訪れた二つの病院でも、その所見は一致している。

「ただ、股関節に若干の動きが見られた。完全に固まってしまっている状態ではない。これなら、なんとか義足を調整すれば、不格好でも歩けるようにはなるのではないか、と思った記憶があります」

実際には、開放骨折した股関節はいわば開きっぱなしの状態になっており、骨盤に変形が見られた。切断部の筋肉の一部が石灰化しており、股関節が固定されてしまっている。また、細菌感染部除去のための手術を、大腿部の内転筋周りを中心に五回も行っていることから内転筋がほとんど失われていたため、開いた股関節を自分の筋力で閉じることができない。さらに、植皮術を受けた箇所の皮膚が非常に脆弱になっている。つまり、義足を安定して装着できる基礎の骨盤から大腿部に、大きな問題を抱えていたわけである。

それでも、近藤は義足歩行の可能性を見いだしていた。

開いたままに固定されている股関節は、ベルトを巻くことで閉じる矯正ができるのではないか。むくんだ断端部（大腿部の切断部分）は、装着のためにシリコーンライナーを使用することで、断端部の成熟訓練や着用時のフィット感を調整できるのではないか。

「頭に、ポンとおよそのイメージが浮かびました。それを信頼できる義肢装具士に相談したら、彼も同じようにイメージできるという。それならすぐに取りかかろう、ということで、義足作りに着手することになったわけです」

これが、「五パーセントの可能性」の実現へとつながった。

専門医としての流儀

リハビリテーションの基本は、まず、その現症を見極めることから始まる。障害の評価、という。どのような障害が存在しているのか。改善する余地はあるのか、訓練によってどこまで取り戻せるのか。

「訓練で変わることができるものなら、変えましょう。自然経過を見守るしかないのであれば、祈りましょう、と。それは仕方のないことなのです。でも、残された機能、いい部分を探してみる。義足や装具を使って代償できる部分は、利用する。障害を改善させる、障害をサポートする。残された能力を徹底的に使い切る。それが訓練によって改善される課題なのか、諦めなくてはいけないものなのか。それを現代の医学で検証していく」

それが、医学的根拠に基づいた、可能性の発見、ということを意味する。

その中で、リハビリテーション専門医としての、近藤の信条は、

「医学的根拠において可能性があるなら、その可能性を追求すべし」

の、一点だという。それはもちろん、無謀なことをする、ということではない。ゼロパーセントではなく、五パーセントの可能性があるから、取り組もう。チャレンジしてみよう、と。

「リハビリテーションが、ほかの医療と大きく異なるのは、他者が何かをして治療する医学ではないということです。患者さん自らが動くことによって運動を学習し、残された能力を使い切って、その動作を体得する、ということが原則です。我々医療従事者ができるのは、適切な訓練課題、適切な環境を与えること。最終的に、患者さんがその動作を体得できるかどうかは、患者さん自身が動かないと始まりません」

事故や病気でカラダの一部を失ったり、機能を損なったりすれば、その状態を患者が受け入れる（受容）のに、通常時間がかかる。その心理的な受け入れがなければ、リハビリに向かう気持ちが起こらないのではないか。その疑問に対し、近藤はこう続ける。

「私は〝受容〟が必要という考え方をしません。誰でも、障害の受容なんて、そんなに簡単にできるわけがない。しかし、患者さんには今日も、今も、訓練をしてもらう必要がある。訓練をすることで、今日、自分がちょっと変わった、という変化の実感をどうもってもらえるか。それが重要です。そのために我々が環境や訓練課題を考える。いきなり遠い先の、高いゴールを示しても実感がわきません。だから、ちょっと目先の到達点を一つずつ設定していくんです。リハビリに取り組む中で、患者さん自身に、その到達点を見据えてもらって、患者さん自身が今日を変えていくことが大事なのです」

実際のリハビリテーションに際して、近藤は患者には最終的なゴールとともに、その日の課題、達成すべき目標を常に設定し説明する。小さいハードルを超えた先に、少し高いハードルが待っている、というように。

「単純に、野球でいきなり時速一五〇キロの球は打てませんよね。でも、時速八〇キロなら、少し練習すれば打てるようになる。八〇キロが打てたら、次は九〇キロ、一〇〇キロ、というように段階を踏んでいくわけです」

踏み出した一歩

諦めずに、東京湾岸リハビリテーション病院の門を叩いた土子は、こうして五パーセントの可能性を示唆され、改めてリハビリに取り組むことになった。緊急搬送されてから、百三十八日後のことだった。

転院後、すぐに土子は股関節を閉じるためのリハビリに取り組んだ。インナーマッスルのトレーニングなどに使うセラバンド（ゴム製の伸縮するバンド）で右下肢をぐるぐる巻きにする。しっかり閉じられるように、硬くなってしまった股関節に、閉じる動きと閉じる方向の可動域をつくる。さらに、入院十一日目で、シリコーンライナーによる断端部の成熟訓練をスタートした。

一見、地味なリハビリの訓練だが、土子は嬉々として積極的にこなしていった。

「ずっと集中治療室に寝かされていましたからね、両手は比較的自由でしたけど、転院するときには握力が十五キロくらいまで落ちちゃってました。全身の筋肉もなくなって、ヒョロヒョロでした。だから、リハビリは地味でもなんでも、とにかく楽しかった。できることが増えていくんですから」

もともと鍛えたカラダがある。若さという特権もある。緊急入院していた間に落ちてしまっていた筋力も、リハビリによってみるみる回復してきた。

転院後、わずか十五日で、訓練用の仮義足を作製した。一般的に大腿切断者の義足は、切断した部分を入れるソケットの下に、金属製の脚部と人工ヒザ、シューズを履かせる足部がある。土子の最初の義足は、かなり特殊なものだった。植皮された皮膚に当たらないようにソケットを出っ張らせ、内足側を低く設定してスペースを確保する。体重を支持する部分と当たってはいけない部分を探り出した、変形四辺形ソケットを作製した。そのうえで、骨盤とソケット、股関節内転を安定させるために腰に巻くコルセットをソケットに取りつけ、さらにそのコルセットからソケットと骨盤の安定のために右肩から斜めがけして左脇腹でコルセットに止めるベルトを装着させた。義足だが、ベルトとコルセットを使って全身で着用するような形状になっている。

「まさに、残された能力をいかに活用するか、という目的で作られた義足でした」

最初に作った仮義足の第一号は、ヒザを固定したタイプだった。

「この時点では、まだ歩けるようになるかどうかも不明でしたから。難易度が低い固定ヒザで、まずは立って歩く、という基本動作ができれば目標達成としました」

近藤が言う。まずはまっすぐに立つこと。立って義足にしっかり荷重できること。そのうえで、平行棒などを使用した歩行訓練ができることが目的だった。

土子は、生まれて初めて義足のソケットに脚を入れた。断端が成熟していないため、痛みに顔が歪んだ。

「痛い、痛い。ここが当たってる。力をかけられない」

最初は立つのもやっとだった。しかしこのプロセスを経て、初めてソケットのどの部分に調整が必要かを緻密に見極められる。痛いと叫んでは、義肢装具士と一緒に、どこをどう調整すべきかを検討した。土子の「痛い！」という悲鳴が、調整の、そして次に作るべき義足の指標となった。

土子にとっては、待ち望んでいた義足である。痛みと戦いつつ、汗だくになりながら、訓練をこなしていった。ヒザが固定されているため、このときには右脚を回すようにして歩行していた。ぎこちなさと、痛みと、固定ヒザ。土子の歩みは、まるでオモチャのロボットのようだった。それでも、土子は、仮義足を装着して一歩を踏み出した。自分の脚だという喜びが、カラダじゅうからわき上がっていた。

この最初の義足を使って、わずか三週間。土子は、病院のリハビリ室はもちろん、屋外でも杖を使って歩行できるまでになった。

次の段階として、義足に動きのある多軸のヒザを搭載し、ヒザを使った歩行と、手すりで支えながら階段昇降の訓練を行った。これも三週間で難なく、達成した。そして次の段階では、油圧式シリンダー付きのヒザに変更し、手すりにつかまらずに階段昇降ができるようになった。さらに歩行する際の杖も不要となった。

仮義足の三工程が終了して、杖なしで歩行できるようになるまでに要した期間は、わずか九週間だった。

「今考えても、実に早い！　かなり攻めてましたね（笑）。内転筋がほとんど失われているので、股関節のコントロールができず、自立歩行は難しいと思われていましたが、実際には、土子くんは運動能力が高いため、体幹でバランスをとれるようになっていったんです。右脚の内転筋の機能を、体幹、つまり上体全体で補っていくわけです。最初は、ベルトを使って全身で装着するような義足でしたが、それを装着した土子くんが、このレベルなら歩ける、というように、段階を追って学習していくんですね。ひとえに、若さゆえ、ということもありますが、のちに彼は、早歩きもできるようになりました」

義肢装具士への信頼

段階を踏みながら、杖を使わずに歩き、手すりにつかまらずに階段昇降ができるようになった陰には、信頼できる義肢装具士の力が不可欠だった、と近藤は強調する。その義肢装具士が、東名ブレース株式会社の関東支店支店長・小川大祐(おがわだいすけ)だ。近藤が東京湾岸リハビリテーション病院の院長に就任する前の時代から、義肢装具を作製してきた。

近藤から土子の症例を見せられた小川は、近藤の描くイメージを共有できた、という。

「過去に、ここまで複雑な症例というのは経験がありませんでした。ただ、現症を個別のパーツとして考えれば、それぞれの症状を、ほかの患者さんで経験していましたから、近藤先生が、こういうのはできないだろうか、とおっしゃったのと合わせて、自分の中でイメージすることができたんです」

皮膚トラブルを抱える患者もいる。重度な拘縮の患者もいる。悪条件が揃ってしまった土子のような例は経験はないが、複数のパターンを一つの義足に組み込むことでなんとかなるのではないか。

「困難ではあるけれど、絶対に無理、というわけではない。そこは近藤先生と意見が一致しました。近藤先生とは、イメージや設計図、治療プランを共有します。先生は、口頭でこんな感じ、というイメージを伝えてくれるのですが、それが具体的な構造として思い描ければいい。イメージを共有できて、土子くん特有の義足の設計ができたわけです」

土子の断端部に触れて、症状を見て、義足の作製に取り組む。気を使ったのは、やはりソケットの形状だった。

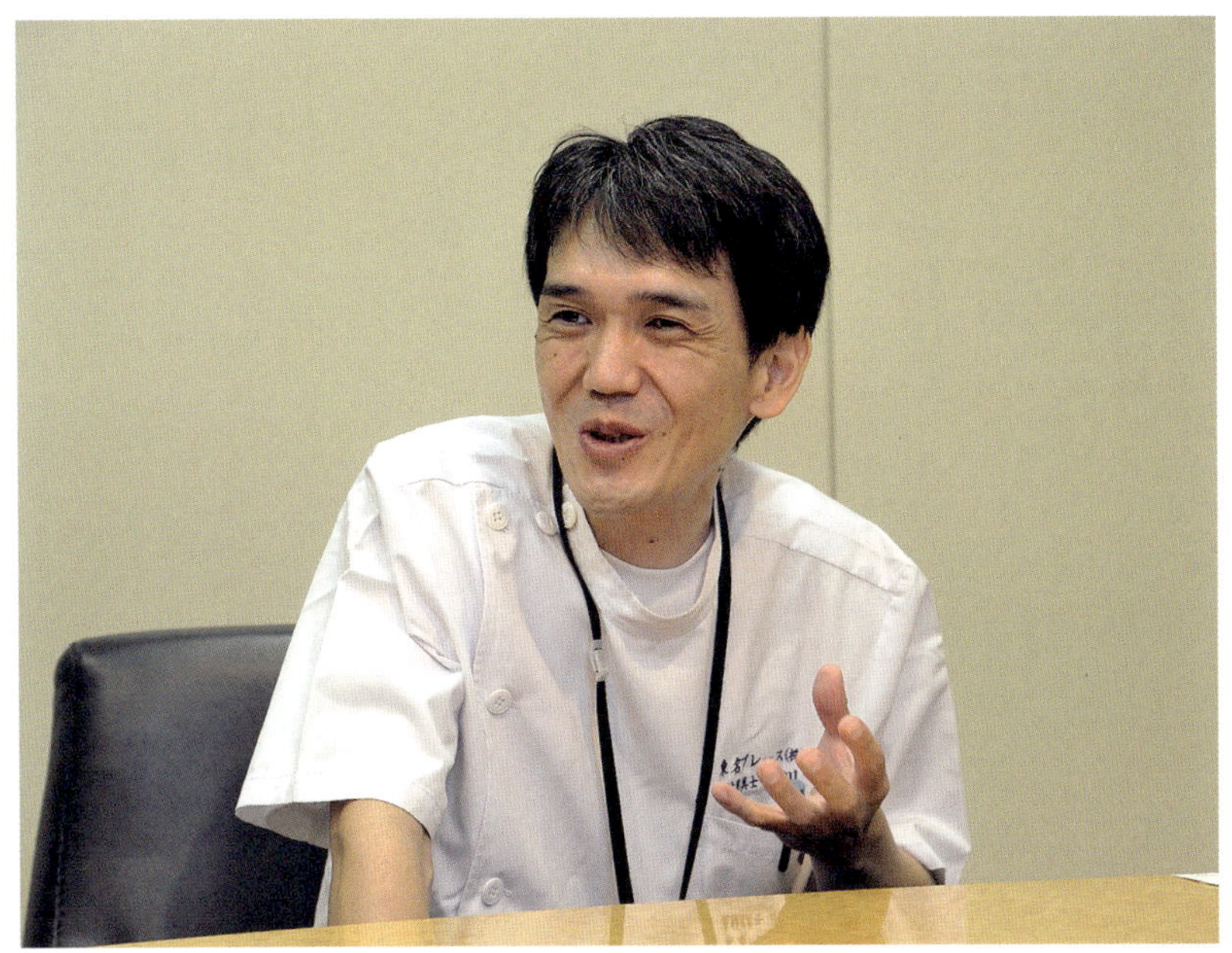

小川大祐

おがわ・だいすけ

東名ブレース株式会社 関東支店 支店長 義肢装具士

1972年1月20日、東京都生まれ。1996年に義肢装具士の国家資格を取得。同年、財団法人鉄道弘済会・東京身体障害者福祉センターに入職。1999年より現在の東名ブレース株式会社・関東支店に勤務する。

「内足側を普通の義足よりも低く設定して、スペースをつくり、体重を支持する場所を特定する作業が大変でした。段階を経るごとに断端の成熟度も変わりますので、ソケットの形状が安定するまでに、三、四回は作り直していますし、その後も調整を繰り返しました」

低反発のラバー素材で体重がかかる部分の負担を軽減させたり、植皮した部分が当たらないようにソケットを大きく出っ張らせたり、内張りをしたりと、創意工夫をこらした義足が仕上がった。

「いつでも、私たちはトライ・アンド・エラーですよ」

そう、近藤は笑い、小川も続ける。

「近藤先生とお仕事をする中で、先生の要求がどんどん高くなっていくんです。これができたら、じゃあ、次はこれ、という感じで。そうした高い要求の積み重ねを経て、現在に至る、というところでしょうか」

訓練用の仮義足のあと、最終的に退院して使用する本義足の作製も、小川が担当した。

「正直、嬉しかったですね。土子くんがこちらの想定以上に義足での歩行を着々と実現していきましたから」

小川も、近藤の傍らで相好を崩す。

土子のために作製した本義足には、ドイツの〈オットーボック〉というメーカーから取り寄せた電子制御式の膝継手を搭載。内蔵されたコンピュータにより、想定外のヒザ折れが起こらない最新鋭のパーツである。土子の右脚に合わせて作られたソケット以外は、こうしたパーツを組み合わせて作られている。本義足が完成したのは、退院してから半年以上が経っていた。外来診療で土子の断端部の成熟具合を見ながら、適切な時期を判断して作製された。

「義肢装具士の努力やアイデアがなければ、この義足は完成していません」

近藤と小川の信頼関係は、病院の中にとどまらない。二〇一一年三月十一日に起きた東日本大震災のとき、近藤は小川に声をかけた。被災地に行くぞ、と。

「震災から十日目には、現地に行きました。避難所で装具を必要としている人がきっといるはずだ、と。食事も水も大切ですが、生きていくためには義肢装具はなくてはならないものなんです」

小川も、ありったけの機材をかついで近藤のあとに続いた。

「その場ですぐに対応できるように」

被災地への義肢装具支援には、四度、行った。

「プロとして信頼しているから、こうしたことを含め仕事として成立するのだと思います。お互いに信頼はしている。でも、頼り切ってはいない。それぞれの役割を誠実にこなす。この姿勢があるからこそ、困難だと判断したことも、一緒に目標に向かって頑張れるんです」

背中を押してくれた義足

現在、土子は義足を使って日常的に歩行する。腰のコルセットも、肩から斜めがけする形状の重々しいベルトも、必要がない。

「退院した直後は、まだベルトやコルセットは装着してました。だけど、ちょっと鬱陶しいな、ほかの筋肉を鍛えればいいじゃんって思って、思い切ってベルトを外したんですよ。病院出たら、あとは自己責任だなって」

東京湾岸リハビリテーション病院でじっくりリハビリに専念できたのがよかった、と語る。緊急入院してから落ちてしまった体力や筋力を取り戻すために、自分のカラダに向き合った。

「リハビリしていると、できることがどんどん増えていくんです。身体的な能力にしても、リハビリで筋肉を鍛えるから、上がってくる。毎日、できることが増えていくので、すごく楽しくて。あの頃、リハビリ病院の中で、僕はすごく明るかったと思います」

退院後、土子はなによりカラダを動かしたい、スポーツがしたいと思っていた。そんな気持ちになったのも、義足で自由に動けるようになったことが大きいという。

「看護師の姉が、こういうのがあるよって調べてくれたのが、車いすバスケでした。『ターザン』という雑誌の中に車いすバスケが紹介されていて、今、日本代表のアシスタントコーチになっている京谷和幸(きょうやかずゆき)さんが掲載されていました。京谷さんは、元Jリーガーで、交通事故で車いす生活になった。アスリートとしてのポテンシャルが高くて、すごくかっこよかった。それを見て、バスケができるなら、絶対にやりたいって思いました」

そこからミクシィなどのSNSを利用して、地元にある車いすバスケットボールの強豪チーム、〈千葉ホークス〉にたどり着いた。雑誌に掲載されていた京谷選手が所属するチームだ。当時は、まだ人工肛門を外す手術を受ける前だったが、強豪チーム同士の練習試合を見学しに体育館に出かけた。

「見るのも初めてなのに、競技用車いすに乗せられて、試合に出させられた」

汗を流す快感、ボールのタッチ。事故に遭ってから遠ざかっていた興奮が、全身を貫いた。

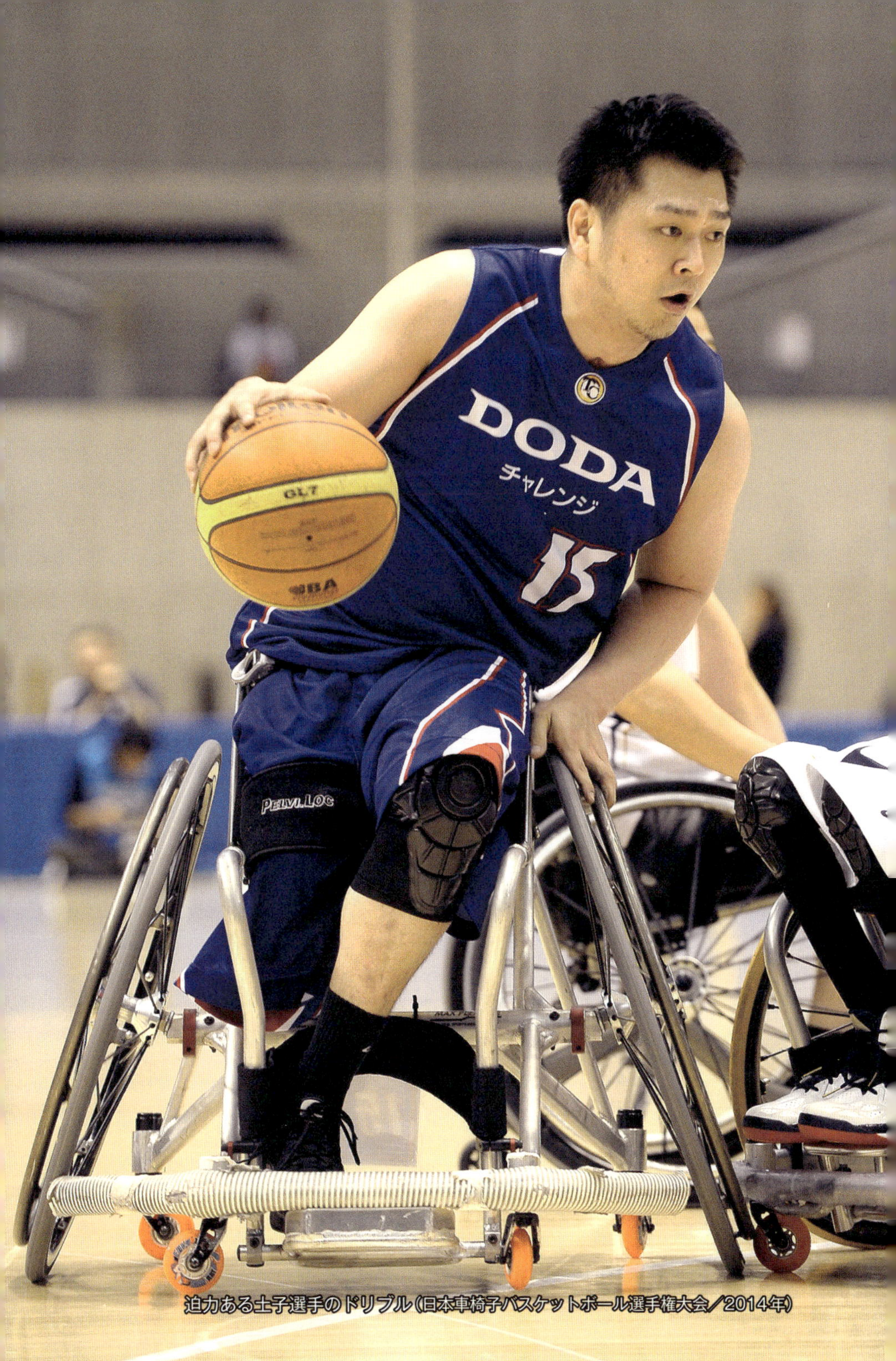

迫力ある土子選手のドリブル(日本車椅子バスケットボール選手権大会／2014年)

「実際には、車いすを動かすスピードも、ほかの選手と比べたらすごく遅いし、歯がゆかったですよ。でも、とにかく楽しかった。また、バスケができるんだって思うと。人工肛門外したら、本格的にやりますって言って、その日は帰ってきました」

そうして、退院してから約一年後には、千葉ホークスのメンバーとして日本選手権のコートに立った。その後、日本代表チームの強化指定選手に選出され、現在も海外遠征や合宿などに参加している。

「義足で歩けるようになったから、車いすバスケに熱中できるようになったのかな。今は、そういう壁はないのですが、切断した当初は、自分の中で義足と車いすでは明確な差があった。最初から諦めて車いすの生活になるのではなくて、義足をつけて歩きたいって、すごく思っていたんです。少なくとも、チャレンジはしたい。途中で脚が折れてもいい。やってダメなら車いすも受け入れるけれど、それしか選択肢がない、というのがいやだった。絶対に悔いが残ると思ってました。

近藤先生のところに行ったとき、先生は九十五パーセント無理だって、はっきり言ったんです。でも、なんでかな、前向きなオーラを感じたんですよ。口では『難しい』って言いながら、難しいけどチャレンジしてみるかって。深刻な感じじゃなくて。ああ、やってくれるんだって、本当に思えたんです」

近藤によって、前向きに生きる背中を押された。何人ものドクターから首を横に振られ続けてきた先に見えた、まぶしいほどの光だった。

患者へのまなざし

近藤に土子の言葉を伝えると、近藤は静かにこう語った。

「歩けるようにはならない、と言われたのに、歩けるようになった。そのことが、スポーツ選手としては、非常に大きな意味があったのではないでしょうか」

近藤はかつて、大学時代にアメリカンフットボールの選手として汗を流した。小学校では、体育は六年間、五段階評価の三。高校では軟式野球部に在籍していたが、スポーツが得意だと思ったことはなかったという。それが、大学に進学して始めたアメリカンフットボールで、認識が変わった。

「アメリカンフットボールは、とても科学的なスポーツです。弱い選手がいてもそれをカバーするポジションや動きがある。戦術に基づいたフォーメーションを組むために誰がどう動けば、効率よく攻守が実現するか。あらゆる動きが科学的に決定づけられています。大学から始めたわけですから、新しく動作を学習する。それを徹底的に繰り返すことで、ちゃんと自分がうまくなるプロセスを体得できるわけです。この考え方が、リハビリテーションという医療に生きている。誰もが障害を負って、初めての動作を学習しなくてはなりません。義足を使う、装具を使う、車いすを使う。そういう新しい動作を覚えることが、リハビリなんですね。土子くんは、リハビリによって、新しいカラダの使い方を徹底的に学習し、自ら体得した。これはまさに、スポーツと同じですよ」

また、近藤は二十八歳でスキーを始めたが、このときに習った教育プログラムにも触発されたという。

「わずか一日レッスンを受けただけで、ある程度斜面を楽しく滑り降りることができるようになる。行動パターンがよく分析されていて、この段階ではこれ、この課題にはこれ、というように、やるべきことが明確です。リハビリテーションの考え方も、これに近い。ある動作を学習するためにどういう訓練をすればいいのか、どういう環境が望ましいのか。障害のバリエーションは、それこそ人それぞれですが、そこはプロとしての知識、技術を駆使して取り組みます」

医療の進歩とともに、リハビリも短期間の入院ですむようになってきた。しかし、それが不安だ、という患者も少なくない。

「我々の立場から言えば、それでは入院さえしていれば本当によくなるのですか、ということ。どうすればよくなっていくか、ということを医療従事者と患者さんがきちんと共有できていれば、退院してからでも確実に回復させていくことができます。

それに、患者さんの生活は、退院してからのほうが長い。その先にある人生をよりよく生きていくためには、自らやるべき課題を把握して、それに対して工夫をすることが大切ですよね。その課題に対して、どうすればクリアできるかという方法を探って、わかりやすく提示するのが、我々の役目です。患者さんの次のチャンス、その次のチャンスを繰り返しつくっていくこと。そのチャンスを得るためにどんな訓練課題をこなしていけばいいのか。それは決してリハビリルームだけの問題ではないのです。退院してから、自宅でもできる。自分でできることを、自分でやるしかないのです。でも、その中でどうしても一人では解決できないこともあります。そのときには、いつでも我々医療従事者を利用してほしい。だから、私は患者さんが退院するときには、またいつでも困ったらここに来ていいよ、というスタンスで送り出しています。

リハビリ入院は、ある一定の期間、自分のカラダの状態はどうなっているのか、自分に足らないところはどこか、それに対してどんな訓練をすれば課題をクリアできるのかという方法を学ぶ場であり、退院だけがゴールではありません。退院はある一定の課題をクリアしたという通過点であり、新たなスタートでもあります。そこから患者さんの新しい課題への道が始まりますし、それをこなしていくことで、よりよい生活へと変えていけるのです」

同志としての医療者と患者

近藤の言葉通り、土子は退院後、義足を〝自分の脚〟として、トレーニングや調整を重ねていった。退院してからベルトを外し、その後コルセットを外しても違和感なく歩けるようになったことが、その象徴だ。自らのトレーニングによって、義足を履きこなし、自分にフィットさせていったのだ。

土子の義足は、およそ二年に一度の割合でソケットを新調する。その間は、体重の増減などによってフィット感が変わったときなどに調整する。半年に一度は、小川が土子の義足の状態を見ているが、日常的には、土子は自分でも義足の調整を行う。

「痛みが出たときとか、すぐに自分で調整しますね。近藤先生と小川さんは、僕の義足を作るときにいろいろ試行錯誤していると思うんですけど、結構、思いつきみたいな感じで、こうしよう、じゃあ、こうしようって、パッパッて決めて作るみたいな。そういうのを見てたから、自分でもいろいろ試してみようって」

痛みが出た部分にクッション材になるラバー素材のパッドのようなものを貼りつけるなど、痛みなく歩けるように工夫する。小川に頼り切るのではなく、自分でも義足を最適にする努力を惜しまない。痛みは、使用する本人にしかわかり得ない感覚だから、この調整は非常に大切だ、と土子も語る。

「たまにいますよね、近藤先生の病院に行くとおじいちゃんとかで、糖尿病などで切断した人が、痛いけど言えないって。痛いから普段義足を使いたがらないって。僕は自分でも調整はするけれども、小川さんも『痛かったら、すぐに言ってね』って言ってくれる。ソケットって、フィット感が命じゃないですか。だから、小川さんがいてくれる、調整してくれる安心感って、大きいですよ」

現在では、近藤よりも小川と顔を合わせるほうが格段に多い。たまに調整のために病院を訪れたときに近藤に会うと、「おう、元気か」と声をかけられる。

「会うと、若い理学療法士や作業療法士、研修医の人とか集めて、こういう義足を作ったんだよって、成功例発表会みたいな感じになるんですよ(笑)」

リハビリ入院中に世話になった作業療法士の中には、土子と同じようにバスケットボールをしていたスタッフがいた。土子が車いすバスケをしようかと思っていると告げると、リハビリと称してバスケットボールを持ち込み、パス練習をした思い出がある。さまざまなスタッフが、土子のスポーツをしたいという気持ちを応援してくれたという。小川も、車いすバスケを始めた土子の活躍を、時折テレビなどでチェックして、顔を合わせるときには車いすバスケの話でいっとき盛り上がる。

土子は、近藤との出会いがなければ、その後の人生が大きく変わっていたはずだ、と確信する。医師と患者という関係は、どうしても医師の言葉に患者が従う、という上下関係をイメージすることが多い。が、土子は近藤に、ある意味〝同志〟のような、同じベクトル、視線を感じていたと語る。

「近藤先生が『こんな症例は初めてだから、チャレンジだ』と言っていた。僕にとってもチャレンジだった。そのチャレンジ精神みたいなところに共感できたというか。この病院に入院したいって、思えたんですよ。小川さんも実直で、近藤先生のひらめきとかアイデアを聞いて、『じゃあ、やってみますよぉ』という感じで手がけてくれる。すごく心強かったですよね。なんというか、医師と患者という垣根を感じない。

でも、実は近藤先生だけじゃないんです。緊急搬送された病院でも、救急にいた先生とか、研修医の人とかが、『義足で歩ける可能性はあるよ』って、言ってくれてた。それを聞いていたから、僕は諦めずに近藤先生にたどり着けたんです。そういう周りの人の支えがあって、僕も可能性にチャレンジできたんだと思います」

大けがを乗り越えてきた自らの足跡を振り返って、土子は言葉に力を込めた。

「家族の支えがあって、近藤先生との義足のチャレンジがあって、僕は車いすバスケというスポーツに出会えた。そして、高い目標に向かって努力するという道を見いだせた。今まで、僕はいろいろな人から希望を与えてもらっていた、ということをひしひしと感じています。だから、今度は自分が、誰かに希望を与えられるようになりたいと思っています」

土子は、二〇一五年春に結婚した。会社員である土子は、終業後、毎日のように体育館に通う。それを理解し応援してくれる、新しい家族が増えたのだ。

自分の目標に向かって、自分の脚で歩みを進める。その背中を後押ししている人たちがいることを、土子は忘れない。

車いすバスケットボールとは

車いすバスケットボールは、専用の競技用車いすに乗って行うバスケットボール。1960年の第1回ローマパラリンピックから競技が行われ、日本は1964年の東京パラリンピックから出場している。一般のバスケットボールと同じコート、ゴールを使用して行われ、ルールもほとんど同様である。ゲームは10分のピリオドを4回行う。特有のルールとしては、選手はボールを運ぶ際に、2回以内のタイヤ操作が許されており、3回以上タイヤを漕ぐとトラベリングとなる。また、ダブルドリブルはなく、ボールを運ぶ際に何度でもドリブルすることができる。選手は障害の程度に応じて1.0～4.5の持ち点がある。コート上の5人の選手の持ち点合計が14.0を超えてはならないというルールがあり、障害が重い者も軽い者もそれぞれの役割をもって一緒にプレーすることができる。

車いすならではのスピードが魅力で、急停止や急転回でタイヤが焦げる匂いがするほどの迫力がある。接触・転倒は頻繁に起こり、3ポイントシュートもあたりまえ。障害の軽い選手の激しいプレーは見る者を引きつけるが、障害の重い選手が、運動機能の残ったウデだけで、車いすの特性を生かして障害の軽い選手を止めたり、相手をかわしてシュートを決めるプレーは圧巻である。日本の障害者スポーツの中でも、歴史が古く競技人口は多い。井上雄彦の漫画『リアル』によって、さらに人気が拡大している。

第三章　対話型トレーニングで気づきを促す

パーソナルトレーナー・齊藤　登

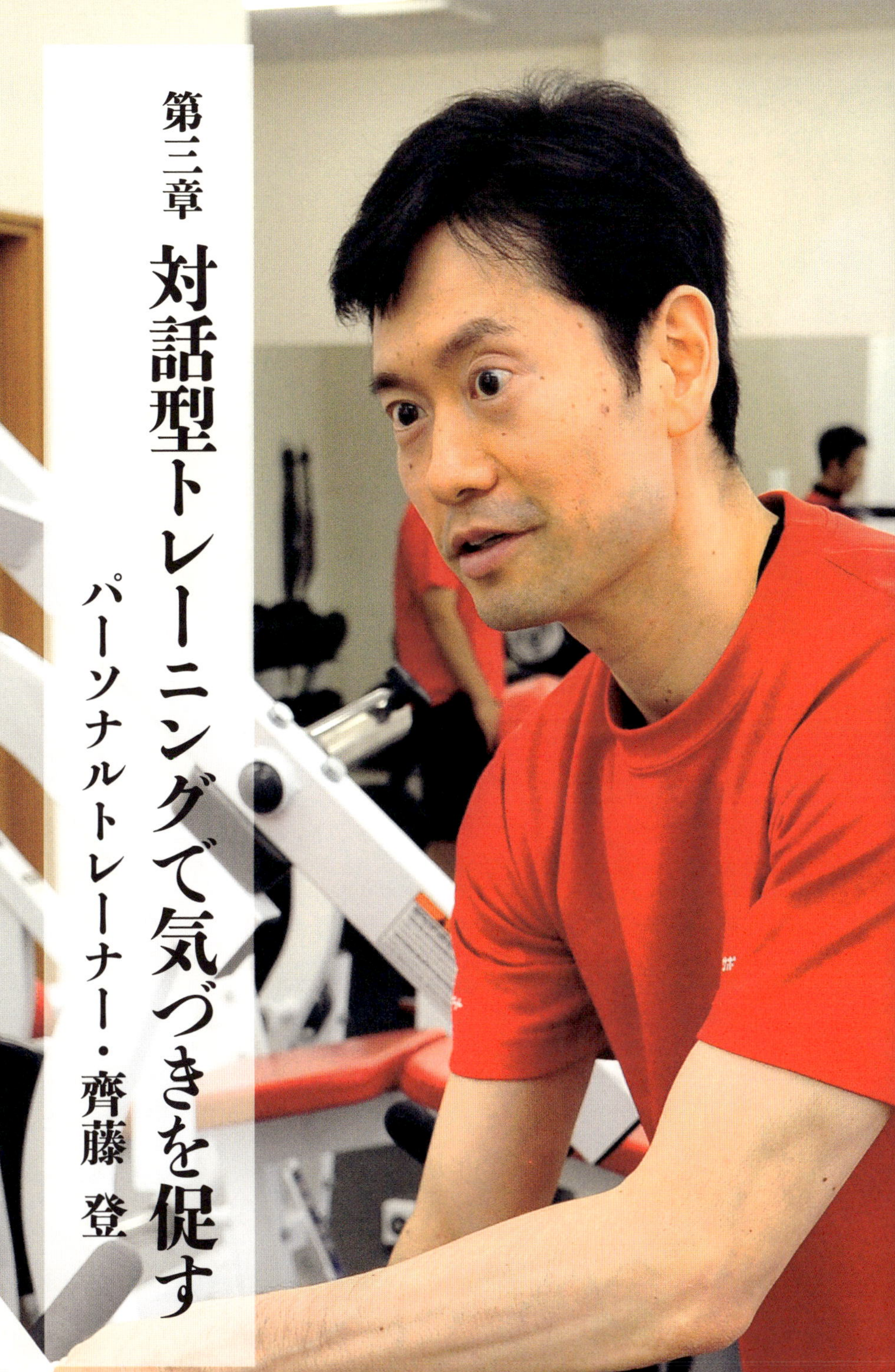

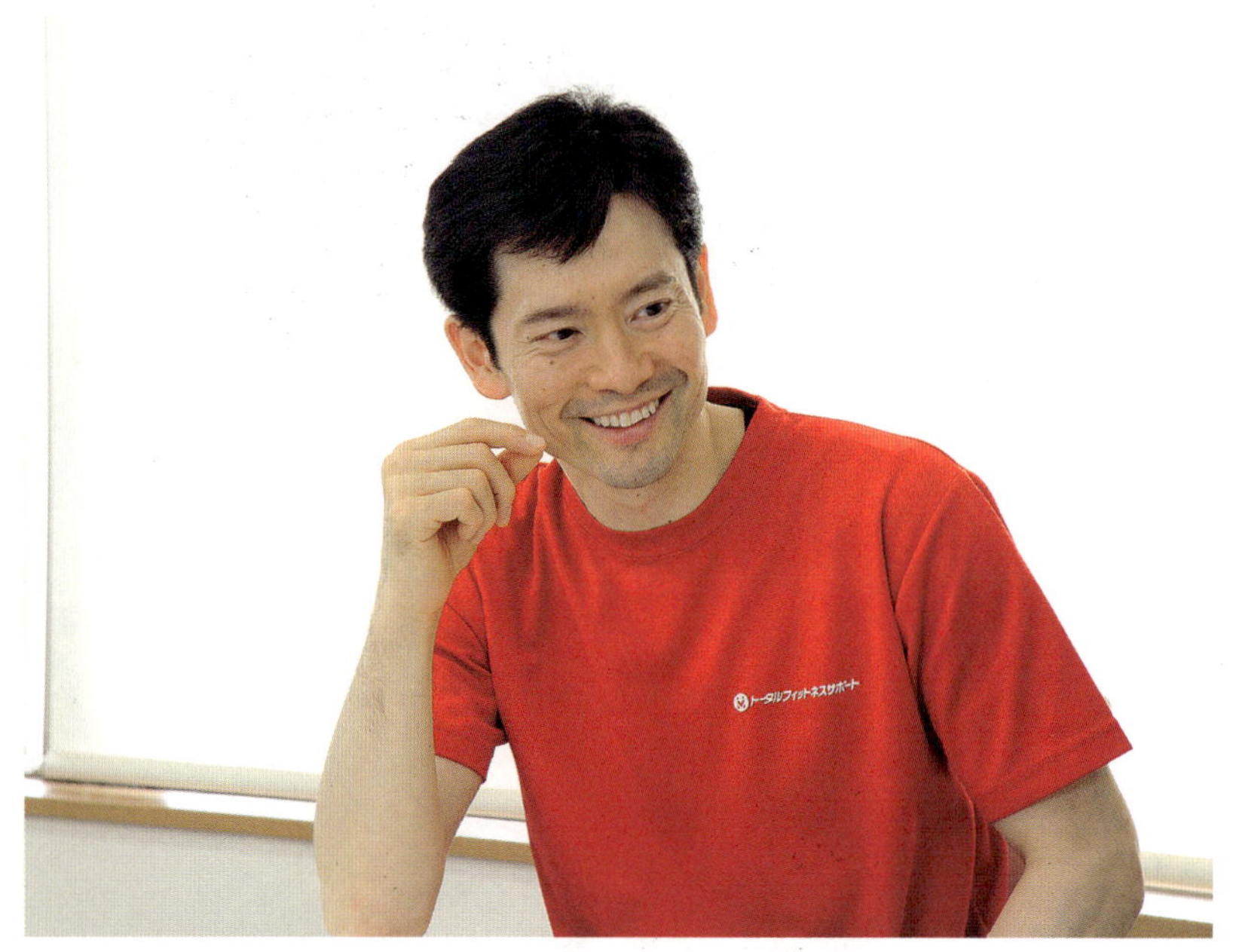

齊藤 登

さいとう・のぼる

トータルフィットネスサポート　パーソナルトレーナー

1972年11月13日、栃木県生まれ。高校卒業後、自動車ディーラーに就職。医療機関に転職し、スポーツ外傷・障害、脳血管障害や内科系疾患に対してのリハビリテーションを担当する。その後、フィットネスクラブのトレーナーとして、一般人の健康づくりやスポーツ選手のトレーニングを指導。2004年、有限会社トータルフィットネスサポートを設立。パーソナルトレーニング、医療機関での運動指導、運動や健康に関するセミナーの開催などを中心に活動している。主な資格として、NSCA（全米ストレングス＆コンディショニング協会）認定パーソナルトレーナー、日本体育協会認定アスレティックトレーナー、健康運動指導士。

車いすバスケットボールには、プレーする選手の障害の程度や状態に応じてそれぞれ持ち点というものが存在する。1・0〜4・5まで、0・5刻みになっており、持ち点が少ないほど障害の程度は重い。例えば、1・0の選手は、麻痺によって腹筋、背筋を鍛えることができず、背もたれと座面が直角になっているいすに筋力だけで座ることはできない。日常的に車いすを使用する。一方で、4・5の選手は、下腿切断などで、普段は義足を使って歩行し、バスケのときだけ競技用車いすを使用する、といった感じだ。障害の程度の違いが、少しイメージできるだろうか。そして、コートでプレーする選手の持ち点の合計が、14点を超えてはならない、というルールがある。これが、一般のバスケと大きく異なる点だ。

増渕倫巳(ますぶちともみ)の持ち点は3・0。障害の程度でいえば、ちょうど中間にあたる。増渕は、二〇〇三年三月に交通事故で脊髄を損傷し、同年十月には車いすバスケを始めた。現在、日常でも車いすを使用している。下肢不全麻痺、という状態で、下半身の感覚は残っているが、足がしびれたときのような、厚い皮膚に覆われているような感覚だという。

「つねってもすぐには痛くはならないけれども、あとからジンジンと痛みを感じるような。両足は常にしびれている、という状態ですね。ただ、触ってもまったく感じない、というわけではありません」

下半身を鍛えることは障害によりできない部分が多いが、上半身はトレーニングによって鍛えることができる。

増渕は、二〇一〇年の夏から二年間、徹底的に車いすバスケの動きを考慮したパーソナルトレーニングを受けて、二〇一二年のロンドンパラリンピックに向かっていった。それを支えてくれたのが、〈トータルフィットネスサポート〉の代表取締役であり、トレーナーの齊藤登(さいとうのぼる)だ。

「それ以前にも、自分なりにトレーニングに没頭してきました。でも、一人でやっていると、それが果たして本当に効果があるのか、もっと効率よくできるトレーニングがあるのではないか、という迷いが生じてしまいます。齊藤さんは、車いすならではの特殊な動きに応じた、効率的なカラダの使い方はもちろん、選手として最終目標に向けて、どう進むべきか、という道を示してくれた。あのアイデアとトレーニングがなければ、ロンドンパラリンピックでの自分のパフォーマンスはあり得なかった、と確信しています」

車いすバスケへの傾倒

増渕倫巳は、一九七七年、栃木県宇都宮市に生まれた。幼いときから活発で、二歳年上の兄を真似て、小学生のときにはサッカーをやり、中学に進学すると野球部に入った。中学の三年間は野球部に在籍していたが、同時に多くの友人たちが熱中していたバスケットボールに、増渕も魅了される。

「野球部の練習が終わってから、自分で買ったバスケットボールでドリブルやシュート練習をしていました。ちょうど、漫画の『スラムダンク』の連載が始まった頃で、みんなバスケットボールに夢中でした」

栃木県立柏陽高校に進学すると、迷わずバスケットボール部に所属した。

高校を卒業すると調理師の専門学校に通い、卒業後は家業のコンビニエンスストアの手伝いをしながら、バスケットボールとは無縁の、バンド活動に邁進した。

「僕はベース担当。自分としてはブルーハーツが好きで、そういうのをやりたかったんですが、先輩がＸ ＪＡＰＡＮが好きだったので、はじめはそのコピーなどを。ライブでは化粧もしてましたよ（笑）」

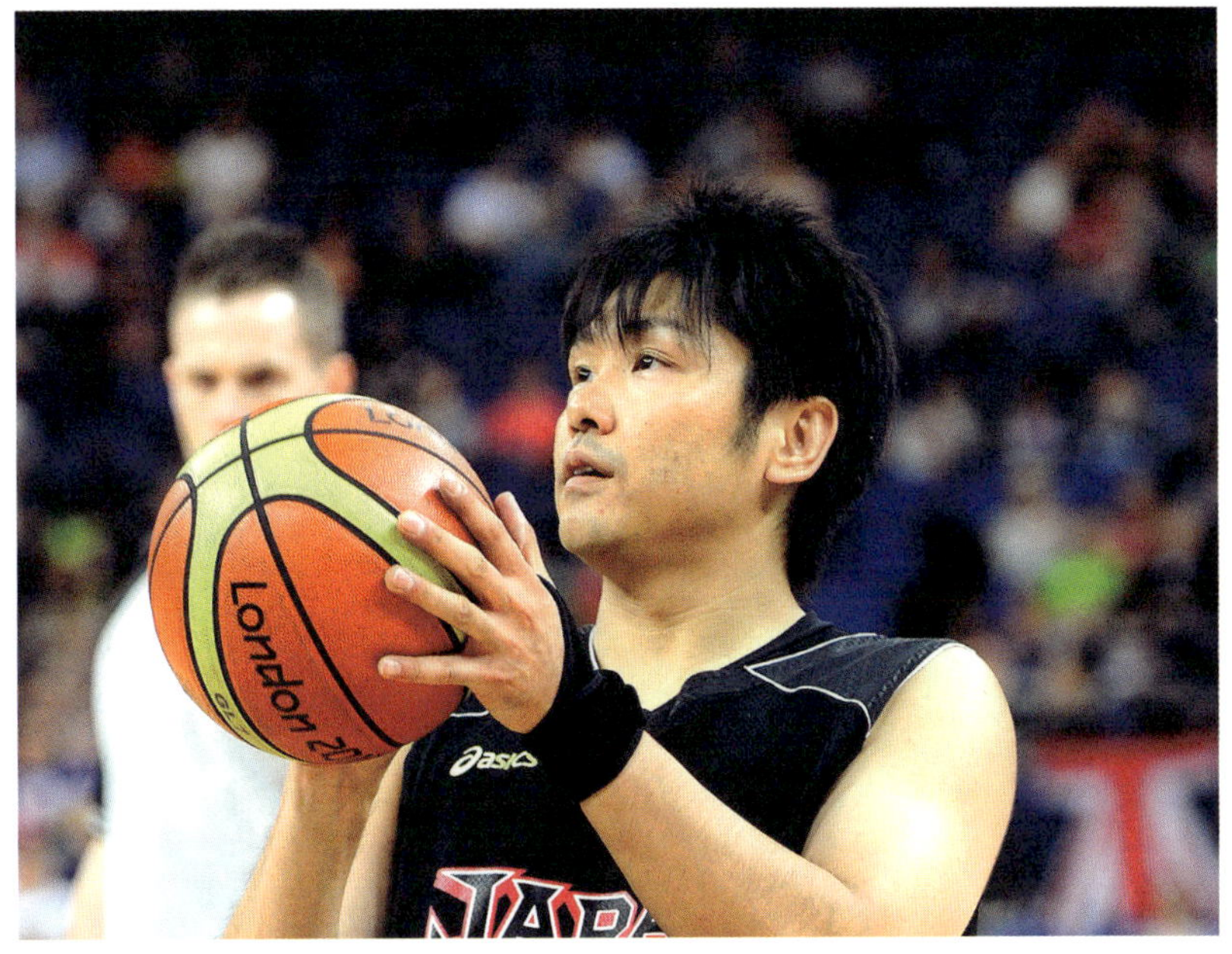

増渕倫巳

ますぶち・ともみ

車いすバスケットボール選手（持ち点3.0）　栃木レイカーズ所属

1977年2月12日、栃木県生まれ。高校卒業後、調理師の専門学校を経て、公務員。2006年のフェスピック競技大会（マレーシア・クアラルンプール）にて日本代表デビュー。2012年、ロンドンパラリンピックに日本代表として出場し9位。2013年、日本車椅子バスケットボール選手権大会で優勝（所属チームは宮城マックス）。

事故に遭ったのも、ライブのために大阪にクルマで向かう途中だった。明け方の五時頃、東名高速に入るとクルマの調子が悪くなり、ロードサービスを待つ間、路肩に停車してアイドリングしたまま仮眠していたという。そこに、脇見か居眠り運転のクルマに突っ込まれたのだ。気づいたら、クルマごと、二百メートルほど引きずられていた。そのまま救急車で、事故現場から近い伊豆長岡の順天堂大学医学部附属静岡病院に運ばれた。脊髄を損傷し、救急病院での入院は二カ月に及んだ。

二〇〇三年五月七日に栃木県内のリハビリテーション病院に転院した。不全麻痺で足にはわずかながら感覚もある。いずれは歩けるようになるはずだ、と信じて、エアロバイクに乗って少し動かせる右脚だけでペダルを漕ぐリハビリをしたり、装具をつけた歩行訓練もした。

「でも、担当医からは、リハビリは元のカラダに戻るためにするものではなく元の生活ができるようにするためのもの、と現実を突きつけられ、やはり落ち込みました。何週間かは一人個室にひきこもってました。周りの人に『頑張れ』と言われるのが辛くて。でも、そういう中で、家族がずっとそばにいてくれて、生きていられるだけよかったと考えられるようになった。それで、少しずつ、改めてリハビリに向かう気持ちになっていったんです」

リハビリ病院に入院中、バスケットボール経験があるということを知った看護師が、車いすバスケをしないか、と誘った。

「最初は乗り気ではありませんでした。なんというか、おふざけでバスケはしたくないって思っていた」

熱心な奨めで、しぶしぶと〈栃木レイカーズ〉の練習試合を見学しに体育館に出かけた。そこで目撃したのは、〝おふざけ〟とはほど遠い、勝負の現場だった。

「お遊びなんかじゃない。これって、部活だろ、という感じだった。ああ、また、バスケをやれる場があるんだ、と。まだ入院中で、わざわざ外泊届けまで出して見に行ったんですよ。その日、栃木レイカーズの人たちに、退院したら必ず来ますって約束をして、病院に戻りました」

もともと、増渕は、スポーツは見るものではなく、するもの、という意識が強かった。入院していても、いつもカラダを動かしたい、という気持ちもあった。車いすバスケを見たことで、俄然、リハビリの熱が高まったという。

「通常のリハビリの時間以外にも、毎食後、病院の車いすに十キロとか二十キロの砂袋をくりつけて、病院の中を引っ張って一日一時間、走り込みしてました」

リハビリは、退院後に始める車いすバスケの準備のため。そう思うと、力が湧いてきた。

挫折と覚悟

二〇〇三年十月に、退院。待ちかねたように、栃木レイカーズが練習する体育館に向かった。

「その頃からすでに、車いすバスケで日本代表を目指す、ということを考えていました。それが、自分にとって、障害を受け入れる最大の要因だったんですね。それを目標にすれば、力にできる。目標がもてるということが、よかった」

栃木レイカーズには、一九九六年に開催されたアトランタパラリンピックに、車いすバスケの日本代表選手として出場した塩田清美(しおたきよみ)がいた。熱心に練習する増渕に、ことのほか、目をかけてくれていた。

「塩田さん、僕と同じ3・0の選手で、当時五十歳くらいだったと思います。だけど、ワン・オン・ワンの練習をしてもいつも負けてしまう。すごく、うまかった。パラリンピックに出場した人が、練習相手になってくれるというのは、非常にいいモチベーションになりましたね」

退院したばかりの頃は、まだ仕事に就かず、毎日、広い駐車場で一人、車いすバスケの練習を続けていたという。

「塩田さんに、どう止められてしまったか、どう抜かれたか、というプレーを一つひとつ思い出して、こうしてみよう、ああしてみよう、と自分なりに工夫して特訓しました。車いす操作、走り込み。一人でできることは何でもやった。もう、毎日、やりたいこと、考えることがいっぱいあったので、すごく楽しかったですね」

二〇〇五年には、初めて日本代表合宿に招集された。一歩、目標に近づいた。

「気持ちは、もう北京パラリンピックを目指していました」

しかし。実際には、二〇〇八年の北京パラリンピック代表メンバーからは外れてしまう。むしろ、そこが本当の意味でのスタートだった、と増渕は振り返る。

「悔しいということもあるけれども、自分は本当に日本代表レベルにあったかというと、まだ足りない、という自覚がありました。だから、そこから本当に自分としては強化を図っていったわけです」

関東の強豪チーム〈千葉ホークス〉、東北の強豪チーム〈宮城マックス〉に出稽古に通い、独学でウェイトトレーニングも始める。その一方で、公務員試験を受けて、改めて公務員としての職も得ていた。週末は強豪チームでの練習、平日の夜は栃木レイカーズでのチーム練習や自宅近くの体育館でのシュート練習か、ウェイトトレーニング。ほぼ毎日、バスケットボールに触っていたという。

「それでも、迷いがありました。この練習を続けていて、本当にうまくなっているのだろうか、と。そんなとき、シュート練習をボランティアで手伝ってくれていた知人が、宇都宮市内でパーソナルトレーナーをしている齊藤さんを紹介してくれたんです」

齊藤が、完全個別指導型フィットネスジム〈トータルフィットネスサポート〉をオープンしたのは、二〇〇六年のこと。現在ジムは、東北本線・岡本駅からクルマを十分ほど走らせたところにある。朝、オープンと同時に、予約していたクライアントがやってくる。バイタルサインを測定し体調チェックを済ませると、トレーニング計画を確認して、その日に行うべきトレーニングに入る。やってくるのは、パフォーマンス向上や体重コントロールなど、目的が明確なスポーツ選手、オーディションや撮影を控えたモデルなどが多い。

増渕は、二〇一〇年七月に、トータルフィットネスサポートの門を叩いた。以降、二〇一二年のロンドンパラリンピック直前までの二年間、週に二回、一回一時間のトレーニングを受けていくことになる。

パーソナルトレーニングの要諦

齊藤登は、一九七二年、栃木県に生まれた。作新学院高等学校の商業科を卒業し、自動車ディーラーに約十年間勤務した。しかし、幼い頃から慕っていた祖母の死に直面したことがきっかけで、人の役に立つ仕事がしたい、と心機一転。働きながら、整体師を養成する私塾に一年間通い、リハビリ職員として医療機関に三年間在籍した。

「総合病院でリハビリテーションに関わる仕事をしていましたが、受動的なケアに限界を感じるようになっていったんです。もっと能動的に、自ら己のカラダをよりよくしていく、そういう運動療法に興味をもつようになりました」

在職中から独学で勉強を始め、トレーニングに関するさまざまな資格を取得する中で会得した運動療法を病院でのリハビリにも積極的に取り入れていったという。病院を退職してしばらくは、スポーツクラブでトレーナーとして勤務していたが、二〇〇六年に独立。当初は、十五坪ほどのフィットネスジムとしてスタートしたが、すぐにクライアントが増加し、手狭になったため、二〇〇七年に現在の場所に移ってきた。

今でこそ、スポーツに関わる仕事に従事しているが、幼少時は病弱だったという。虚弱体質を改善するために、小学四年から柔道を始めた。

「実際には、柔道は級止まりでした。病弱だった割には、幼い頃から負けず嫌いでそこそこ力も強く、年上の仲間を打ち負かすことも多かったんです。でも、それがいけないと言われる。スポーツとして矛盾を感じていて、あまりいい思い出はありませんでした。中学の頃には漫画の『キャプテン翼』が大流行りして、部活には入りませんでしたが、放課後になると外が暗くなるまで友人らとサッカーボールを追いかけていましたね」

現在の職業に影響を与えたスポーツといえば、断然、二十歳から始めた少林寺拳法である。

「本来、少林寺拳法は護身術として自分や人を守るための武術です。拳法としてのテクニックを習うことはもちろんですが、それ以上に『社会で役立つ人間形成』『優れたリーダーをつくる』ということが、根幹にある。稽古が始まる前には必ずそういう内容のことを唱和させられました。教えを受けて、自分主体の考え方から、人の役に立つにはどうすべきか、という考え方に変わった。それが、今の仕事に結びついています。また、カラダの使い方としての基本を、少林寺拳法で学び、それが今のトレーニング指導にも生かされています」

パーソナルトレーニングは、一人のクライアントに対して一人のトレーナーがマンツーマンで指導を行うものだ。一回あたりの指導時間が基本的に一時間という具合に、決められている。目的や目標をどこに定めるか、ということもあるが、その限られた時間の中で、クライアントが求める成果を上げなくてはならない。

齊藤が実践するパーソナルトレーニングで重要視しているのが、トレーニング効率と、重心の位置感覚による心身のコントロール。そして、最も重要なのが、何のためにトレーニングをするのかという、クライアントの最終目的への意識づけである。

「そこが、病院でのリハビリと大きく異なる点です。わざわざ高額なトレーニング費用を捻出して、パーソナルトレーニングを受けにくる。目的、イコール最終到達地点に向けてサポートし、成果を出す。そして何よりそれを本人に実感してもらうことが大切なのです」

増渕がトータルフィットネスサポートに初めて来たときから、その目指すビジョンはとても明確だった、と齊藤は記憶している。

「二〇一二年に開催されるロンドンパラリンピックに日本代表として出場し、そこでいいパフォーマンスをしてメダルを獲得するのだ、と」

二年後となる二〇一二年九月の最終到達地点に向けて、段階ごとの小さなステップとしての目標を設定し、期間ごとに分けたトレーニングプログラムを組んでいく。もちろん、修正が必要であれば、そのつど修正を施しながら、トレーニングを行っていく。最終到達地点に向けて段階を踏みながらパフォーマンスレベルが上がっていくというイメージで、クライアントも、トレーナーもともに進んでいくのである。

重心への意識

齊藤のもとに通うことになった増渕が最初に受けたのは、重心感覚についてのレクチャーだった。

「動きの基礎となる理論ですね。これを最初に教えてもらったことで、のちのちそれが自信に変わっていった、という実感がありました」

少林寺拳法から得た、齊藤独自の理論である。

「重心は、物体の中心です。人間のカラダは複雑に動くため、重心は常に移動します。この重心の位置によって、メンタル面、カラダの動き、視野が変化するんです。例えば、緊張したときというのは、肩に力が入った状態ですね。そうすると、重心は上に上がります。足元がふわふわと落ち着かず、息がアップアップと浅くなりませんか。でも、足元がふわふわと軽くなる分、機動力は上がりますし、気持ちも上がります。反対に、うつむいた状態で歩けば、重心はおのずと下がります。そうすると、肩が落ちて背中が丸くなる。足取りも重くなり、気持ちは下がりますね。ただ、重心が下がりすぎなければ、落ち着き、どっしりとした安定感が得られます。このように、重心の位置が変わることで、動作やメンタル面が大きく左右されるのです」

重心の位置による変化は、車いすだろうと、立って歩く場合だろうとそこに差異はない、と齊藤は語る。カラダの動きとメンタルにダイレクトに関係する重心の位置を、常に自分で把握しておけば、動きの機動力が欲しいときには重心位置を少し上げ、落ち着きを取り戻したいときには少し下げる、という具合に、コントロールできるようになる。

「重心への意識によって、視野も変わります。意識が重心にないと視野は狭くなりますが、重心を意識すると心身が安定し、周り全体が見えるようになる。これを周辺視野といいます。かつて、プロ野球の川上哲治さんが、ボールが止まって見えた、という有名な言葉を残していますが、あれはおそらく重心を意識していたのではないか、と思っています。

実際に、無意識でトレーニングするのと、重心を意識してトレーニングするのとでは、カラダの動かし方もメンタルも視野も変わる、ということを実感してもらいます。増渕さんにも、最初にこの理論を説明してからトレーニングをしました。変化をすごく実感されたと思います」

重心の位置を、日常生活から意識する。増渕は言う。

「トレーニング理論として重心ということがあって、自分のカラダの動かし方を意識する。それはトレーニング中だけではなくて、バスケのプレー中も、日常生活で車いすを操作するときにも生きる。今、自分はどういう状態なのか、それに対してどう対処すればいいのか。それが身についたということがすごく大きかったです」

日常生活というトレーニングの場

車いすバスケというスポーツの特性について、齊藤は増渕のトレーニング開始と同時に、研究を始めた。

「増渕さんに車いすバスケの映像を見せてもらったり、あるいは、実際に車いすを操作してもらったりして、どういうところを強化すればパフォーマンスが上がるようになるのかを検証しました」

車いすバスケでは、専用の競技用車いすを使用するが、トータルフィットネスサポートでのトレーニングでは、増渕は日常用の車いすを使用した。トレーニングの過程で、増渕の車いすに齊藤が乗って、実際に漕ぐ動作をしながら確認することもあった。

「車いすの操作は、難しかったですね。重心が浮き上がっちゃいました。普段、何げなく立って歩いているときには、重心のコントロールが無意識にできますが、車いすに乗ると、意識的にしないとできない。でも、トレーニングによって、やはりコントロールはできるようになる。重心が上がれば機動力も上がるけれども、その分、相手チームの選手がぶつかってきた衝撃、外力に対して弱くなる。反対に、重心が下がれば安定感が保てる。それをコントロールできれば、必要に応じて、自分で重心位置を変化させて素早い動き、シュート時の安定などに生かせる、ということがわかりました」

ボールを扱う、チェアワーク（車いす操作）をする。そういう運動動作に対して適切な重心コントロールを行えばいい。齊藤は、初めて経験する車いすで、増渕の求めるものを体感した。日常生活から車いすを使用する増渕との対話を重ね、どんな動きが必要になるのか、その動きに対してどのような負荷をかければパフォーマンスレベル向上につながるのか。単なる筋力アップだけではカバーできない、ということも、コミュニケーションを通じてトレーニングに反映されていった。

「齊藤さんは、車いすを漕ぐ、という動作でも効率よくカラダを使うこと、少ないパワーで最大限に効果をもたらすことを常に考えてくれました。普段、何げなく漕いでいたけれども、タイヤの接地部分はどこになるかを判断し、その接地部分に向けて力のベクトルを入れる、ということを意識して漕ぐようにする。その際には、ウデだけの力ではなくて、背中、肩甲骨からつなげて力を伝えることを意識するというふうに。そのために、上腕二頭筋や三頭筋の筋力トレーニングだけでなくて、肩甲骨周りや背筋、カラダを前に倒して元に戻す腹筋なども併せて鍛える。さらに言えば、そのトレーニングではダンベルを持ったウデを、実際に車いすを漕ぐような動作で動かして筋力アップを図ります。すべてのトレーニングが、車いす操作の最初のひと漕ぎのパワー、急停止させるときのパワーなどにつながるということがすごく理解できるんです」

競技用車いすを使用するバスケットボールは、ラケットを使うテニス、バットを使う野球、と同様に、道具に対する身体感覚を養うことが大事だ。

「イチロー選手が『バットはウデの一部』というような表現をします。それこそが、道具に与える力のベクトルが、まさに素手で扱うようにできている、ということなのでしょう。日常的な事象におきかえると、日本人なら誰でもお箸で豆をつまむことができますね。握っているのはお箸の上のほうですが、力のベクトルはお箸の先端にある。だから、小さい豆を指先で挟むようにつまめるわけです。これと同じことを、車いすでも実践していくことが大事になるのです」

コートでプレーしているときには、激しい動きに伴って、カラダの軸や重心位置が刻々と変化する。実際に、競技用の車いすを使用したときに、どこに力を込めればベストのベクトルになるか、どのポジションをとることで効率よく車いす操作ができるか。それは、増渕が練習や試合の中で、トライ・アンド・エラーを繰り返しながら体得するしかない。トータルフィットネスサポートでのトレーニング中に得た、これだという感触を、現場で使うことで本物の力に換える。それは、増渕だけができることなのだ。

「自分がどこに力を伝えるべきか、ということを常に意識してトレーニングしていたので、車いすでターンしてカラダが安定していないときでも、タイヤの接地部分に対して力を伝えている、ということを感じることができるようになりました」

バスケのプレー中だけでなく、日常生活での車いす操作も、トレーニングの一環としてとらえ、意識の中に置いた。

「日常生活をトレーニングの場として活用するんです。重心の位置を意識して、あえて上げ下げをしてみるとどうなるか。勤務先でコピーを取りに行ったり、トイレに行く、という動線でも、最短距離はどのコースか、どこで自分の軸をずらしてカーブすると最短コースになるかということを、先を読みながら動く。それが、コートでのプレーに生きる。今でも習慣として身についていますよ」

トータルフィットネスサポートでトレーニングできる時間には限りがある。だから、それ以外の時間を有効に使うことが、クライアントの目的、目標達成に大きく影響する、と齊藤は指導する。

「単に直線を走行する際にも、重心を三次元で意識して、重心移動に伴ってどういう動き、メンタル、視野の変化があるかを常に感じとる。それは日常生活の中でも、意識だけで実践できるトレーニングなんですね。一流と言われるトップアスリートは、みんな二十四時間をトレーニングに有効利用していますよ」

この発想は、リハビリ職員として病院に勤務していたときに培われたものだ。病院でのわずか十五分、三十分というリハビリだけでは到底、間に合わない。それなら、実際のトレーニング時間を少し削ってでも、自宅や勤務先などで実践できるトレーニング方法を説明したほうが、その人にとってはより効率よくリハビリができるのではないか。

「仕事も家庭もある増渕さんにとって、トレーニング時間以外でもトレーニングとして活用できることが、目的達成には不可欠でした」

重心の位置感覚を知ることから始まるトレーニング理論は、最終的には自分一人でも実践できる方法論となる。

「私は、サポート役ですよ。家でもできることを、ここで学んでもらう。一方的なものではなく、対話しながら進めていったんです」

メンタルへの波及

フィジカルトレーニングの場でありながら、齊藤は、そこにメンタルトレーニングの要素を入れることにも注力していった。もちろん、先に述べた重心を意識する、ということは、メンタルをコントロールすることにつながる、最たるトレーニング方法である。しかし、それだけにとどまらない。齊藤の理論は、こうだ。

「重心を意識することは、一つのきっかけです。例えば、スポーツ選手に限らず、誰でも、今日はなんとなく調子がいい、と感じる日もあれば、今日はなんだかカラダが重い、と不調を感じる日もありますね。そんなときに、調子が悪いと感じたままにしておくのはもったいない。不調の種を、日常生活やバスケの練習で一つずつ潰していくんです」

増渕は、齊藤の指導によって、食事内容やその日の心身のコンディションを記すノートをつけ始めた。体調、精神状態を0～10の段階で、今日、自分はどのあたりかという体調レベルを書き記す。

「まあ、普段は7とか8。カラダが重いと感じるときには3とか4とか。でも、いざ試合の日に、僕は何げなく〝8〟って記入したんです。なぜ、試合の日なのに〝8〟なんだ、マックスの〝10〟じゃないんだって気づいた」

それ以降、ロンドンパラリンピックまで、練習試合であれ、公式戦であれ、試合の日には必ず〝10〟を書き込むようにした。朝、〝10〟とノートに記入することで、自分を奮い立たせ、マックスの状態にもっていくことができるようになったという。

「食事内容についても、普段はなんとなくこの栄養素が大事、くらいの知識、認識はあるけれども、実際に自分がどのくらい摂っているかをきちんと把握していませんでした。それがこのノートをつけるようになって、自分に不足しているものを意識的に摂るようになった。そうすると、やはり疲れ方、回復の仕方が変わるんです。後半の第3クォーター、第4クォーターで疲労がピークに達していたのが、試合が終了しても余力がある。あるいは、翌日の回復が早くなる、というように、目には見えないけれども、自分では確かに変わった、という実感が得られるようになったんですね」

だから、ノートをつけることで、単に体調管理だけでなく、メンタルをコントロールできるようになったのだ、と増渕は言う。

齊藤は、また、トータルフィットネスサポートでのトレーニングでも、車いすバスケを想定したトレーニングを貫いた。

「トレーニング中に齊藤さんがかける声も、バスケを想定した言葉を使います。例えば、僕が目を閉じたまま、齊藤さんの声の合図でダンベルを持ったウデを前に出す（プッシュする）というような瞬発系のトレーニングをするときにも、『プッシュ！』という車いすバスケでよく使う用語をそのままかけ声にする。あるいは、齊藤さんが相手チームの選手のように動いて、それに合わせて自分が動く、というような反射神経を刺激するようなトレーニングでは、齊藤さんが『ボール』『パス』と言ったら、瞬時に動くとか」

マンツーマンのパーソナルトレーニングだからこそ、できる練習。

「今から思い返せば、恥ずかしくて赤面しちゃうようなトレーニングですよね。でも、齊藤さんは、もう真剣なんです。僕がボールを持っていて、齊藤さんがディフェンスのようにそのボールを横から手を出してもぎ取ろうとするという実践的なトレーニングもしました。そのときには、齊藤さん、まるで本物の刀で斬りつけてくるような凄みがあって、僕は必死でボールを取られまいとする。真剣勝負の場でしか、真剣勝負の練習はできない。そういう環境を、齊藤さんの熱量、情熱で作り出してくれたんです」

同時に、トレーニングのメカニズムを知ることで、前進する自分、今の自分の状態を客観的に俯瞰できるようにもなったという。

「例えば、今日できないことが明日できるようになる、ということがある。僕は毎朝、いちばん神経が研ぎすまされる時間帯、出勤前に、ボールハンドリングとドリブル練習を一人でやっていました。人通りの少ない道にミニコーンを置いて、ドリブルしながらスラロームしていく、というような練習ですが、これがイメージ通りになかなかできない。それでも齊藤さんは、できないからといってやめるのではなく、丁寧に時間をかけてゴールすることと、コーンを倒してめちゃくちゃでもいいからともかくスピード重視でゴールすることの両方をやりなさい、と指導してくれました。できない、ということも、いったん脳にインプットするんです。それでその日眠ってリセットしてから、翌日に改めてトライしてみると、できなかったことができるようになる。脳内で神経回路が修正されるからだ、と説明されました。そういうことを繰り返すことで、できないことも、必ずできるようになる、という自信をもつことができました」

トータルフィットネスサポートのジムでは、実際のシュート練習はできない。それはやはり体育館で、増渕が独りで黙々と自分と向き合って、精度を上げるしかない。

「齊藤さんは、バスケの選手ではありませんから、シュートそのもののテクニックを知っているわけではない。でも、シュートには工程がある、ということを改めて解説してくれたんです。そのプロセスによって、シュートは完成される、と。

ボールを受けて、どう持ち替えて、それからどう呼吸をしてどこに重心を意識して、どこを見据えて、最後に構えてシュートを打つか。それを一つずつ分解して、自分の理想のシュートシーンを、練習のときからカラダに覚えさせろ、と。試合ではそんな工程をいちいち思い出してはいられません。だから、ボールを持った瞬間に、そのスイッチが入るように、日頃の練習で流れをしっかり身につけておくんですね。

実際、ロンドンパラリンピックに出場したとき、僕は確かにスイッチが入ってシュートが決まる、という瞬間を経験できた。それは、まさに、齊藤さんのトレーニングのおかげなんですよ」

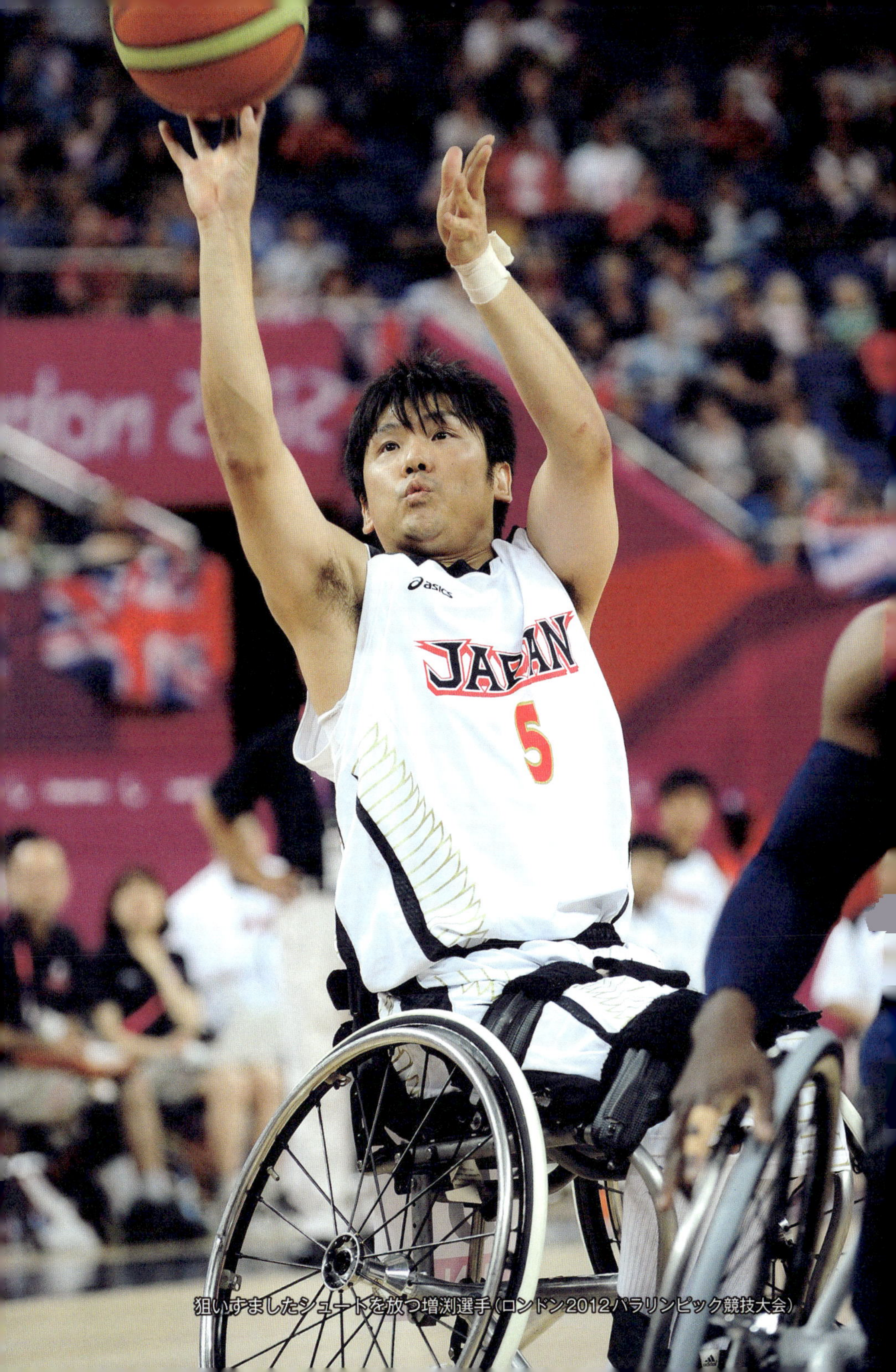

狙いすましたシュートを放つ増渕選手（ロンドン2012パラリンピック競技大会）

自らを導く〝叫び〟

トータルフィットネスサポートでのトレーニングでは、毎回、最初に体調チェックとともにすることがある。それは、最終的なゴールと、短期的な目標についての確認だ。

「自分が目指すことを口に出すのは、恥ずかしい、という気持ちがあるじゃないですか。でも、齊藤さんのところでは、それを毎回、鏡の前で大きな声で言うんです。最終目的は何か、目の前の目標は何か。齊藤さんが僕に聞く。それに僕が答える。鏡の中の自分に向かって、言い聞かせる。このルーティーンを毎回行うことで、今日、これから百パーセントの自分でトレーニングに臨む、という気構えをつくるんです。普通なら、照れてしまうような叫びを、大真面目でできる。それは、齊藤さんが、自分のトレーニングに対して、真面目に対峙してくれるからなんですよ」

齊藤が、言う。

「今から行うトレーニングは、この最終目的を達成するためのものだ、ということを、自分に言い聞かせるための、叫びです。これをしないと、ちょっとカラダが重いとか、やる気が出ないとか、そういうネガティブな状態のままトレーニングに入ってしまう。そうすると、トレーニングがただ〝こなす〟だけのものになってしまいます。あと、何セットやれば終わる、というような。もちろん、カラダに痛みがあったり、本当に体調不良のときには、トレーニング内容を変更したり調整したりしますよ。でも、目的意識があって、そこに向かってトレーニングをするのだ、という自覚が薄れると、トレーニングする意味がなくなってしまうんです」

叫びも、少林寺拳法からの着想だ。齊藤が習っていた頃、道場に入り稽古を始める前に、必ず座禅を組んで、修行の目的を唱和する。そのときには、単なるルーティーンとして受け止めていたが、独立してクライアントの目的達成を考えたときに、これほど有効な手段はない、と気づいたという。

「とても、意味のあることだと思います。練習前に必ず行う。それが、最終的に、自分を導いてくれるんです」

増渕にとっても、最初は気恥ずかしかった叫びが、徐々に自分を確認する作業へと変わっていった。

「僕は、車いすバスケの選手としてのパフォーマンスレベルを上げたい、という目標があって、齊藤さんのところでトレーニングを受けてきたわけです。齊藤さんは、しっかりしたベースの上に、車いすバスケについて深く理解しようと、すごく研究してくれた。そのうえで組まれたトレーニングというのは、おそらく、僕以外には何の意味もないような、僕にしか当てはまらないようなカリキュラムだったと思うんです。それを構築してくれたことに、本当に信頼できたし、だから、最初に目標を叫んでトレーニングに向かう気持ちにもなれた。すべてがゴールに向かっていることを、毎回確認しながらトレーニングできたんです」

ロンドンパラリンピックまでの二年間。増渕は、休まず齊藤の指導を受けた。また、当時、日本一のクラブチームだった〈宮城マックス〉に移籍して、毎週末には栃木から宮城まで練習に通った。

「家族も、職場も、僕がロンドンパラリンピックに向けて百パーセントの努力をしている、ということを理解してくれていた。僕も、ロンドンを集大成として考えていた。あとはない。今だけだ、と。だからこそ、中途半端にこれでいいや、というのではなく、自分が納得できるまでやり切りたかった」

そうして、臨んだ二〇一二年のロンドンパラリンピック。

「本当に真剣に準備してきたから、舞い上がってしまうようなことはなかったです。初戦のカナダ戦のコートに入るときに満員のアリーナを見ながらすごく高揚しました。ああ、何週間か前には、ここでコービー・ブライアントもプレーしたんだな、世界が目指す舞台に立てた、という高揚感です。でも、無意味な緊張感は、まったくなかった。むしろ、ここは特別な場所だけれども、やることは特別なことではない、という冷静な自分がいました。ボールも同じ、コートも同じ。そして、一緒に戦う仲間も。この場に立てることに、家族や職場には感謝しながらも、それでもやるべきことはいつもと何も変わらないのだと思っていました」

初めてのパラリンピック出場で、これほど冷静にプレーできる選手は、非常に少ない。それこそ重心がアゴの先まで上がってしまい、地に足がつかないような精神状態で臨む選手が多いのだ。

「トレーニングに入る前の目標の確認、シュートに行くときのスイッチの入れ方。齊藤さんの指導が、すみずみまで生きていました。それなくしては、パラリンピックの全試合を高いレベルで戦い抜くことはできなかった、と思っています。自分を最後まで信じてやり切った、ということが、大きかった。この経験があったからこそ、次に何があってもクリアできるすべはある、という考え方をもてた。それは、僕にとって、パラリンピックで得た財産です」

日本は9位という成績に終わった。が、増渕の、ロンドンパラリンピックで最高のパフォーマンスを発揮するという目的は、齊藤のトレーニングによって確かに達成されたのだった。

つながっていく思い

集大成と決めて臨んだパラリンピックのあと、増渕は、栃木レイカーズのコートに戻った。栃木レイカーズを日本一の〝チーム〟にしたい、という野望がある。

「僕は、あくまでもアマチュアですからね。引退という言葉は使わなくてもいいと思っています。好きなときに、好きなだけ楽しめるのが、アマチュアのよさだから」

最近では、車いすバスケだけではなく、水泳でも新たな目標を見つけて自分なりにトレーニングを積んでいるという。

「自分の中ではバスケが第一という気持ちには変わりはないんですが、車いすだからバスケ、車いすの競技、というだけではなくて、何でもできる、何をやってもいい、それも一つだけではない。そんな可能性を示すことができればいいかな、と思っています。僕みたいにケガによって障害を負った人、生まれつき障害をもっている人もいる。そうであっても、さまざまな可能性がある、選択肢がある、ということを伝えていく活動もしていきたいと考えています」

また、幼い子どもたちと過ごす、家族との時間も大切にする。

「周囲の理解があってこそ、自分の好きなことに邁進できた。車いすバスケの体験会にやってくる子どもたちや、十代でチームに入ってきた若い選手には、そういう感謝の気持ちをもつことなどもきちんと伝えていきたいと思っています」

二年間にわたるトレーニングでのつきあいを通じて、齊藤もまた、増渕からさまざまなことを教わった、と語る。

「おそらく、事故に遭った直後は精神的にどん底だったのではないか、と思うんです。でも、それを乗り越えて、スポーツをして、そのスポーツで自分を目指す高みにもっていった。そして今、今度は子どもたちに教えたりすることで、次の世代に勇気、希望を与えています。病院勤務時代にも障害を負ったさまざまな方と接する機会はありましたが、増渕さんと出会って、私自身、どんなことがあっても希望はある、ということを教えてもらいました。私はトレーナーとしてあたりまえのことをやっただけであって、むしろ、希望を与えてくれたのは、増渕さんのほうなんです」

人の役に立ちたい、と思っているパーソナルトレーナーが、クライアントから希望を受け取り、それをまた、次の人へと手渡していく。

希望の連鎖。確かな、人と人との絆が、スポーツを通じて育まれていくのだ。

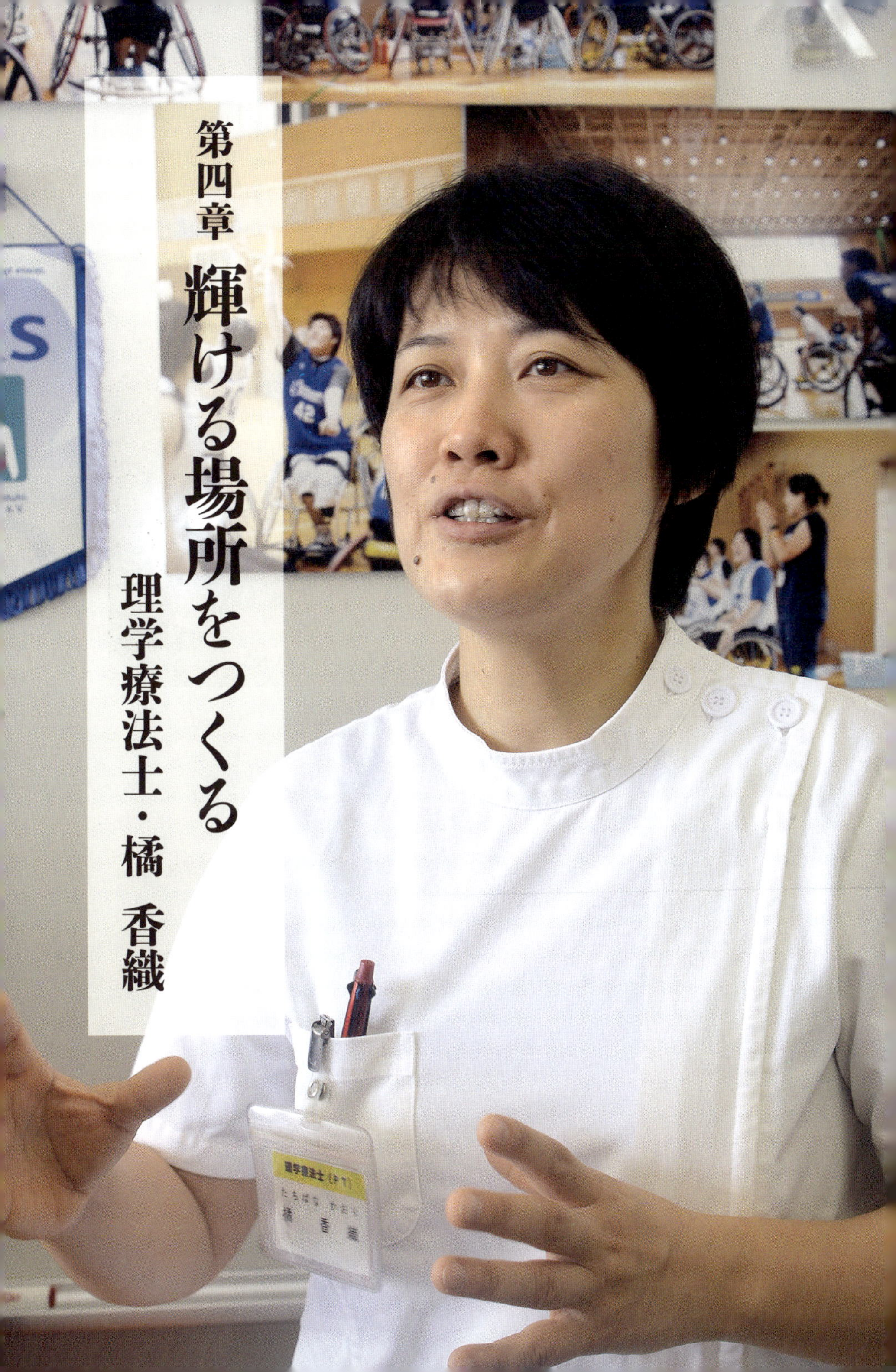

第四章　輝ける場所をつくる

理学療法士・橘　香織

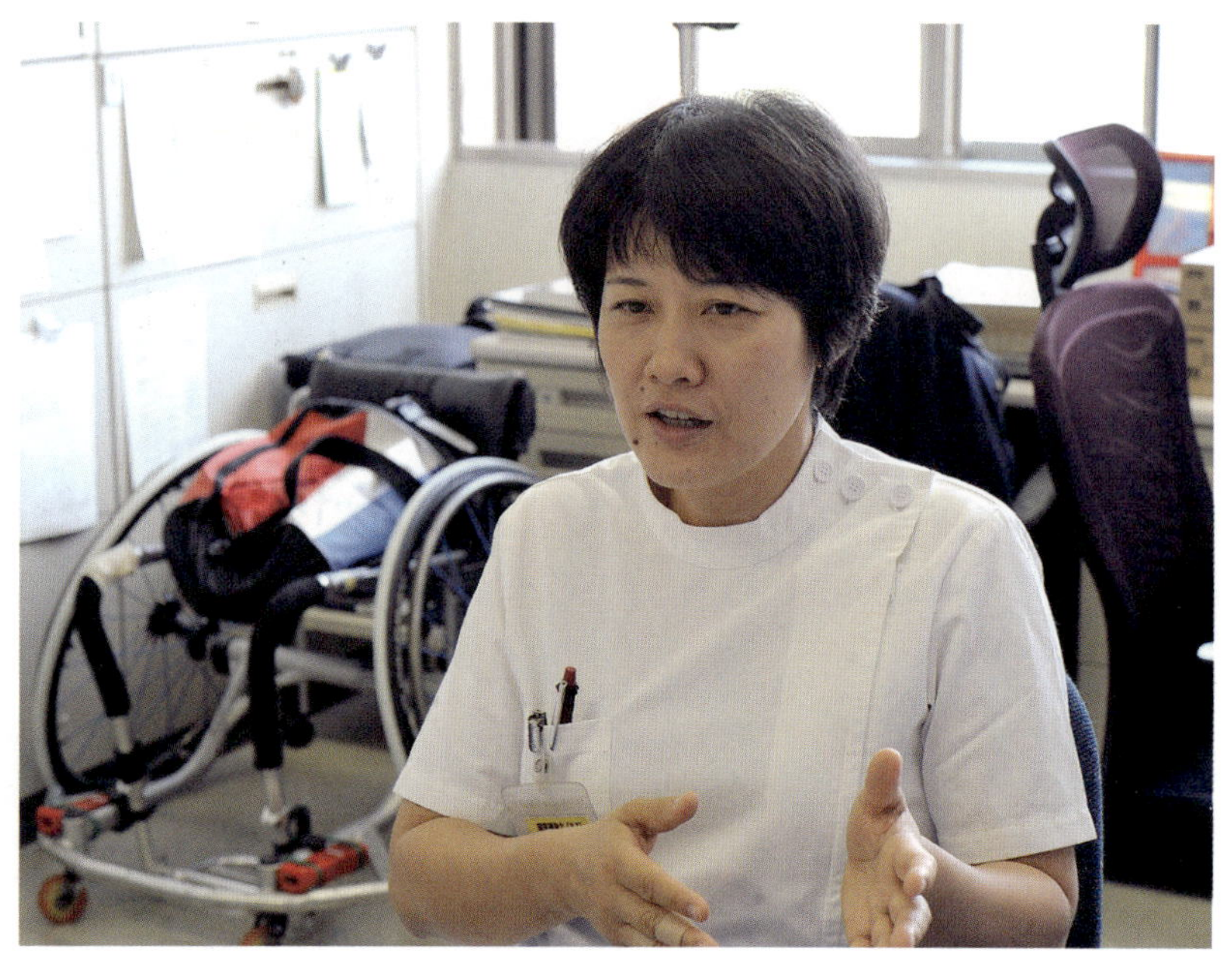

橘 香織

たちばな・かおり

茨城県立医療大学保健医療学部理学療法学科 准教授　理学療法士

1972年7月4日、兵庫県生まれ。筑波大学卒業後、茨城県立医療大学に進学。東北大学大学院を経て、現職。2008年に車いすバスケットボール女子日本代表のマネジャーとして北京パラリンピックに出場。2011年、U25女子世界選手権ヘッドコーチを務めた。同年、監督として率いる〈SCRATCH〉が全日本女子選手権で優勝。2013年、女子日本代表のヘッドコーチに就任。現在、日本車椅子バスケットボール連盟の強化指導部（女子担当）ならびに女子連絡委員会強化部所属。日本障がい者スポーツ協会公認障がい者スポーツコーチ、中級障がい者スポーツ指導員。

理学療法士、茨城県立医療大学准教授、日本車椅子バスケットボール連盟強化指導部員、車いすバスケ女子日本代表ヘッドコーチ、ＮＰＯ法人Ｊキャンプ理事、茨城シッティングスポーツ研究会代表――。

橘香織(たちばなかおり)は、さまざまな顔をもつ。しかし、その一つひとつは、密接にからみあい、いずれのピースが欠けても、現在の橘の精力的な活動は成り立たない。

橘が、最終的に職業として目指したのは理学療法士だった。理学療法士は、ケガや病気などで障害を負った人に対して、医師の指示のもと、運動療法や物理療法を施す医学的リハビリテーションの専門職である。

もともと、活発で中学、高校時代には部活動としてバスケットボール部に所属していた。ケガでたびたび整形外科を訪れると、理学療法士が治療にあたってくれた。ケガを治療し、心を癒してくれる職業がある、ということを当時の体験から認識していたという。

筑波大学に進学し、人間学類の心身障害学主専攻（当時）で学んでいた橘は、当初、スポーツ医科学に関わる職業に就きたいと希望していたという。しかし、教育実習で千葉にある養護学校（現・特別支援学校）に三週間通ったことで、理学療法士を目指す決意が固まった。

「学校ではあるんですが、非常に重い障害の子どもが集まっているということもあってか、授業と同時にリハビリに近いことをするんです。立って歩く練習だとか、カラダを動かすとか。結構、先生が厳しくて、ギャンギャン泣き叫びながら運動している子もいた。もうちょっと、楽しくできないのかな、なんて学生なりに感じたりはしていました」

実習も終盤、橘は小学三年生の児童を担当した。カラダが小さく、先天的に心臓などにも疾患があった。発達が遅れていて車いすに乗り、立って歩く、ということはできなかったという。ある日、下校時刻になり、母親が迎えに来たのを見て、「お母さんがお迎えに来たよ」と、声をかけると、その子はふわっと床から立ち上がり、そのまま二、三歩、母親のほうに向かって歩いた。

「お母さんはもちろんなんですが、その場にいた、すべての職員が、『えっ⁉』て固まって。それで、歩いた、歩いたねって、みんな、うわーっと涙を流して喜んだんですよ」

わずか三週間の教育実習ではあったが、橘も思わず涙を浮かべた。

「人が立って歩く、ということが、こんなにも人を喜ばせるものなのか、ということを身をもって体験して。その出来事が自分の中ではとても大きなものとして残った。それで、理学療法士になる、と決めたんです。理学療法士のいちばん核となる部分の仕事だと、確信しています。患者さんが、自分が行きたいところに行く、移動するための手段を獲得することにフォーカスを置いている」

誰にでも、どんな手段であっても、最初の一歩というのは確かに存在する。

「その瞬間に、立ち会うことができた。私はとてもラッキーでした」

決断

橘香織は、一九七二年、兵庫県神戸市に生まれた。小学生の頃から夏は水泳、冬はサッカー、それ以外の季節は陸上と、シーズンごとに異なるスポーツをこなす活発な少女時代を過ごした。比較的背が高いほうだったという中学時代には、所属していたバスケットボールチームでセンターを任された。高校のバスケ部では、フォワードやガードで活躍した。

「いちばん楽しかったのは、ガードです。高校に入ると、私より背が高い選手はごろごろいる。特別運動神経がよかったわけではなく、身体能力も低い。スプリントは遅いし、垂直跳びもたいして跳べない。そういう、できないことばかりの選手が、どうやってレギュラーの座をつかむか、ということを自分なりに一生懸命考えるわけです。おそらく、それが、今の車いすバスケットボールのコーチングに結びついている」

筑波大学に進学してからは、アイスホッケー、ソフトボール、ラケットボールと、さまざまなスポーツを経験。

「スカッシュに似たラケットボールでは、インストラクターのバイトをしながらインカレに出場して、ベスト8くらいまで成績を残せました。ちょうどその頃、スキーの事故で左ひざの靱帯を断裂したんです。四本ある靱帯のうち三本が完全断裂でした。治療しても、その後、立ってするスポーツを続けることが難しくなった。それが、のちのち、車いすバスケに着目するきっかけになりました」

筑波大学在学中に、理学療法士を目指すことを決めた橘は、次の進路として茨城県立医療大学を選んだ。目的が明確だったことが進路決定の理由だが、第一期生として新しい医療系大学で専門的に学べることも、この大学への進学の決め手となった。理学療法士を養成する教育機関としては専門学校がほとんどだった時代、新たに四年制の大学で学問としてのリハビリテーションを学ぶのである。

「リハビリと一言で言っても、ケガのリハビリだけでなく、脳卒中などによる神経系の障害、あるいは内部障害、もっと専門的な心臓リハ、呼吸リハというものもあるのだ、ということがわかってきた。リハビリは、とても奥が深い。ますます興味を覚えました」

治療にあたっての技術を身につけるだけではなく、従来いわゆる経験だけで積み上げられてきたリハビリテーションについて、理学療法学という一つの学問としてとらえる。そういうリーダーシップをもつ先駆者を育成する、という大学の教員たちの熱意に、橘は動かされていった。

「在学中から、いずれは研究職として理学療法学を極めたい、という目標が新たにできました。といっても、臨床経験がなくては研究職に就くこともできません。それで、大学卒業後は、いったん、横浜市衛生局に就職しました」

横浜市衛生局では、横浜市内の総合病院など関連施設でのリハビリテーション科に勤務する。

「在学中に、さまざまなリハビリがある、ということを勉強していたので、一つの病院や医療機関にしばられず、幅広くいろいろな現場が見られるのが魅力でした」

自分の進むべき道を冷静に見極めて、着々と歩んでいるように見えるが、横浜市での就職を決めるにあたっては、まったく別の視点から、横浜市に住んでみたい、という強い衝動に突き動かされたという。

「就職するにあたっては、もう一つ、違う地域の権威ある有名な病院、という選択肢もあったんです。迷っていたときに、下見をしたいと横浜市を訪れました。バスに乗ったら、なかなか発車しない。私はせっかちな関西人なものだから、ちょっとイライラしながら待っていたら、おばあさんが乗り込んできたんです。そのおばあさんが危なくないように座席につくのを待って、運転手さんが『はい、じゃあ、行きますね』って、バスを発車させた。もう、横っ面を殴られた気分。こんな素晴らしい運転手さんがいる横浜という町に住みたいと思って、横浜での就職をその場で決めました」

そうして、理学療法士としての社会人生活をスタートさせたのだった。

熱中と感謝

横浜市の新人職員として就職後、すぐに二週間の研修期間がある。そこで、車いすに乗る研修者と出会った。

「横浜ドリーマーという車いすバスケットボールチームのメンバーでした。私も以前はバスケをしていた、というと、今度、試合があるから見に来ないか、と誘われて。そのときには、単に応援に行く、という感覚で、試合観戦に行きました」

そこで目にした車いすバスケに、魅了された。

「車いすに乗れば、靭帯を損傷した私でもバスケができるな、と単純に思ったわけです」

〝自分がプレーする〟スポーツとして、車いすバスケに目をつけたのである。

障害者スポーツ文化センター〈横浜ラポール〉で「車いすバスケがしたい」と門を叩くが、最初は「障害者ではないから、できない」と、にべもなく断られてしまう。

「それでも、諦め切れませんでした。すみっこでいいので、空いている車いすをお借りして、ちょっとだけやらせてくださいってお願いして、本当にすみっこで個人練習をしてました。そうしたら、少しずつ、まあ、しょうがないか、と受け入れてくれるようになって」

週に一度、初心者や女子の選手にまじって、一緒に練習をするようになっていった。

三年間の横浜市での勤務を経て、橘は、さらなる目標のため、宮城県にある東北大学大学院に進学した。勉強に励むかたわら、横浜でプレーしていた車いすバスケが恋しくなった橘は、仙台市内で活動している

〈宮城マックス〉という車いすバスケのチームに出向いた。

「横浜でプレーしていたときから、宮城マックスの岩佐義明監督はすごくおっかなそう、という印象をもっていました。試合などを見ることがあって、そこでいつも吠えてましたから(笑)。そんなおっかない監督のいるチームに行く、というのはちょっとためらいがありましたが、結局、車いすバスケがしたい欲求に勝てなくて」

意を決して、宮城マックスの練習体育館に行き、「見ても、いいですか。自分でバスケ車用意するので、少し練習に入れていただけませんか」と尋ねると、「いいんじゃない。やってみたら」と、ぼそっと返事が返ってきた。とにかく、拒否はされなかった、ということに安堵した。横浜ラポールに連絡し、いらなくなったバスケ車(競技用車いす)を貰い受けて、練習に参加するようになった。

「岩佐さんも、チームのメンバーも、典型的な東北人というか、人見知りが強くて、一年間くらいはほとんど口もきいてもらえませんでしたね。健常者だけど車いすバスケがしたいって、誰だ、このイタイ女は、みたいな感じだったんだと思います(笑)。それでも、ずっと毎週のように通っていたら、少しずつ話をするようになって、一年後に岩佐さんに『仕事は何をしてるんだ』と聞かれたから、理学療法士ですよ、って答えたら、『じゃあ、うちのチームのトレーナーとしてメンバーにならないか』と言われた。それでやっと一員にしてもらえました」

実際には、宮城マックスには、橘がメンバーとして関わるようになるずっと以前から、健常者で一緒に車いすバスケのプレーもするアシスタントコーチがいた。石川大介という。父親が車いすバスケのコーチをしていたため、幼い頃から自分も車いすに乗ってプレーをしていた。それこそ、筋金入りの車いすバスケプレーヤーである。

「大介さんは健常者だから、障害者の大会である車いすバスケの試合には出られない。でも、いつも練習で大介さんが高いレベルで相手になってくれていたから、マックスが急成長できてきた、ということを、マックスのメンバー全員が実感しているんですね。だから、試合に出られない大介さんの分まで頑張る、という空気がいつもあった。大介さんを見て、こういうふうに車いすバスケに関わる人間になりたい、と思うようになりました。理想のロールモデルだったんです」

一方で、橘は、車いすバスケのスキルを磨きたいという思いから、二〇〇二年にＪキャンプに参加した。Ｊキャンプというのは、簡単に言えば、車いすバスケットボール専門の合宿である。参加するのは障害者ばかりではない。健常者でも、車いすバスケットボールをプレーしたい、スキルを磨きたい、と思う人は誰でも参加できるのだ。

アメリカ・イリノイ大学で教鞭をとり、車いすバスケの国際的な普及、強化を図るマイク・フログリー氏を講師として招聘し、イリノイ大学で行われている車いすバスケットボールキャンプを土台に、練習・講義内容が構成されている。通常は、コートでプレーする選手の持ち点の合計が14点以下でなければならない、という持ち点ルールが存在するが、Ｊキャンプでは、特別に持ち点を決めるルールはない。初心者、身長の高さ、年齢、経験、日本代表レベルといった、さまざまな観点からキャンプ参加者の特性を見極めてゲームや練習を行う。併せて、障害がある中でバスケをするということがどういうことかを健常者の参加者にも知ってもらうような働きかけをする。このＪキャンプ最大の特徴は、とにかく楽しみながら短期間のうちにスキルアップが達成されることだ。

この第二回キャンプに、橘は健常者プレーヤーの一人として、参加したのだった。

「わずか四日間で、参加した人が、みんなすごく上達する。何より、表情が変わる。それを目の当たりにしたときに、私ごときが一つの参加枠を占領するより、一人でも多くの障害者、未来のある子どもたちに来てほしい、という思いから、参加者ではなくスタッフとして関わることにしました。何度でも自分がキャンパーとして参加したかった、というのが本音です。そのくらい、楽しかったし、充実していました」

Jキャンプでの経験が、橘の「車いすバスケ愛」に拍車をかけた。車いすバスケというスポーツの特性、プレーヤーとしての動き方、車いす操作、それまでは見よう見まねだったプレーの一つひとつを、改めて体系的に見直すことができたのだという。

その後、宮城マックスのトレーナー兼広報担当として、そして練習ではプレーヤーとしてチームを支える存在となる。

「この頃から、バスケは楽しいと思わせてくれた車いすバスケに対して改めて恩返しをしたい、と強く思うようになりました」

運命の出会い

二〇〇七年、夏。宮城マックスの岩佐監督は、車いすバスケの女子日本代表監督に、橘は岩佐に請われて日本代表チームのマネジャーになっていた。北京パラリンピック前年のこの年、女子日本代表チームは、岩佐監督の故郷である宮城県・山元町で合宿を行った。その際、合宿地として借りていた体育館で、地元の子どもや地域の人を招き、車いすバスケ体験会を開催した。台風で風雨が激しい日のことだった。

小学生にまじって、一人の小柄な中学生の女の子が車いすで参加した。

萩野真世である。

萩野は、現在、車いすバスケの女子日本代表チームで強化指定選手として活躍する。その、経歴の第一歩は、台風の日に行われた山元町での体験会だったのだ。

「お母さんに連れられてきたようでした。すみっこにちょこんと車いすに座ってる女の子がいる。小さいんだけど、すごくウデが長い。あ、これはバスケに向いてる！って、最初に思いました」

ちなみに、萩野の身長は一五〇センチ。リーチ（両腕を広げた長さ）は一七〇センチに達する。通常、リーチはその人の身長とほぼ同じ、といわれている。どのくらい、萩野のリーチが長いかがわかる。

一通り体験会で汗を流す。賑やかな小学生が体育館をあとにすると、橘は萩野に声をかけた。

「名前は？ よかったら、もう少しシュートの練習とか、していく？」

萩野は、小さい声で

「あ、はい……」

と返事をすると、橘が持ってきていたバスケ車に乗り換えた。

「それで、シュートをさせてみたら、入るんですよ！」

車いすバスケで使用するコートの広さ、ゴールの高さは、一般のバスケットボールと同じである。ゴールは三〇五センチメートルの高さにある。一般のバスケットボールでは、プレーヤーは股関節、ヒザ、足首の屈伸を利用して、よりゴールに近い位置でシュートすることができる。車いすバスケの場合、競技用車いすに座ったままだ。バスケ車に乗った状態でゴールのネットを見上げると、それこそ、立ったときの倍以上の高さに感じられる。その体勢のまま、上半身、ウデだけでシュートしなくてはならない。大人でも、初心者はシュートはまず入らない。中学生ぐらいの筋力では、ネットを揺らすことも難しい。

「リーチが長いから、シュートがゴールに届く。ああ、これは絶対に車いすバスケをやったほうがいいって、すごく奨めました」

楽しさの記憶

萩野真世は、一九九三年に宮城県仙台市に生まれた。生後一年も経たないうちに、脊髄腫瘍を患い、何度も手術を繰り返したという。それでも、幼い頃には両足に装具をつけ、クラッチ（杖）をついて歩行していた。

「あんまり、何かができない、という意識はなくて、友だちが走っていったら、自分はクラッチをつきながらジャンプしてみんなのあとを追いかけてました。いろいろ工夫したりして、一緒に遊んでいたから、苦になるということはなかったかな、と思います」

小学六年になると、成長に伴う脊椎側彎症の悪化により、背骨の両脇に細長い金属を添わせる手術をしなくてはならなくなった。

「金属の棒が、カラダの中で折れてしまって、二度、手術をしました。それで、ほとんど一年間は入院生活でした」

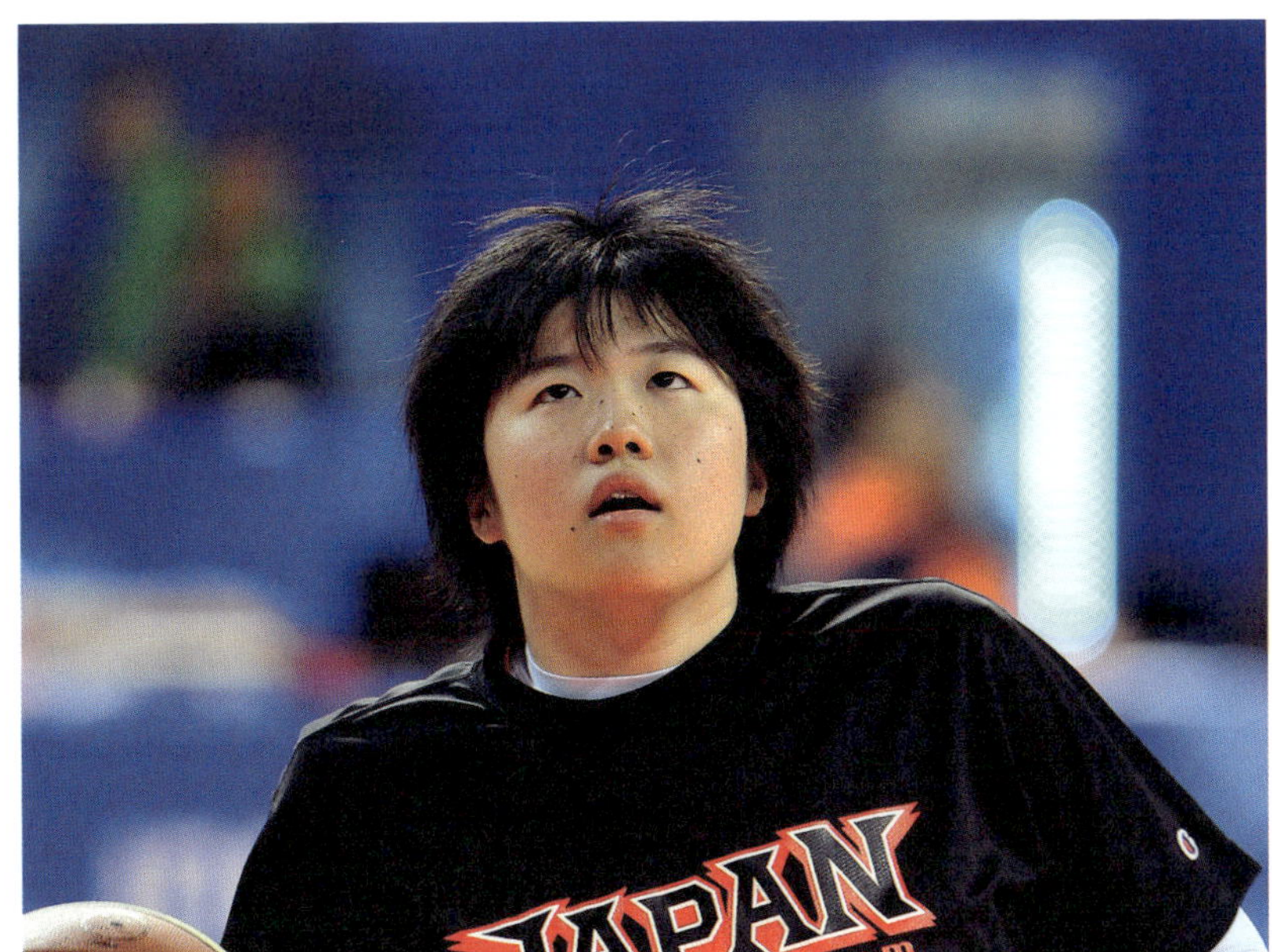

萩野真世

はぎの・まよ

車いすバスケットボール選手（持ち点1.5）　SCRATCH、宮城マックス所属

1993年3月9日、宮城県生まれ。東北福祉大学卒業後、TOTO東北販売（株）に勤務。2010年、日本代表デビュー。2014年、アジアパラ競技大会（韓国・仁川）で銀メダルを獲得。2015年、国際親善女子車椅子バスケットボール大阪大会で優勝し、MVPにも選出される。同年のU25女子世界選手権大会（北京）では6位となるも、優勝国イギリスの選手らとともにベスト5に選ばれる。

病院内にある養護学校で六年生の授業を受けていたことから、勉強で遅れをとることはなかった。六年生を終える前に退院できたため、地元の学校の卒業式には同級生と一緒に出席できたという。この一年間の入院生活で、下半身の筋肉がすっかり落ちてしまい、退院時には装具をつけての歩行が困難になってしまったため、中学入学と同時に車いす生活にシフトした。

現在、萩野は、おなかから下の下半身の感覚は「まだら状態」だという。

「感覚があるところと、ないところがあって、右足は少しだけ力を入れることができます。車いすでほんのちょっとだけ踏ん張れる、という感じ。小学六年になるまでは歩いていたから、その頃の筋肉がわずかに残ってるのかな」

萩野は、女子チームとしては橘が監督を務める〈SCRATCH〉に所属するが、普段の練習は宮城マックスで男子選手にまじって行っている。

「バスケの練習は、週三日のマックス練習と月二回ほどのSCRATCH練習のほかに、マックスのメンバーと一緒に、ウェイトトレーニングもしています。トレーニングジムに行って、車いすバスケを理解してくれるトレーナーさんが上半身のメニューを組んでくれるので、それをみんなで一緒にします」

脊椎側彎症の後遺症で右肩が下がっているため、まっすぐ座れるようにクッションを当てるなどの工夫は必要だが、座って行うウェイトトレーニングは、問題なく行えるのだという。

幼い頃は、自分でスポーツをするというよりも、二歳違いの兄の野球を見に行くのが好きだった。

「母がスポーツが大好きなタイプだったから、いつも勢いに押されて、どこへでもついて行ってましたね」

山元町での体験会に連れて行ってくれたのも、母親だった。病気になったときから世話になっているリハビリテーション病院の医師に、「こんな体験会がありますよ」と教えてもらい、母親が運転するクルマで仙台市から山元町に出向いたのだった。中学二年の夏である。

「その先生は担当医ではなかったんですが、何しろ小さいときから通っているので、仲がいい先生が何人もいて。その中の一人で、その先生が山元町の出身だったんです」

五年生までは歩行していただけに、車いすバスケットボールというスポーツの存在すら、知らなかったという。

「でも、ちょうどその頃、宮城マックスが日本一になったりして、地元の新聞などでもたびたび記事を見かけるようになってたんですね」

日本代表合宿の一環だったため、レベルの高い女子選手たちが練習しているところを間近で見学することができた。

「すっごい大きな声で、みんなワー、ワー言いながら練習してる。体育館のすみで見てたのですが、圧倒されました」

そうして、体験会で橘に出会う。

「関西弁ですごい早口で話しかけてくる人がいて、それが橘さんでした。選手たちも日本全国から集まっているわけです。もう、生まれたときからずっと仙台にいて、そういう世界に触れたことがないから、カルチャーショックというか（笑）」

関西弁でまくしたてる橘に促されて、バスケ車に乗り、走らせてみる。シュートを打ってみる。

「あ、楽しい、と思いました。普通の車いすとは違って、クルクル回ったり、ちょっと車輪を漕いだだけでスーッと走ったり。すごく新鮮な感覚でした」

仙台市在住ということで、宮城マックスの岩佐監督や、当時から宮城マックスで練習していた女子選手の井上郁美（現・藤井）らが萩野のところへやってきて、「火曜日と木曜日と土曜日は毎週練習しているから、いつでもおいでよ」と、誘ってくれた。

「それで、行ってみることにしたんです。本当はすごく人見知りなので、知らない人ばかりがいる体育館に行くのなんて、考えられないことなんですが」

後日、宮城マックスが練習する体育館に出かけた萩野は、たくさんの屈強な男子選手がハードな練習をする様子を一目見て、入り口で固まった。

「……お母さん、やっぱり、帰ろう」

そう言うと、くるりと背を向けてクルマに向かって一目散に走り出した。

「それなのに、もう一度、行く気になったのは、体験会で橘さんに乗せてもらったバスケ車の感覚、カラダを動かすことが楽しかった、ということを思い出したからなんです。もう一度、乗ってみたいって」

二度目に体育館に向かった萩野は勇気を出して、一歩を踏み出した。

「よく来たね！　このバスケ車、貸してあげるよ」

仲間に入れてもらい、バスケ車に乗り換えて、再び、ボールに触った。

「ああ、やっぱりやってみたいって思って、それからはずっと通い続けました」

経験と成長

東北大学大学院で博士課程を修了したのち、二〇〇七年に母校である茨城県立医療大学に研究者、教員として戻った橘は、徐々に車いすバスケットボールの研究に専心していく。

「車いすバスケットボールでは、まだまだ科学的なアプローチがありません。今は、加速度センサーをプレーヤーに装着させて、選手が試合中にどのような動きをしているのかといったことを科学的に検証する、という研究をしています。車いすバスケとはそもそもどんな競技なのか、それに対してどのようなトレーニングをするのが効果的か、チームの戦略や選手強化をどうすべきか、といった研究ですね。また、理学療法学的なアプローチとして、障害に応じて分けられている選手の持ち点、クラス分けについての妥当性や、オーバーワークなどによって肩や肘を痛めるといったスポーツ障害についても研究します」

ケガをして、自分がプレーするスポーツとして選んだ車いすバスケットボールは、橘が一生をかけて研究すべきテーマへと変遷していったわけである。

二〇〇八年には、橘は女子日本代表チームのマネジャーとして、北京パラリンピックに帯同。トレーナーではなく、マネジャーとしてチーム運営や調整などあらゆることに関わった経験も、橘を成長させた。

「やってみてわかったのですが、マネジャーというのは一人だけ視点が違ったところにいなくてはいけないんです。チームが大きな川を流れる船だとすると、一人、岸辺に立ってその行方を見守るというような。練習の内容は監督の岩佐さんが決めるんですが、監督の意向に沿って遠征中にどの国と練習試合を組むとか、選手たちのピークをどう上げていくかというスケジュール管理・調整は私の役割。実際、北京パラリンピックで現地に入ってから、大会前にイギリスと練習試合をしたんです。そうしたら、結果的に決勝トーナメント初戦の準々決勝でイギリスと対戦した。直前に練習試合をしていたから、選手たちはみんな冷静にイギリスに対応できて、勝って準決勝進出を果たせた。あの練習試合は、すごく大事なタイミングでできた試合だったという手応えを得られました」

そのほかにも、試合のデータを分析できるソフトを導入して、対戦チームに合わせたシューティングエリアの特定など、戦術の決定に重要な情報を抽出する。

宮城マックスのトレーナー、広報、日本代表チームのマネジャー、そして日々の研究活動。さまざまな役割を糧にしながら、車いすバスケを支え、牽引していくパワーを身につけていった。

新チーム結成

北京パラリンピックで日本女子チームは4位という結果を残した。シドニーパラリンピック以降、日本の車いすバスケはメダルに届かなくなった、という事実、悔しさが、橘を次のステージへと突き動かした。

「改めて、車いすバスケに恩返ししたい、ということを考えたときに、次ははっきりとコーチとしてチームを育てよう、という目標が見えてきました」

明けて、二〇〇九年。橘は、東北エリアに点在している女子選手を集めて、〈ＳＣＲＡＴＣＨ〉を立ち上げた。そのとき、なんとしてもチームに呼びたいと思って声をかけたのが、萩野だった。

「東北には女子のチームがなかった。それぞれ男子の強豪チームに入ってレベルの高い練習をしてはいる。

けれども、チームとして目標をもって大会に出場する、という経験はとても貴重です。それを、真世にも味わわせたかった。それに、ローポインター（萩野の持ち点は1・5）でポテンシャルの高い真世の存在は、とても大きいと思っていました」

高校一年になっていた萩野は、橘から「女子チームをつくるんだけど、ぜひ、入ってほしい」というラブコールを喜んで受け止めた。

「宮城マックスで練習をしていて、それはそれでとても充実していましたが、女子チームを新しくつくる、ということにすごく魅力を感じて。橘さんって、とても奨め上手なんですよ。真世が入ってくれたら、すごくいいチームができるって、何度も言ってくれたんです。ああ、やってみたいと思わせてくれました」

実際には、萩野が宮城マックスで熱心に練習をするようになった頃には、橘は茨城県立医療大学に戻っているため、直接一緒に練習する機会はあまりなかった。それでも、橘のチーム立ち上げの話を受け入れられたのは、車いすバスケというスポーツに、最初に出会うきっかけをつくってくれたのが橘だったから、という。

「マックスの練習に行くようになった頃、橘さんに体育館でばったり会ったときに『車いすバスケ、やってる？』って、言われて、あれ、この関西弁の人は……、ああ！　バスケ車に初めて乗せてくれた人だ！って思い出しました（笑）。チーム立ち上げの話があったときに、最初にバスケ車に乗せてくれた人と一緒にバスケをしたいって、素直に思ったんです」

バラバラに点在していた選手をかき集めた（scratch）から〈スクラッチ〉というチーム名にしよう。まさに、産声を上げたばかりのチームで、橘も萩野も、新しい夢に向かって走り出した。

車いすバスケの女子日本代表は、二〇一二年のロンドンパラリンピックには、出場がかなわなかった。前年に行われたアジア・オセアニアゾーン選手権で敗退し、出場権を逃したのだった。一九八四年のニューヨーク・アイレスベリーパラリンピックで銅メダルを獲得して以来、出場し続けてきた歴史が途絶えた。失意の中、女子日本代表の新たな監督として、橘に白羽の矢が立った。望むところだった。

「いずれは、日本代表の監督としても恩返ししたいという気持ちがありましたから、意を決して引き受けることにしました」

そして、その橘ジャパンにも、萩野は戦力として加わった。

「ローポインターですが、真世はいいシューターになれる。いや得点源になってほしい。最近ではスリーポイントシュートも決める。長身で障害が軽いハイポインターだけがシュートを打っていても、勝てないんですよ。コートにいる五人全員が、高いシュート決定率をもっていないと。それに、真世にはスピードという武器もある。プラス、アウトサイドのシュートがある。すごく重要なプレーヤーです」

萩野もまた、ワクワクしているという。

「橘さんに声をかけてもらったときには、こんな場所に私がいて大丈夫なのかな、という気持ちだったのですが、でも、ここで新しいことをまた学べる、学んでいければいいな、という思いで、すごく楽しみになりました」

やるからには、本気。橘の熱意はそのまま萩野にも受け継がれている。

「やはり結果を求められる日本代表では、橘さんも目の色が全然違います。遠征はもちろんですが、合宿のたびに、日本代表になるということがどういうことか、どんな覚悟をもって臨まなくてはいけないのか、

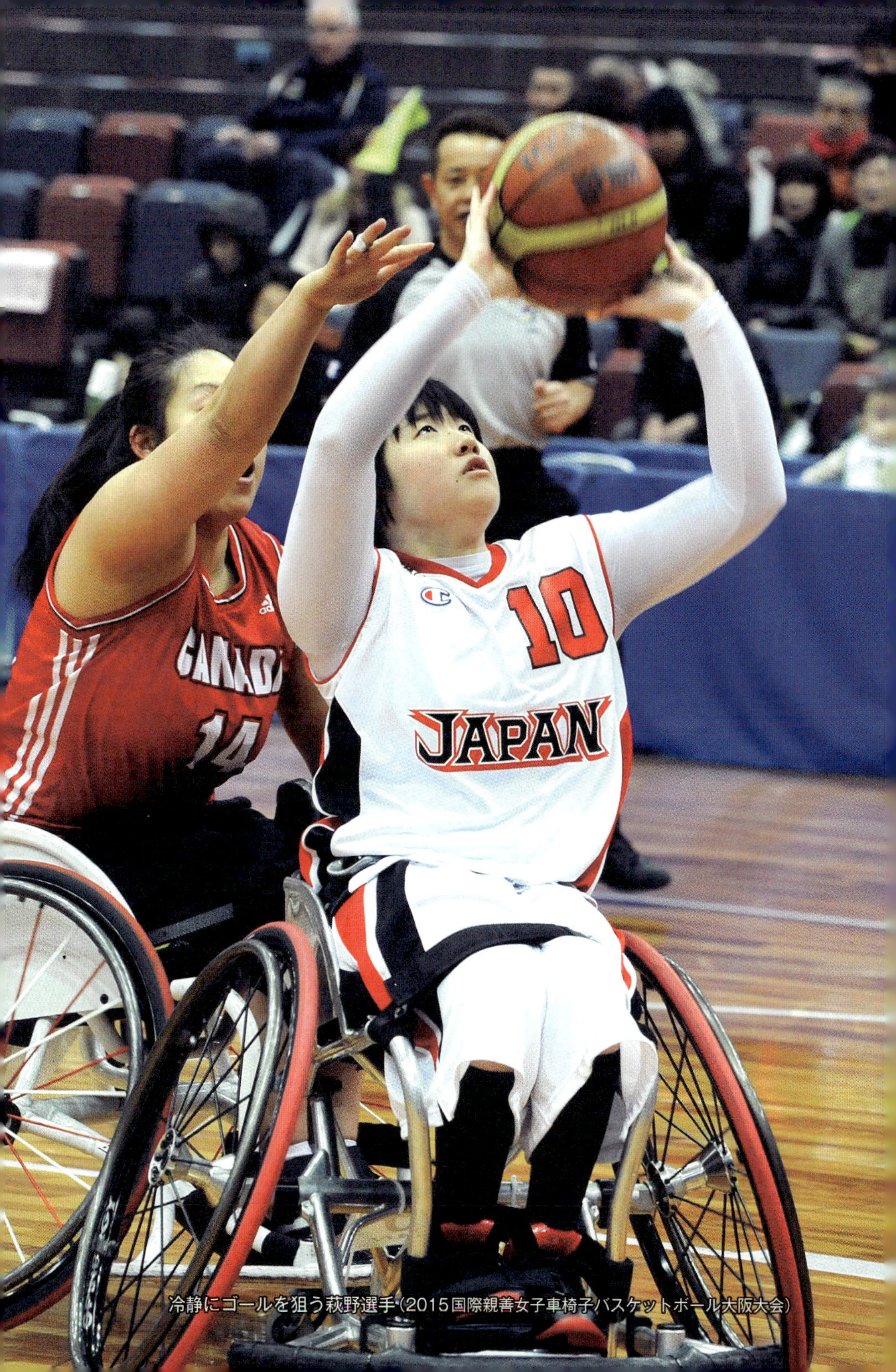

冷静にゴールを狙う萩野選手（2015国際親善女子車椅子バスケットボール大阪大会）

という心のありよう、日本代表としての戦い方も教えてもらいました。気持ちの土台をつくってくれている、と思っています」

車いすバスケで世界をあっと言わせよう。橘も萩野もともに、高い目標に向かって進み始めた。

橘に、萩野との思い出深いエピソードを、と水を向けると、少し考えてから、「直接バスケとは関係ないのですが、高校のときに」と、語り始めた。

「普通校に通っていた萩野が、修学旅行に行かないって聞いたんです。学校からダメと言われたわけではないかもしれませんが、おそらく家族で話し合って、車いすだから諦めたのでしょう。泊まりでどこかに出かけるなんてことが、なかっただろうと思うんですね」

それを聞いた橘が、SCRATCHの納会で行った一泊旅行の翌日、メンバーとともに、萩野の修学旅行と称して福島まで出かけた。

「いわきの水族館を見たり、近くの湖に行ったり。いわゆる観光旅行ですよ。そうしたら、真世、すっごく喜んで」

一人の高校生として、クラスメートと一緒に修学旅行を楽しむ、というあたりまえのことが、実現していない。そういう経験がない。

「バスケの選手である前に、一人の人間として、普通に人生を楽しんでほしい、育ってほしいって思ったんです」

障害者の選択肢、可能性を追求する、という動きがある一方で、実社会ではまだまだ、障害のある高校生が修学旅行を辞退する、という現実が厳然とある。

「バスケをきっかけにして、真世の人生に何か役に立てたらいいなと、このとき、痛感したことが忘れられません」

思い出すと、今でもうるっとくるんです、と、橘はそっとハンカチを目に当てた。

人を生かす視点

理学療法士や作業療法士を育成する茨城県立医療大学の学生・卒業生らとともに、橘は、障害者や健常者がともに楽しんでスポーツに取り組める〈茨城シッティングスポーツ研究会〉を運営する。

「大学で体育館が空いているときに、一緒に車いすバスケなど座ってできる〝シッティングスポーツ〟を楽しむ学生がいたので、学生とか地域の人とかを巻き込んで、もっと気軽に車いすバスケを知ってもらおう、楽しんでもらおう、という思惑もありました。そういう活動を続けていけば、もしかすると、百人に一人でも将来、パラリンピックに出場するような選手が育っていくかもしれない。そういう、地域に根ざした〝場〟をつくりたいという思いがありました」

選手を発掘し育成する場。あるいは、まったくの初心者が車いすという道具を使ってカラダを動かす喜びを知るところからスタートする場。ヨーロッパなどに見られる地域に根ざしたスポーツクラブのような場をつくりたい。そして、そこから育ってきた選手の受け皿としてSCRATCHというチームを機能させる。

「自分の中では、そうした確固たる階層というか、クラブとしてのヒエラルキーをイメージしています。富士山には大きなすそ野がある。大きなすそ野がなければ、山は高くならない」

初心者の体験会などエントリーレベルとしての一時的な場だけではなく、そこから次のベーシック、アドバンスとレベルアップできる育成システムを構築する。最終的に日本代表を目指す選手は、相応の専門的なトレーニングも受けられる。一方で、子どもや年配者が健康維持のために車いすバスケに日常的に親しめる。かつて、Jキャンプで参加者として体験したことや、さまざまな役割でチーム運営に携わってきた経験を、長い時間かけて還元していきたいと、語る。

「車いすバスケの体験会などには、非常に重度の障害者の方もいらっしゃいます。ちょっと難しいかも、と思うくらいの。でも、実際にはそういう人もかっこよく車いすバスケがしたいと思ってやってくるわけです。じゃあ、とにかく一緒にやってみましょう、と。そうすると、その人なりに、ちゃんとうまくなるんです」

ボールを追いかける。誰かにパスを出す。パスを受け取る。

「何度か、練習を重ねるうちに、できないことができるようになっていく。パスが上手に受け取れるようになったり、車いすのスピードが速くなったり。私たちは研究もしていますから、逐一測定もしています。だから、変化を数値でも確認できるんですね。こういう変化というのは、初心者であれ、日本代表レベルであれ、実は同じなんです。それぞれの人が、昨日できなかったことが今日はできるようになる。その現象は、誰にでも起こる。私は、それがおそらく自分でも車いすバスケを継続している、最大の理由なのだ、と感じています」

車いすバスケにルールとして選手の持ち点があるように、その人に応じたプレーの仕方を考え、工夫を凝らす。

「自分は何が得意なのか、どんなことで役に立てるか。どうすれば自分を生かすことができるか。それを、障害をもつ人と一緒に考えていくわけです」

そもそも、車いすバスケは、バスケットボールというスポーツを、障害に応じてルールを適合させた(adapt) スポーツだ。

「だから、障害の状態や、練習レベルに応じて、やり方やルールを変えながらプレーすればいい。そうすることで、車いすバスケの楽しさを感じながら、ゲームとしても成り立つんです。小学生の子どもは、なかなかゴールできない。だったら、ネットを揺らしたらゴールしたことにしよう、とかね。日本代表合宿でも、よくやりますよ。一つの戦術を習得するために、練習したドリルを使ったプレーで得点したら一挙に3点、5点にするとか。ちょっと、発想を変えれば、応用はできるんです」

車いすバスケでは、攻撃時に、いったん相手ディフェンダーの壁となり、味方のボールを持った選手の花道をつくっておいて、そこからさらにスペースを見つけてパスを受けシュートに向かう、ピック・アンド・ロールという戦術が、とても有効に働く。

「一つのゴールに対して、シューターだけでなくみんなが関われる。みんなが生きる。そういうチームダイナミクスみたいなことがコートの中で生まれたときに、コーチをやっている醍醐味を味わえる。でも、それって、理学療法士の仕事も同じなんですよ。障害がある、ということを前提にしながらも、自分ができることを一つずつ増やしていく。理学療法士も、コーチも、次に患者さんが、あるいは選手が、初心者の人が、何を目指すことができるかを考えることが仕事なんです」

柔軟な発想の転換が、コーチングにも、リハビリテーションの現場にも生きるはず、と橘は考えているのだ。

人が生きる場所

橘のもとで理学療法を学び、シッティングスポーツの面白さを経験して巣立っていった学生の中には、リハビリテーションの現場で出会った障害者に対して、スポーツという視点で可能性や広がりを提案できる人が増えているという。

「嬉しいなと思うのは、卒業生が時々、『うちの病院に、こういう人がいて紹介したいんです』という連絡をくれること。そういう視点で仕事をしていることが頼もしい。彼ら自身が、一つの入り口になっている」

リハビリをして立つことができるようになった。あるいは、車いすを使って一人で外出できるようになった。しかし、その先にあるもの、その先に自分でつかめる目標や喜びを見いだせることこそが、本当の意味でのリハビリである、と橘は言う。

「ある人が、十メートルを二十秒かかって歩いていたけれども、リハビリによって十秒で歩けるようになったとします。でも、速く歩けるようになっても、その先に何もやることがなかったら、あるいは喜びがなければ、極端な話、二十秒のままでもいいわけです」

歩けるようになる、目的地に移動する手段を得る。それは、大前提である。

「医療従事者として、生物学的に生命を救うことは医学としては成功かもしれませんが、リハビリテーションとしては、その先の人生としての命を救えないと敗北なわけです」

いちばんショックなのは、と橘が、言葉をつなぐ。

「リハビリを一生懸命して歩けるようになった人が、自宅に戻って生きる意味を見いだせず命を絶ってしまう。実際に少なくないです」

一人の人間が立てるようになったとき、歩けるようになったあとに自分の存在意義を見いだせれば、人は前を向いて生きていける。

「自分がそこにいていいんだ、という居場所ですね。単に生活に復帰させるというだけではなくて、再建。そのための一つの目標や居場所としてスポーツが大きな役割を果たしてくれる。車いすバスケというチームの中で、あなたはここにいていい、ここにはあなたの生きる場所がある、というメッセージが伝われば、どんな人もまた練習に足を運んでくれます。そういう人と、チームも一緒に前進できる、成長していける。これは、理学療法士にも、コーチにも共通する大切な部分なのかな、と思います」

生きる意味。存在できる居場所。

萩野が橘から得たのは、まさにこのことである。

「車いすバスケというスポーツに出会わせてくれて、自分を外に引っ張り出してくれた。中学、高校時代、母みたいにアクティブに動くという面が、自分にはありませんでした。でも、車いすバスケの体験会から、外に出るきっかけをつくってくれて、バスケを続ける中で、自分では想像もできないくらい、たくさんの人と出会うことができました。宮城マックス以外でも、それこそ日本じゅうに。日本代表チームには、本当に前向きな人がたくさんいる。橘さんだけでなくて、障害があっても、真剣にスポーツとか、自分の好きなことに取り組んでいる人と出会ったことで、自分もそういう人間になれるかもしれない、なれたらいいな、というふうに思えるようになった。そのおおもとをつくってくれたのが、橘さんだったんです」

橘の真剣なまなざしが、情熱が、人を押し上げていく。

「橘さん、本当にバスケが大好きで、食事をしていてもすぐにバスケの話に変わっちゃうくらいなんですけど、そういうところも含めて、引き込まれてしまいます。橘さんと一緒に過ごしていると、いつも周りの人たちにとても影響を与えている、ということを感じます。自分も、いつかは橘さんみたいに誰かの背中を押してあげられるように、そういう人間になれたらいいなと思っています」

萩野は、橘と一緒にパラリンピックに行きたい、必ず実現したいと強く語る。橘にとっては、コーチ冥利に尽きる言葉だろう。

人を育て、人に寄り添うスペシャリストが描く、未来予想図とは。

「障害のある子どもたちが、将来に向かって前進できるシステムをつくりたい。スポーツを通じて、仕事にもつながっていけるような。そういう大きな意味での育成システムを構築して、私がいなくても機能する、持続可能な仕組みの土台を築きたいと思っています」

橘の視線の先には、明確なイメージが像を結んでいるのだ。

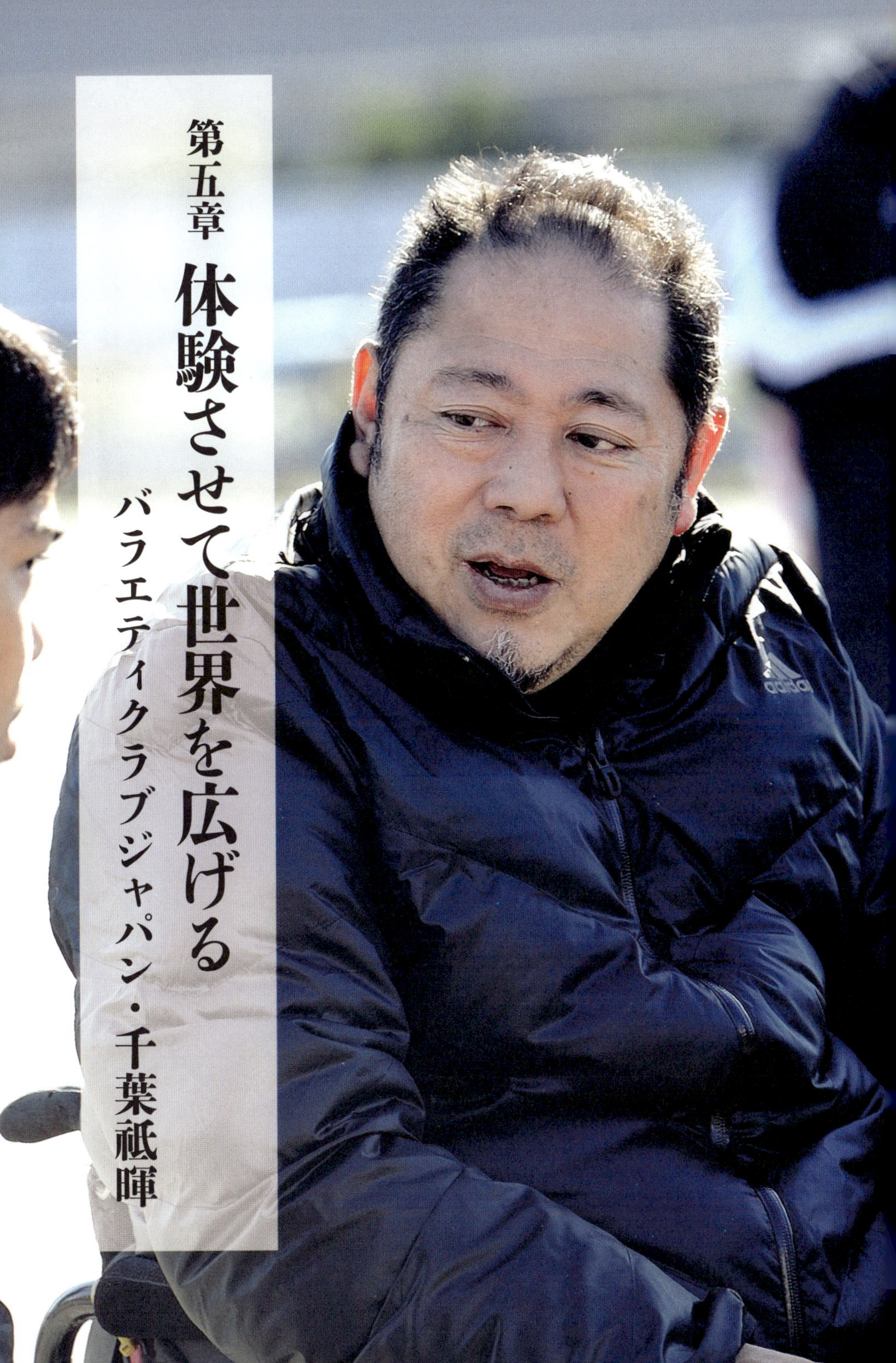

第五章　体験させて世界を広げる

バラエティクラブジャパン・千葉祗暉

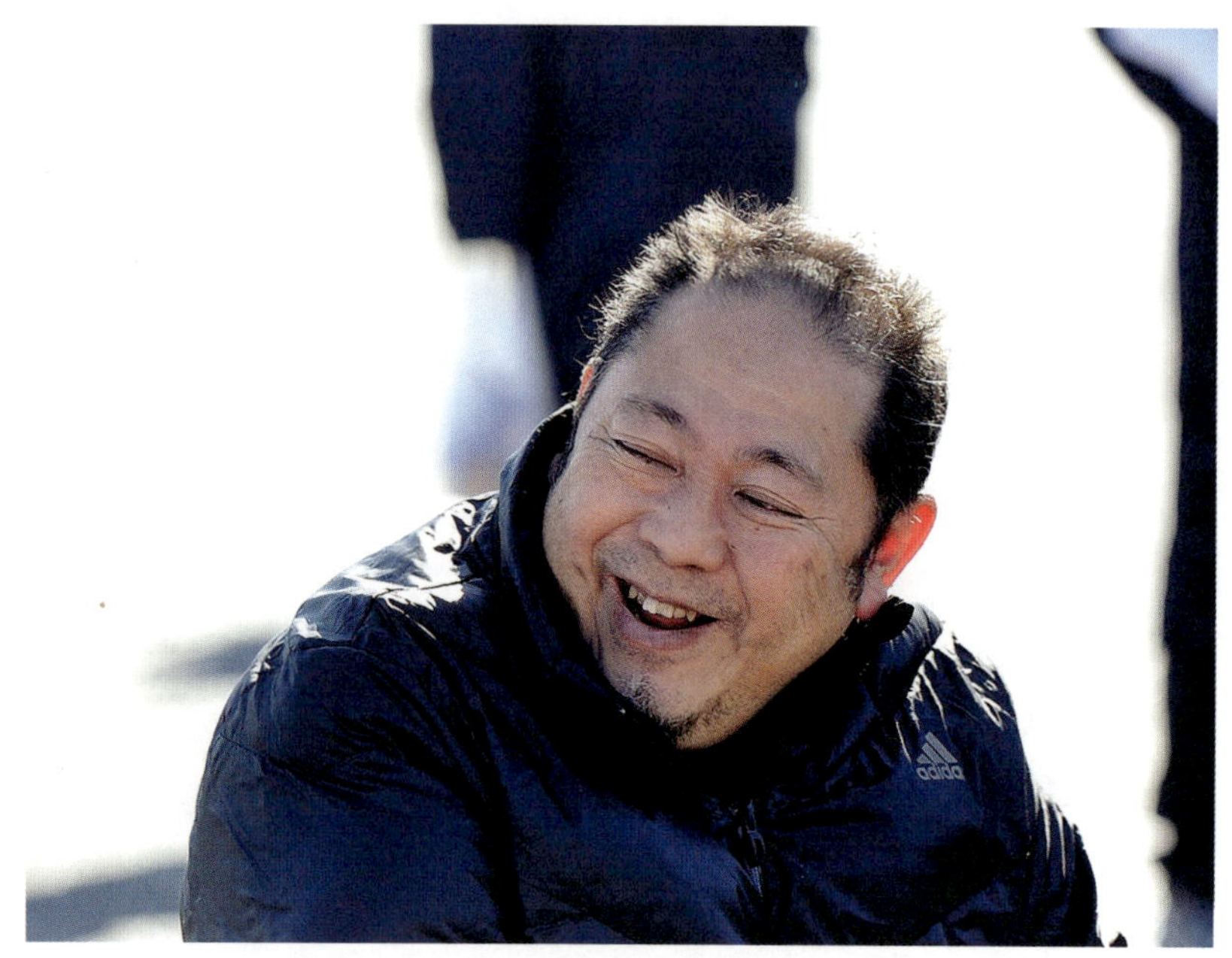

千葉祇暉

ちば・まさあき

特定非営利活動法人バラエティクラブジャパン　代表理事

1961年10月18日、埼玉県生まれ。1982年、海岸の浅瀬に飛び込み頸椎を圧迫骨折。1992年、バルセロナパラリンピックに100mで初出場。その後、アトランタ、シドニーと3大会連続でパラリンピックに出場。1998年の世界選手権（イギリス・バーミンガム）では、100mと1500mで銀メダルを獲得。1993年から2013年まで日本身体障害者陸上競技連盟（現・日本パラ陸上競技連盟）理事、2013年にはアジアユースパラ競技大会（マレーシア）で陸上競技の日本代表監督を務める。現在、NPO法人バラエティクラブジャパン代表理事として障害のある子どもたちの自立支援や、ヒューマンデザインクリエイツ株式会社代表取締役として障害者のためのインフラ整備などを手がける。一般財団法人日本チャレンジドアスリート協会代表、国立障害者リハビリテーションセンター研究所非常勤技術委員。

アルペンスキーの選手として、二〇一四年三月にソチパラリンピックに出場した村岡桃佳（むらおかももか）は、その一年後の二〇一五年に早稲田大学スポーツ科学部に進学。さらにスキー部に所属した。早稲田大学では、二〇〇六年度入試から「トップアスリート入学試験」を実施しているが、村岡は、二〇一五年度に合格した七人の学生の一人である。パラアスリートとしては、初めてということになる。

村岡は、四歳のときに横断性脊髄炎にかかり、幼稚園の頃から車いすを使用している。小学三年の春に初めてチェアスキー（下肢に障害がある者が行う、座るタイプのスキー）に出かけた。年に一度の割合で、家族や友人とスキーに出かけ、いわゆるゲレンデスキーを楽しんでいたが、中学二年のときに、長野県・菅平スキー場で練習していた障害者のアルペンスキー日本代表チームの誘いを受けて、ポールセッティングされたコースを滑った。それがきっかけで、競技スキーを始めたという。その後、見る見るうちに成長し、高校一年から海外のワールドカップやヨーロッパカップを転戦。そうして、高校二年の三月に初めてのパラリンピックに出場したのだった。

村岡にスポーツすることの楽しさ、競技を目指す厳しさを教えてくれたのは、〈バラエティクラブジャパン〉というＮＰＯ法人を主宰する千葉祇暉（ちばまさあき）だ。

バラエティクラブ（Variety—the Children's Charity）というのは、現在までに、世界十八カ国、およそ百の支部を擁してきた国際的なチャリティ団体で、バラエティクラブジャパンは八十三番目に登録された日本支部である。ゼロ歳から十八歳までの、障害児を含む、あらゆる境遇にいる恵まれない子どもたちの社会参加支援、環境整備などの社会貢献を行うことが主な活動内容だ。

千葉は、二十歳のときに事故により頸髄を損傷した。下半身だけでなく上肢にも麻痺がある重度の障害者である。障害を負ってから始めた陸上競技で、一九九二年のバルセロナ、一九九六年のアトランタ、二〇〇〇年のシドニーとパラリンピックに三大会連続出場している。二〇〇一年にバラエティクラブジャパンを立ち上げ、以降、多くの障害児にスポーツの機会を提供し、練習会を継続している。

村岡は、小学二年のときにバラエティクラブジャパンに出会い、千葉の指導のもと陸上競技や車いすバスケットボールに親しむ中で、競技者としての素養を身につけていった。

「バラエティクラブに行ってなかったら、スキー選手としてパラリンピックに出場するなんてことはあり得なかった。もっと言えば、スキーをやろうという意欲さえわかなかったかもしれない。私の人生を変えてくれたのは、千葉さんだった、と思っています」

突然の病

村岡桃佳は、一九九七年に埼玉県で生まれた。三月三日生まれだから、桃の節句にちなんで桃佳と名づけられた。自営業の父、母と、姉、兄、妹がいる賑やかな家庭ですくすくと育てられた。

それは、四歳の夏のこと。突然、足が動かなくなった。

「祖母が遊びに来ていて、兄と二人で自宅近くのスーパーマーケットに行ったんです。徒歩でわずか三分くらいの、本当に近いスーパーだったのですが、道すがら、足が重くなって、歩けない。それで兄におんぶをしてもらってスーパーまで行き、カートに乗せてもらってお買い物をして、家に戻るときには、もう足にまったく力が入らないような状態でした」

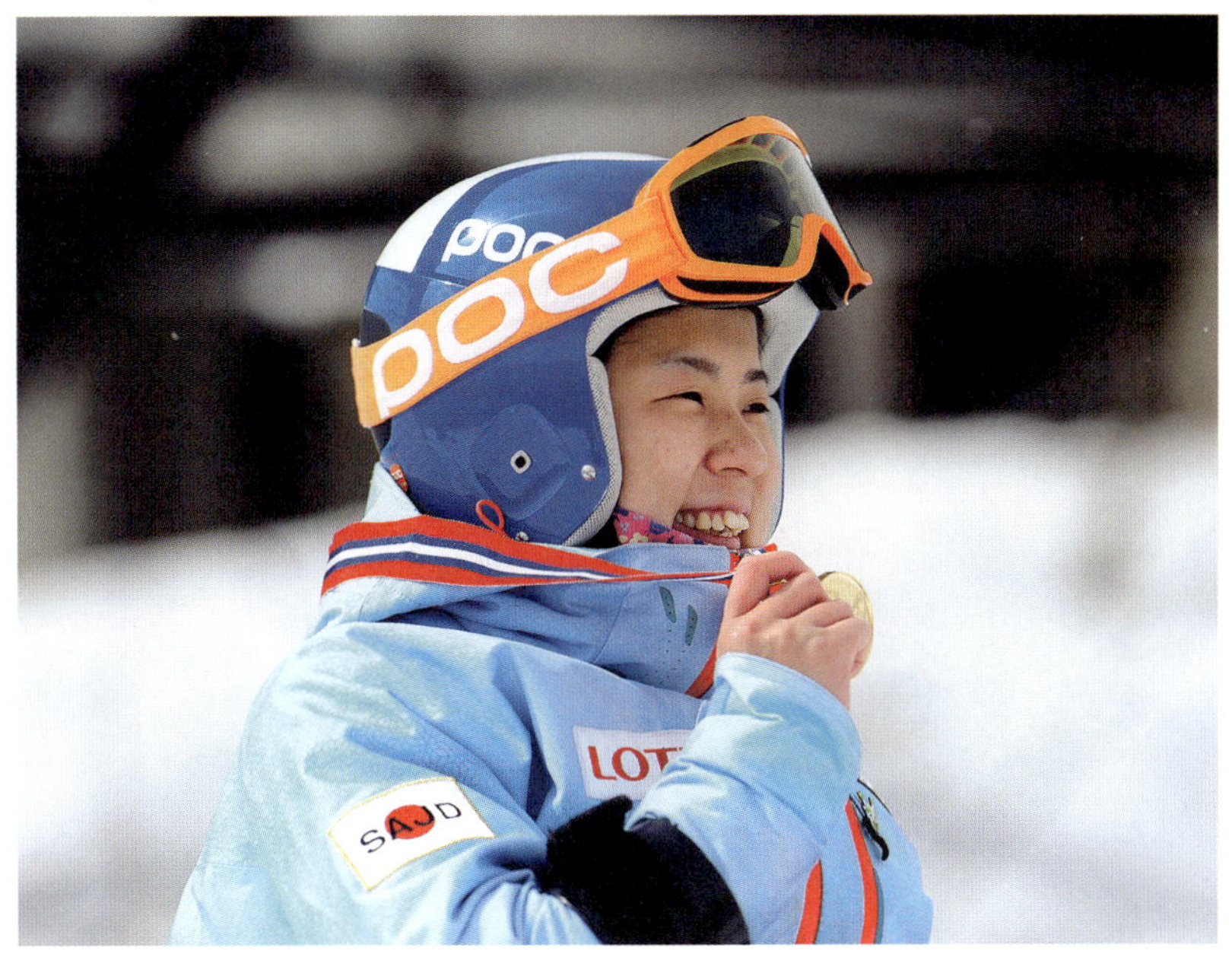

村岡桃佳

むらおか・ももか

アルペンスキー選手（クラスLW10-2）　早稲田大学所属

1997年3月3日、埼玉県生まれ。正智深谷高校卒業後、早稲田大学に進学し、スキー部に入部。小学2年から陸上競技を始め、2011年の全国障害者スポーツ大会（山口）で100m、200mの2冠に輝く。その後、本格的に競技としてアルペンスキーを始め、日本代表強化指定選手に定着。2013年のノルアムカップ（アメリカ・コロラド州）のスーパー大回転で銅メダル。2014年1月のワールドカップ・カナダ大会の大回転で銀メダル、アメリカ大会の大回転で金メダル。続くジャパンパラアルペンスキー競技大会（長野・白馬）の大回転で優勝し、初の国内タイトルを獲得。同年3月のソチパラリンピックではスーパー大回転、回転、大回転に出場し、大回転で5位入賞を果たす。2015年、ジャパンパラアルペンスキー競技大会（長野・白馬）において、大回転、回転、スーパーコンビ（スーパー大回転、回転）、スーパー大回転で優勝し、4冠を達成。

心配した母の操が、近所の町医者に連れて行くと、レントゲンを撮られたものの、特に不調の原因は判明しなかった。

「なに、小さい子どもにはよくある、ちょっとしたご機嫌斜めですよ。すぐ治る」

そう言われたが、具合の悪そうな様子はいっこうによくならない。仕事中の父・秀樹に電話をかけると、ほどなく帰宅した。

「家に戻ったときには、かなり具合が悪そうでした。というより、意識が朦朧としている。ただ事じゃないと思って、救急病院に急いで連れて行きました」

病院に到着すると、担当医が「意識レベル、二！」と切羽詰まった声で指示を出す。泣き叫ぶ桃佳を縛りつけるようにしてＭＲＩ検査を行った。

「パニックでした。ＭＲＩ検査では、すごい音がする狭いところに桃佳が一人で入れられてしまう。どうしてやることも、できない」

検査の結果は、「急性横断性脊髄炎」だった。横断性脊髄炎は、脊髄の幅全体（横断性）に炎症が起こり、その中を通る神経が遮断されてしまう、という病気だ。

そのまま三カ月間、入院。下半身に麻痺が残り、退院すると、車いす生活となった。

村岡の現在の状態は、ヘソから下の感覚がない。脚部は完全に触れてもわからないような状態で、上半身では左のほうが麻痺が強く、脇の下あたりまで感覚が鈍い、という感じなのだという。

「ただ、当時は、病気なんだから、治るものだ、と思い込んでいました。ちょうど、風邪をひいても、二、三日で快復するように、きっと治るんだって」

娘の気持ちに、両親は胸がつぶれるような思いだった。

「治るという気持ちは、小学校に入学してからも、ずっともち続けていました。小学二年からバラエティクラブで車いすのスポーツを始めたのですが、それでも、まだ、どこかで、治って歩けるようになる、と思っていたところがあります。何もかもが夢で、目が覚めたら普通に歩ける、足が動かせる、と思ったりもしていました」

病気になったことや、病気で動かなくなってしまった自分の足のことを、どうしても受け入れることができなかったのだ。

「受け入れられないというか、いつまでも信じられないというか。最終的に、自分の障害を受け入れられるようになったのは、中学に進学して、スキーで競技を目指すようになってから、ですね」

家族の伴走

病気で麻痺が残った村岡を、父も母も大切に育ててきた。

埼玉県深谷市にある自宅は、車いすでアクセスできるように設計された完全バリアフリー住宅だ。大きな玄関の引き戸を開けると、そのまま車いすでリビングルームや自室、バスルームに移動できる。リビングルームで車いすから降りて、家族とともに座卓でくつろぐ時間は、日常の中の、大好きなひとときである。

父の秀樹は、休日になると、桃佳をいろいろなところに連れて出かけた。小学一年のときに、自宅からほど近いところで障害者のスポーツイベントが開催され、そこで出会った父兄に、バラエティクラブジャパンの存在を教えられたという。

「毎年夏にはサマーキャンプがあって、陸上競技だけでなく車いすバスケや車いすテニスも教えてもらえると聞き、そういうイベントに桃佳も参加したら喜ぶのではないか、と思って連れて行きました」

翌年、小学二年の夏休みに、バラエティクラブのサマーキャンプに参加した。

「それまでの記憶って、ほとんどないんです。病気になったときに足が重かった、という四歳の記憶から、いきなり飛ぶのが、この初めてのサマーキャンプ。パラリンピック経験者の千葉さんが、昼間は陸上、バスケ、テニスを体験させてくれる。夜には子どもに自立心をもたせるための講習会があるんです。私がいちばん年少でした。ほかの参加者は中学生だったり、高校生だったり。私のような比較的障害が軽い人もいましたが、中にはとても重度な人もいました」

講師の千葉は、村岡から見れば眼光鋭い、強面のおじさん。小学二年では、「パラリンピック」という言葉を聞いても、あまりピンとこない、というのが普通だろう。

「それでも、千葉さんは、すごい人！という第一印象でした。何もわからないのに、話を聞くだけで、うわー、すごいなあ、と何か、とても感動したのを覚えています」

人見知りが強いという村岡は、はじめは年上の参加者たちになかなか馴染めなかった。それでも二泊三日のキャンプで一緒にスポーツをするうちに、心がほぐれるのを感じたという。

「コミュニケーションをとるのは苦手だと思っていたのですが、それでも、なんか、あ、大丈夫だって思えた。こんな小さい私がやりたいということを、ここではやらせてくれる。そういう場なんだ、ということを素直に感じられたんです」

村岡は、このサマーキャンプ参加後は、週末に東京・北区にある東京都障害者総合スポーツセンターで実施されるバラエティクラブの練習会に、毎週、通うようになる。

「日曜日に、父がクルマで連れて行ってくれました」

スポーツセンターに到着すると、父も貸し出し用のレーサー（陸上競技用車いす）に乗り、一緒にトラックを走行した。

「正直、嬉しかったですね。幼い自分にとっては、レーサー漕ぐのは、結構きついんですよ。でも、父が一緒に同じことをしてくれるから、その大変さも共有してくれるし、このときにはこうだったね、ああだったねと、会話が弾みます。父の思いというのもあったかもしれませんが、一緒に走ってくれたことで、ずっと陸上を続けられたんだと思います」

小柄なカラダで大きなホイールを回す。最初のひと漕ぎは大変だが、動き出すと、スーッと、レーサーが軽くなる。

「体感スピードが、普通の車いすとは、もう、全然違った！」

日常用の車いすでは味わえない、軽快なスピード感。そこが魅力だった、と語る。

「車いすって、こんなこともできるんだ、という驚きがありました。風を切って走る。気持ちよさもですけど、かっこよさに魅了されました」

一方で、体育館で車いすバスケにも興じた。

「陸上とは違った面白さがありました。バスケだと、パスしたりシュートしたり。クルクルと車いすを速く動かせる」

村岡の父も、レーサーだけでなく車いすバスケも一緒にプレーした。

「でも、テニスだけは、桃佳はからっきしダメでした。何度やっても、ボールがラケットに当たらない（笑）」

若い頃はサッカーやバレーボールに親しんでいた。カラダを動かす爽快感を、我が子にも知ってほしい。しかし、そんな思いを超えて、一緒に汗を流すことで、親子の時間がより充実していった。

気づき

千葉祗暉は、一九六一年に埼玉県で生まれた。五十人からの従業員を抱える酒屋を経営する父、良家の子女として嫁いできた母との間に生まれ、何不自由なく育った。活発で、学校の授業は苦痛、外で遊ぶことが日々の楽しみだったという。

「今で言う、多動の子どもですよ。落ち着きがなかった」

小学生の頃はソフトボールを楽しみ、中学・高校では野球部で活躍。肩が強く、硬球での遠投では九十メートルをゆうに超えた。高校のときにはピッチャーとして時速百十三キロの速球を投げていた。

高校一年の夏に、足のしびれを感じて医者に行くと、椎間板ヘルニアだと診断され、三カ月間入院。退院後は野球ではなくバドミントンに熱中し、個人としては国体まであと一勝というところまで成績を残した。

また、高校二年からサーフィンを始め、千葉県に点在する外房のポイントにたびたび出かけていたという。

千葉は、家業を継ぐために、高校卒業後は簿記専門学校に通う。二年後に卒業して、東京・日本橋にある酒屋に丁稚奉公として就職した。

丁稚時代の二十歳の夏。千葉は、友人らとともに静岡県にサーフィンに出かけた。

サーフィンに適した波は、早朝や夕方であることが多い。その日も早朝から海に入る予定だったが、一緒に行った友人が喘息の発作を起こしたため、砂浜に出向いたのはすっかり日が高くなってからだった。すでに、タイミングを逃し、海は凪いでいた。

「それで、サンオイルを塗りたくって日焼けすることにしたんです。そのまま横になっていると、ジリジリと焼かれて、居ても立ってもいられなくなる」

目の前に、四十、五十センチくらいの高さの岩が、波打ち際にあるのが見えた。大きな岩ではない。飛び込んで、水中でカラダを伸ばす。きれいなフォームで飛び込みを決めよう。軽い気持ちで、頭から飛び込んだ。

「そうしたら、首がボキッと。本人は水中でもがいているつもりだけれども、実際には手も足も動かないから、ドボドボと浅瀬にカラダが沈んだ」

意識は、クリアだった。異変に気づいた友人が引き上げてくれて、一命はとりとめたものの、カラダはそのまま動かない。

「だけど、口だけは達者で『なんでもっと早く引き上げてくれねぇんだよ、救急車呼べ！』なんて、いきなり罵声を浴びせたものだから、おまえのことだから大丈夫だろ、と放っておかれた」

炎天下でカラダを動かせず、次第に寒気で全身が震え出した。友人が気がついたときには、カラダも顔色も真っ青を通り越して、どす黒く変色していたという。ライフガードに頼んで救急車を要請したが、まさにお盆の真っただ中、ビーチまでの国道は大渋滞し、到着までに四時間もかかった。そこから救急病院の集中治療室に入ったのは、夜の九時を過ぎていた。

千葉は、飛び込んだ衝撃で第六頸椎を圧迫骨折したのだった。頸椎の中を通る神経が断裂し、下半身とともに上肢（ウデ）にも麻痺が残った。胸から下は完全に麻痺している。ウデを動かすことはできるが、握力は非常に弱い。のちに陸上競技などスポーツをすることで握力を取り戻したというが、それでも左手はわずか四キロ、右手は十三キロ。五〇〇㎖のペットボトルを片手で持つことはできない。また、千葉のように頸髄を損傷した重度障害者は自律神経にも障害をきたし、汗をかけず体温をコントロールすることが難しい。ケガを負った日のような炎天下にい続けたり、スポーツで激しくカラダを動かしたりすると、体温はいっきに三十八度くらいまで上昇してしまう。汗の代わりに霧吹きで皮膚の表面に水滴をかける、動脈に氷を当てるなどの処置をしないと、命に関わることもある。

静岡県内の救急病院には八カ月、その後、東京にあるリハビリテーション病院に転院してから一年三カ月。入院も長期にわたった。

医師から、一生車いすの生活になる、と告げられたときに、千葉が感じたのは、悲しみや怒りといった感情ではなかった。むしろ、生きる新たな意味を与えられたという、使命感に似た思いだった。

「医師から告げられて、確か三十秒くらいはへこみました。『そっか、歩けないのか。あのとき、カミサマがちょっと背中を押して、首がボキッと折れるようにしたんだな。おまえはこっちの世界で頑張れって言ったんだな』と」

特に、何か特別な宗教を信じていたわけでも、また、ケガを負ってから信仰心があつくなったわけでもない。

入院中、車いすに乗った年配の男性患者から、

「ちょっとタバコを吸いたいんだけど、千葉くん、火、貸してくれんかな」

と囁かれた。不自由な手を使って、千葉はポケットからタバコを取り出し、その男性のためにそっと火をつけてあげた。

「ささやかだけど、障害者になったオレでも、人の役に立てることがあるのかと気づいた。それがきっかけで、カミサマにこっちの世界で頑張れと言われたと直感したわけです」

競技への目覚め

リハビリ病院における機能回復訓練では、さまざまな動作訓練を行った。車いすを使って、走る。高さの異なる段差を昇り降りする。停止、転回。体育館でのトレーニングのほか、屋外でスロープを昇ったり、ある程度高さのある段差を越えたりもする。百メートルのデュアルコースでは、途中にパイロンを置いて、それを旗門に見立てて前進したり、後進したりしながら、患者同士で競争することもたびたびあった。

「同じような障害、似た年齢で競い合うんです。そうすると、あいつには負けたくない、もっと速く走りたい、という気持ちがわき起こる。それで、訓練時間が終わると、病院の一階から四階まであるスロープを走り込んだりしてました。それを繰り返すうちに、訓練のタイムもどんどん上がっていく。病院の外に出る訓練もありますが、以前は越えられなかった段差が、越えられるようになる。これがトレーニングの成果

か、と実感するようになりました」

その成長ぶりに、医療スタッフたちも注目した。彼らの奨めで、まだ入院中に東京都の陸上競技の大会に出場。

「当時、障害者スポーツといえば、車いすバスケか陸上競技がメイン。上肢に障害がある頸髄損傷だと、パスやシュートをする車いすバスケは難しい。それで、陸上競技に熱中するようになりました」

その後、奈良県で開催された全国障害者スポーツ大会の陸上競技にも出場。そこで優勝したことによって、一九八五年にイギリスで開催された世界選手権に出場することとなった。

バラエティクラブジャパン設立

転機は、一九九六年に開催されたアトランタパラリンピックだった。

会場に到着すると、大会スローガンが掲げられていた。

〈What's your excuse?〉

「直訳すれば、『言い訳は何?』。人は競技で負けたら言い訳をしがち。障害者は自分の障害を言い訳にしがち。言い訳は何? そうか、ジンセイ、言い訳なんかするな、ということか。でかいハンマーで、頭をガツーンと殴られたような気分だった」

頸髄損傷者は汗がかけないから、暑いところでは練習したくない。このトラックのサーフェス(表面)の質ではレーサーのスピードが出にくいから記録が伸びない。今まで、何気なく口にしてきた言葉を、千葉は、アトランタパラリンピックを機に、封印する。

「思わず、スローガンに向かって、一礼しちゃいましたよ」

その後、バラエティクラブジャパンを立ち上げて、子どもたちを指導するときにも、さまざまな場所で講演会を行うときにも、千葉はいつもこの〈What's your excuse?〉を真っ先に伝える。千葉にとっては、生き方を照らしてくれる、大事な規範となったのだ。

そのアトランタパラリンピックで、千葉は同じレーサーを使用するアメリカの女子選手、リアン・シャノンの活躍に目をみはる。

「わずか十六歳の女の子が、百メートル、二百メートル、四百メートルで三個の金メダルを獲得した。オレなんて、仕事もプライベートも、全部犠牲にして猛練習してきて、それでもやっと決勝進出止まり」

初めて出場した一九九二年のバルセロナパラリンピックでは、百メートルの結果は6位。アトランタでは一つ順位を上げて5位。

「四年間必死にトレーニングしてきて、で、たった一人しか、抜けなかったわけですよ。なのに、なんで、あんなに若い子が、あっさり三種目で優勝できるんだろうって、調べまくったんです」

すると、アメリカでは、〈バラエティクラブ〉という団体が、障害をもつ子どもたちを対象にしたスポーツ支援プログラムを行っているということがわかった。

「それで、バラエティクラブに強い関心をもつようになりました」

日本では、成人した自分でさえ、競技を続けるためにはさまざまな困難に立ち向かわなくてはならない。そんな時代に、すでにアメリカでは子ども向けのスポーツを支援するプログラムが確立されている。その差が、パラリンピックの結果として表れる。

「当時は、まだ自分も競技者として現役だったけれども、障害をもつ子どもたちに自分の経験を生かして何かしてあげられるのではないか。そう思うようになって、方向性を少しずつシフトチェンジしていきました」

アトランタ大会から二年後、トロントで開催されたカナディアンチャンピオンシップに出場するためカナダに渡った千葉は、そこで偶然、バラエティクラブの活動に遭遇する。千葉の目の前を、〈バラエティクラブ〉と大きく書かれたバスが通ったのだ。

「通訳の人に聞いたら、近くに事務所があるということがわかって、タクシーを飛ばして行ってみたんです。そうしたら、それは巨大なスポーツセンターでした」

誰もが出入り自由なスポーツセンターの広大な敷地には、冬季のスポーツもできる施設が整っている。屋内の五十メートルプールは、片側の水深が十五メートルほどあり、スキューバダイビングのトレーニングも行える。

「陸上競技のトラックも、視覚障害者専用レーン、レーサー専用レーン、高齢者がウォーキングするためのレーンなどに色分けされていて、事故のリスクなく誰もが安心して練習できるようになっている。もう、おったまげました」

そのスポーツセンターには、三年間通って視察を続けた。三年目の二〇〇〇年に、施設長が千葉に尋ねた。

「熱心に通っているが、何をしたいのだ?」

このとき、すでに千葉には、日本でバラエティクラブを設立させる、という目標が明確にあった。

「日本で、バラエティクラブの活動をしたい」

すると、設立するために必要なことは何か、詳細を説明してくれた。

「『国際加盟するためには、三カ国以上からの推薦に加えて、継続的に支援してくれるスポンサー企業を探すこと、そして実際にどんな活動をするのかという方針と誰が行うかというマンパワーを整えること。それにＮＰＯ法人として設立させることが必要だ』と」

トロントのバラエティクラブは推薦者として最初に手を挙げてくれた。ニュージーランドも縁あって千葉の活動を応援してくれる、ということがすぐに決まった。もう一つ、アメリカ・カリフォルニア地区のバラエティクラブにも推薦依頼をしたところ、快諾を得た。

スポンサーとしては、車いすテニスの活動を通じて親しくなった企業や、車いすテニスのアスリート、ジュニア育成に早くから貢献していた千葉県柏市にある吉田記念テニス研修センターなどが名乗りを上げてくれた。

そうして、シドニーパラリンピックに出場した翌年の二〇〇一年には、ＮＰＯ法人として認定され、〈バラエティクラブジャパン〉が正式に発足したのだった。

体験と自立

千葉は、アトランタパラリンピック以降、東京都障害者総合スポーツセンターで、子どもを対象にした陸上競技のレッスン会をスタートさせていた。自分のトレーニング時間の合間に陸上競技のノウハウをアドバイスする。

「レーサーの乗り方や漕ぎ方、スタートのポジションだとか。トロントに三年間通っている中で、さまざまなプログラムも見学していたから、自分ならこうすればできる、というのがイメージできていた。ともかく、始めちゃえって、やってました」

猪突猛進の人、なのである。

バラエティクラブジャパンが正式に発足してからは、夏と冬には泊まりがけのキャンプを実施し、現役のパラリンピアンやオリンピアンを講師に招いた。同時に障害児をもつ家族を対象にした保護者講座も開催し、情報交換、意見交換を行う。さらに、車いすマラソン大会や、チャリティイベントなど、障害者が参加できるレースのほか、誰でも参加できるイベントも開催した。こうした活動とは別に、週末ごとに東京都障害者総合スポーツセンターでの陸上競技や車いすバスケなどの練習会を重ねている。

千葉が、バラエティクラブの活動のテーマとしているのは、「自立」だ。

「小難しいことじゃないんです。先天性や乳幼児の頃から障害を負った子どもは、どうしても親が先回りして手をかけてしまう。そうじゃなくて、自分ができることを自分でやる。それが、自立です。例えば、ジャンパーのジッパーを自分で引き上げられるようにする。ペットボトルのふたを自分で開けられるようにする」

握力の弱い千葉が、拘縮した指の間にキャップを挟んでペットボトルのふたを開けてみせる。ちょっとした工夫で、自分一人でできるということに気づかせ、そして実践させる。

「一つでも、自分でできるということを体験すると、子どもたちは、パッと顔が上を向く。笑顔になるんです」

一足飛びで自立するわけではない。ゼロを一に。一を二に。そうやって一つずつステップを積み重ねると、やがて〝トップアスリート〟という大きな山に挑戦できるようになる。

「キャンプに参加する前は、親が車いすを押してくれていた。そういう子どもが、キャンプに参加して自分の力で五十センチ、車いすを前進させることができた。そうすると、次回のキャンプでは、『千葉さーん！』と叫んで、自分で車いすを漕いで参加します」

そうした体験をもとに、もっと速く走りたい、もっと上手に車いすを操作したい、という意欲がわき起こる。子どもの好奇心を刺激して、レーサーやバスケット、テニスの競技用車いすに乗せれば、あっという間に上達していく。

時には、あえて車いすを転倒させて、ケガをしない転び方を体験させる。さらに、そこから自力で起き上がる方法、人に手伝いを頼むときの頼み方なども学ぶ。

「子どもは、『クルッと転倒するのが楽しい』なんて言いますよ。親はハラハラして見てるんですけどね。子どものうちは親がかかりっきりで、転倒しても起こしてくれる。でも、成長して学生になったり、就職したりして一人で移動中に転倒したら、誰が起こしてくれますか」

キャンプでは、男の子には小さなホテルの部屋でトイレやシャワーを使う方法も、実際にやって見せながら教える。

「真っ裸になって、ユニットバスの入り方なんかをね。重度障害のオレだからできる。みんな納得する」

子どもへの指導だけでなく、保護者を対象にした講習会では、子どもの自立を促す大切さを説く。

もちろん、キャンプでは昼間はスポーツを通じて、できる喜びを体験させる。

「親は、この子はボールだとかラケットを使うことはできないから陸上だけを、なんて言う。そうじゃなくて、バスケもやってみる。テニスもしてみる。パスを受けたりボールを投げたりできるようになると、子どもの可能性はすごく広がるし、新しいカラダの使い方が身について、レーサー漕ぐのも速くなったりするんですよ」

二、三日のキャンプで、劇的にスポーツのスキルが上達するわけではない。それは週末ごとの練習会で行えばいい。大事なのは、一つでも新しいことを体験すること。そして、自分でできるという方法、コツをつかむこと。それを、障害者である千葉が、自分の言葉で語るところに意味がある。

「レーサーを漕ぐときにも、どのポジションで漕げば効率がいいか、自分の体験で子どもたちに見せてあげられるし、アドバイスができる。どんなことにも、この効率のいいポイントというのがある、ということがわかると、スポーツでも生活面でも、ぶれたときに修正できる対応力が身についていくんですよ」

上達の喜び

村岡桃佳がバラエティクラブのサマーキャンプに参加したのは、二〇〇四年。

「桃佳は、すごく聡明な子どもだった。理解力が高いというか」

一言、二言、指導すれば、すぐに自分で実践できる。その能力の高さに舌を巻いたという。

「ほかの子どもに百パーセントで説明しなくてはわからないところ、桃佳は八割ぐらいの説明で理解する。コミュニケーション能力、人の言いたいことを察する能力が高い」

自立心も旺盛で、幼いときから目標も高かった。

「スポーツセンターの練習会に毎週来るようになってからは、『パラリンピックに出る』って口にしてましたからね」

子どものたわいない夢ではなかったという。

「子どもたちが疲れて練習を休んでいるときに、桃佳に、ここで休んだら、みんなと同じだけしか上達できないぞ、それでもいいのか、と言うと、桃佳はトラックに戻る。ほかの子どもよりもスタート位置を後ろにしてタイム差をつけたスピード練習でも、同時にゴールするのではなくその子たちより速くゴールすることを求めると、必死でレーサーを漕ぐ。オレが走ると、『千葉さんに負けない』と言う。そういう競争の場を常に桃佳に与えてきたし、桃佳はそれに応えるように練習していました」

練習のきつさは、半端じゃなかった、と村岡も振り返る。

「いつも千葉さんがストップウォッチを片手に、タイムを計測するんですよ。だから、手が抜けない。『ピッチ落ちてるぞ！』とか、『スタートが遅い！』とか、怒鳴られる。走っている最中も、『あと、三十メートル、二十メートル』って。インターバルトレーニングとか、もう、死にそうでした」

練習を重ねていけば、それはタイムに反映する。先週より今週は〇・〇三秒速くなった。スタートタイムが上がった。

「タイムが更新されれば、やっぱりすごく嬉しい。その嬉しさがあるから、きつい練習も乗り越えられました」

小学生から見れば、普通のおじさん。まして、上肢にも障害があり、村岡よりも状態は悪い。それでも、千葉がレーサーに乗れば、すごいスピードで誰よりも速く走る。

「レーサーのテクニックについて、千葉さんは、違う！こうだ、って、大人に教えるみたいに細かいことも全部熱心に教えてくれるんです。最初はできないですよ。でも、できなくても、桃佳ならできるって、ずっと言い続けてくれて。それで練習していると、ある日できるようになる。そうすると、ほら、できたじゃんって、すっごい褒めてくれるんですよ。やれば、できる。できるようになるって、いつの間にか思えるようになっていきました」

千葉は、村岡にはアスリートとしての高いレベルの自立も要求した。

「大会に出場するときも、レーサーとか荷物とか、全部自分で運びなさいって」

それが、徐々にあたりまえになっていく。それだけにとどまらない。

「千葉さんは、やっぱり私よりも障害が重い。それで、何かをしようとして大変そうな様子のときに、手を貸す、ということもたびたびありました。そうすると、『ありがとう』って。こんな小さな私でも役に立てるんだ、と思って。千葉さんといることで自然とそういう行動がとれるようになって、人間として成長できたと思っています」

笑い合える仲間

「バラエティクラブで毎週陸上の練習をするようになってから、桃佳は、少しずつ自分の障害を受け入れるようになったのかな、と思うんです」

母の操が振り返る。幼稚園も小学校も、近所の子どもたちと同じ普通校に通った。周囲に車いすの子どもはいない。国語や算数といった授業は問題なく教室で受けることができるが、体育は見学することが少なくなかった。また、放課後に友だちと遊ぶときにも、追いかけっこなどは車いすが当たって友だちにケガをさせてはいけない、と遠慮することも多かった。同じ学校の、ほかの子どもとは違うということを、しばしばカラダを動かすシーンで痛感していたということになる。

しかし、バラエティクラブに行けば、学校とは逆の世界が待っていた。そこに集まるのは、ほとんどが村岡と同じように車いすを使う子どもたちだ。

「バラエティクラブに行くと、同じようなところで同じように不自由を感じるし、同じように努力している友だちがいっぱいいる。階段があって大変だ、ということも同じ、レーサーをどれだけ速く漕げるか、ということろも同じ。そういうことをお互いに理解できる仲間がいる、というのが心強かった」

学校とは違う喜び、楽しさを、バラエティクラブで見いだした。

「練習の休憩中なのに、レーサーで走り回ってやたら追いかけっこをしていた、という記憶しか、ないくらい。今から思えば、よく飽きもせず、あんなに汗かいて走り回っていたなって。もう、ずっと笑っているんですよ。そういう記憶だけが残ってる」

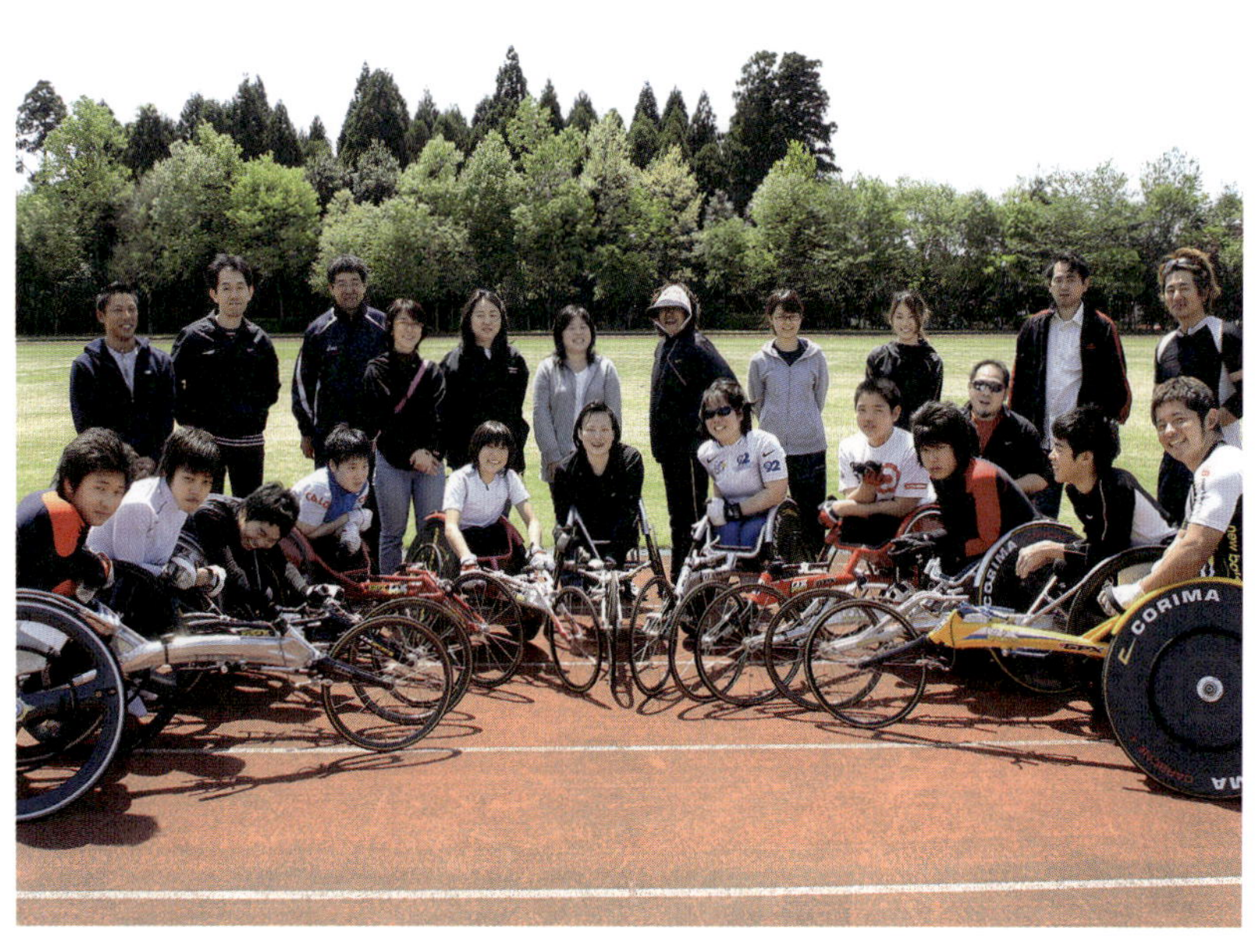

バラエティクラブの練習会（2009年）

母の操は、そんな我が子の変化に驚いていた。

「平日、学校で疲れていても、絶対に週末にはバラエティクラブの練習に行くって言うんです。すっごい楽しそうでした。そんなに楽しいのかって」

幼稚園や学校の運動会では、徒競走以外の演技やレースに村岡が出場できるものは少なかった。徒競走には日常用の車いすで出場し、いつも最後にゴールする。そんな娘の姿に、操は毎回、運動会の会場で我が子に見せないよう、一人涙を流していた。

「小学四年のときですかね、車いすマラソンの大会にピンクのレーサーで出場したのを見て、小学校の運動会でもレーサー使ったら、桃佳、かけっこで勝てるんじゃないか、と思って」

小学校に掛け合うと、喜んで教師が快諾し

てくれた。そうして、運動会やマラソン大会にレーサーで出場した村岡は、ダントツの一番でゴールした。

「桃佳は、本当に小さいときから引っ込み思案で、いつでも人の後ろに隠れてしまう。それが、陸上を始めて、レーサーで運動会に出るようになって、少しずつ人前に出ることにも積極的になっていきました」

村岡家も、ほかの障害児をもつ保護者と、大差はない。スピードの出るレーサーで練習する、車いすバスケで転倒するなどと聞けば、操はハラハラし通しだった。危ないから、と大会に一人で出かけることにもいい顔をしなかった。

「それが、バラエティクラブでスポーツを始めてから、親も少しずつ変わっていけたのかな、と思っています。桃佳が一人で何でもする、出かけることを、親が受け入れられるようになったというか。スポーツによって、桃佳はもちろんすごく世界が広がったけれども、親も一緒に育てられました。スポーツって、すごいです」

新たな世界

スキーに行くようになったのも、バラエティクラブの仲間に「チェアスキー（座って滑るタイプのスキー）があるよ」と誘ってもらったことが、きっかけだ。東北の小さなスキー場で、初めてのスキーを楽しんで以来、毎年春休みなどには家族やバラエティクラブの友だちと一緒にスキーに出かけた。

「バラエティクラブに行かなければ、そんなスキーがある、ということも知らなかったでしょうね」

一面の雪景色。まぶしい光。そして、陸上競技のように自分で漕ぐレーサーとは違う、斜面を滑り降りる疾走感。

「未知の経験、世界でした。夢中になりましたね」

中学二年で障害者アルペンスキーの日本代表チームと一緒に練習する機会を得て、大会にも出場。ほどなく、日本代表の強化指定選手として合宿にも参加するようになる。

「正智深谷高校を進学先に選んだのは、スポーツ参加への理解が深く、長期の海外遠征を前提とした通学を認めてくれたからです」

しかし、それだけではない。正智深谷高校では、特別進学系という進学コースで勉強できることも、大きな理由だった。

「自分でできることを、自分で実現していきたい。それができる」

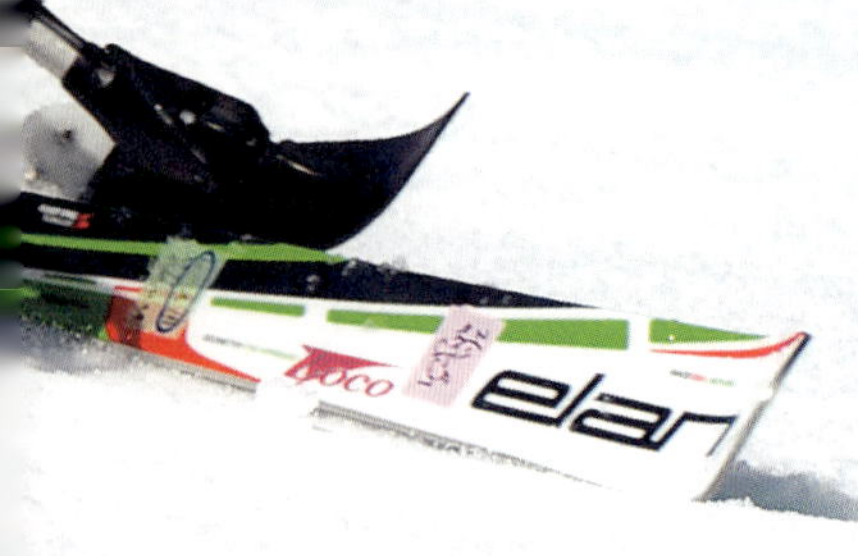

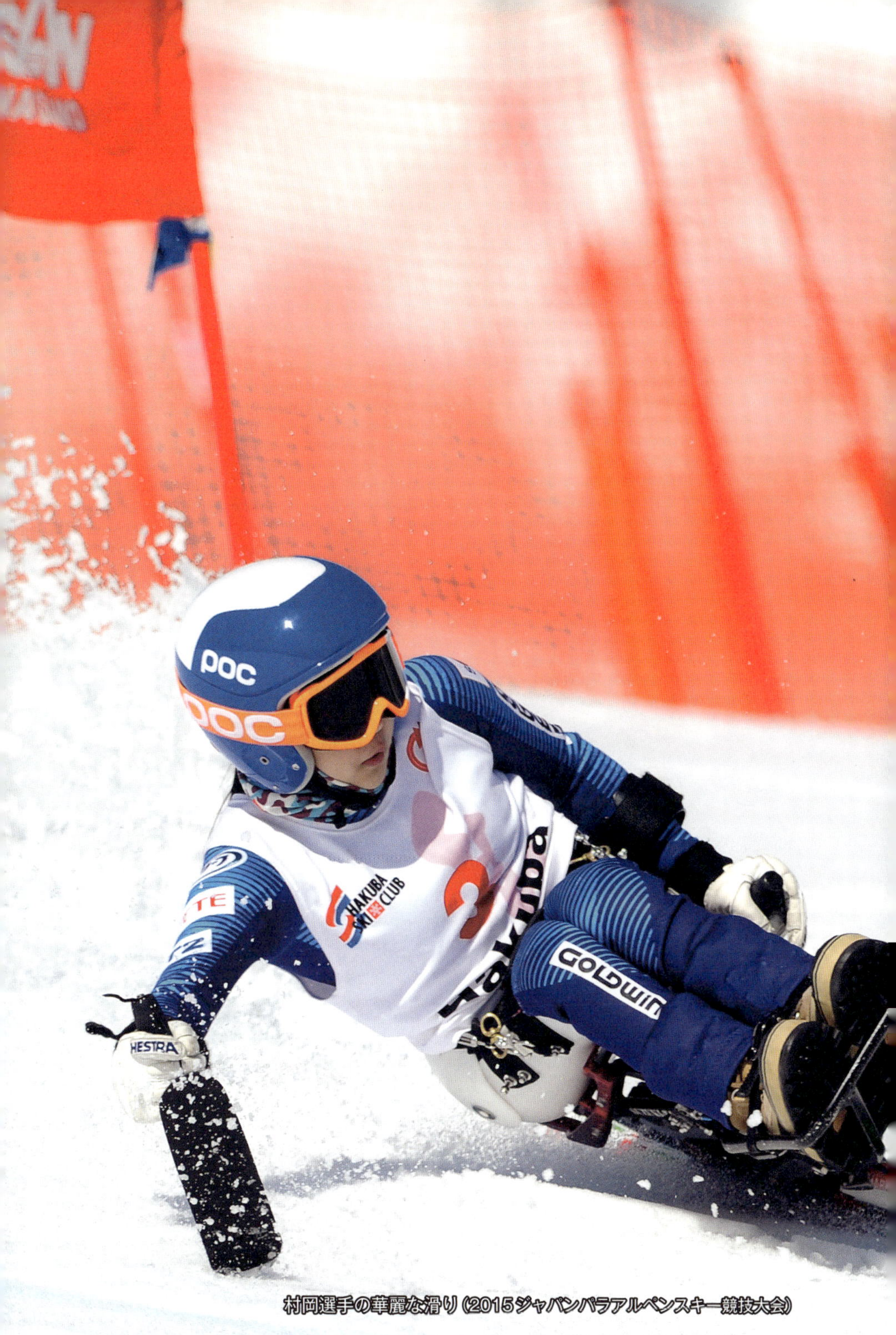

村岡選手の華麗な滑り（2015ジャパンパラアルペンスキー競技大会）

村岡は、スキー選手としての活動と同時に、将来は大学への進学も視野に入れていた。そうした環境を整えながら、アルペンスキーでのパラリンピック出場をひたと見据えて、自分の進路を決定してきたのだった。

小学生のときからバラエティクラブで、陸上競技というスポーツを通じて千葉にアスリートとしての教育を受けてきたことが、結果的にアルペンスキーでパラリンピックを目指す、というかたちで開花した。

「きつい練習を毎週やり続けてきたことで、アルペンスキーの日本代表チームに入ってからも、練習をきついと思わずについていくことができました。体力もついていたのでしょうけれど、練習に臨む、ということ、その姿勢を千葉さんにずっと教えられてきたからだ、と思っています」

受け継がれていく思い

二〇一四年、ロシア・ソチで開催されるパラリンピックの出発が迫った、ある日。村岡のもとに、バラエティクラブの仲間が寄せ書きした日の丸の旗が贈られてきた。まだ小学生だった頃、練習の合間にまで追いかけっこをしてきた仲間たちからの激励が、びっしりと書かれている。

「その一つひとつを読みながら、もう、手が震えて。涙が止まらなかった。自分を信じてとか、桃佳ならできるとか、そんな言葉がいっぱいで」

そうして、日の丸の真ん中に千葉からのメッセージが添えられていた。

「怪我せず、無事に頑張れ!!」

それを目にした瞬間、村岡は号泣した。

「アルペンスキーで日本代表に入るようになってから、スキーの練習に集中していたので、バラエティクラブのほうはすっかりご無沙汰してしまっていたんです。だけど、千葉さん、こんなにあたたかく応援してくれるんだって」

初めてのパラリンピックが近づく中、村岡は、かつて千葉から何度も聞かされた言葉を思い出していた。

「練習は本番のように。本番は練習のように」

千葉が、現役時代に大事にしていた信条である。それを、幼い村岡に、ことあるごとに伝えていた。

「その言葉を反芻しながら、バラエティクラブのきつかったインターバルトレーニングを思い出していました。それからは、千葉さんの言葉通り、練習は本番のように、取り組むようになりました」

記憶の底に刷り込まれた、大切な宝物。アスリートとして進むときの道しるべ。それを胸にしっかりと抱いて、村岡は初めてのパラリンピックに挑んだ。

ソチパラリンピックの最終日に行われた大回転で、村岡は5位入賞を果たした。

そうして、翌年の二〇一五年には、念願だった早稲田大学への進学も決まった。

村岡は、パラリンピアンとして小中学校などで講演する機会が増えた。

「小さい子どもたちに、スポーツの大切さを知ってほしいけど、うまく伝えられているかな、と不安に思うことも多い。改めて、千葉さんという存在のすごさを思い知らされます。自分は確かにバラエティクラブによって変われた、救われたという気持ちがある」

そして、千葉のあとに続く人間でありたい、と強く思う。

「今は現役選手として練習に邁進していますが、いずれ将来は、障害者スポーツの普及に携わっていきたい。千葉さんは、その大切なお手本です。千葉さんにはこれからも、スポーツを通じて、障害をもつ一人でも多くの子どもたちに新しい機会をつくってあげてほしい、と思います」

アルペンスキーでパラリンピックに出場した経験を得て、改めて二〇二〇年の東京パラリンピックには、陸上競技で出場したい、という新たな目標もできた。

「千葉さんには、感謝の気持ちでいっぱいです。それと同時に、あの小さかった桃佳が、こんなに成長しました、ということをお伝えしたい」

千葉は、村岡の活躍を遠くで見守りながら、今日も子どもたちの育成にエネルギーを注ぐ。

「子どもがスポーツをすることで、一人でできることが増えていく。自立ですよ。できることが増えると、スポーツだけでなく勉強や、ほかの好きなことにも夢中になって、それがやがて仕事を得ることにもつながっていく。桃佳がいいモデルなんです」

〈What's your excuse?〉

何を言い訳することがあるんだ？　できることから始めよう。

千葉の思いは、村岡に、そしてその次に続く子どもたちに受け継がれているのだ。

障害者のアルペンスキー競技とは

障害者が行うアルペンスキー競技は、長距離を高速で滑り降りる〈滑降（ダウンヒル＝DH）〉、高速での連続ターンやジャンプが醍醐味の〈スーパー大回転（スーパーG＝SG）〉、アルペンスキーの基本が凝縮された〈大回転（ジャイアントスラローム＝GS）〉、素早い動きと細かいターンが要求される〈回転（スラローム＝SL）〉、スーパー大回転と回転の合計タイムを競う〈スーパー複合（スーパーコンビ＝SC）〉の５種目が行われている。

障害の部位や程度によって細かくクラスが分けられるが、現在、国際公認レース（パラリンピック、世界選手権、ワールドカップなど）では、立位、座位、視覚障害の「3カテゴリー制」が導入されており、同一カテゴリー内のクラスを統合してレースが行われる。競技の公平性を保つため、勝敗はクラス別・種目別に設定された「係数」を実測タイムに乗じた計算タイムで決まる。座位クラスの選手や立位クラスの選手の一部は、ストックの代わりに「アウトリガー」と呼ばれる用具（先端に短いスキーがついている）を使用する。視覚障害クラスの選手は、ガイドが先導し、コミュニケーションをとるため無線機や拡声器を用いて競技が行われる。

2014年のソチパラリンピックより、〈スノーボード〉が正式種目になった。男女とも下肢に障害がある選手（立位）のカテゴリーのみで、アルペンスキー競技の新種目として注目されている。

第六章　火をつけて燃え上がらせる

視覚特別支援学校教諭・寺西真人

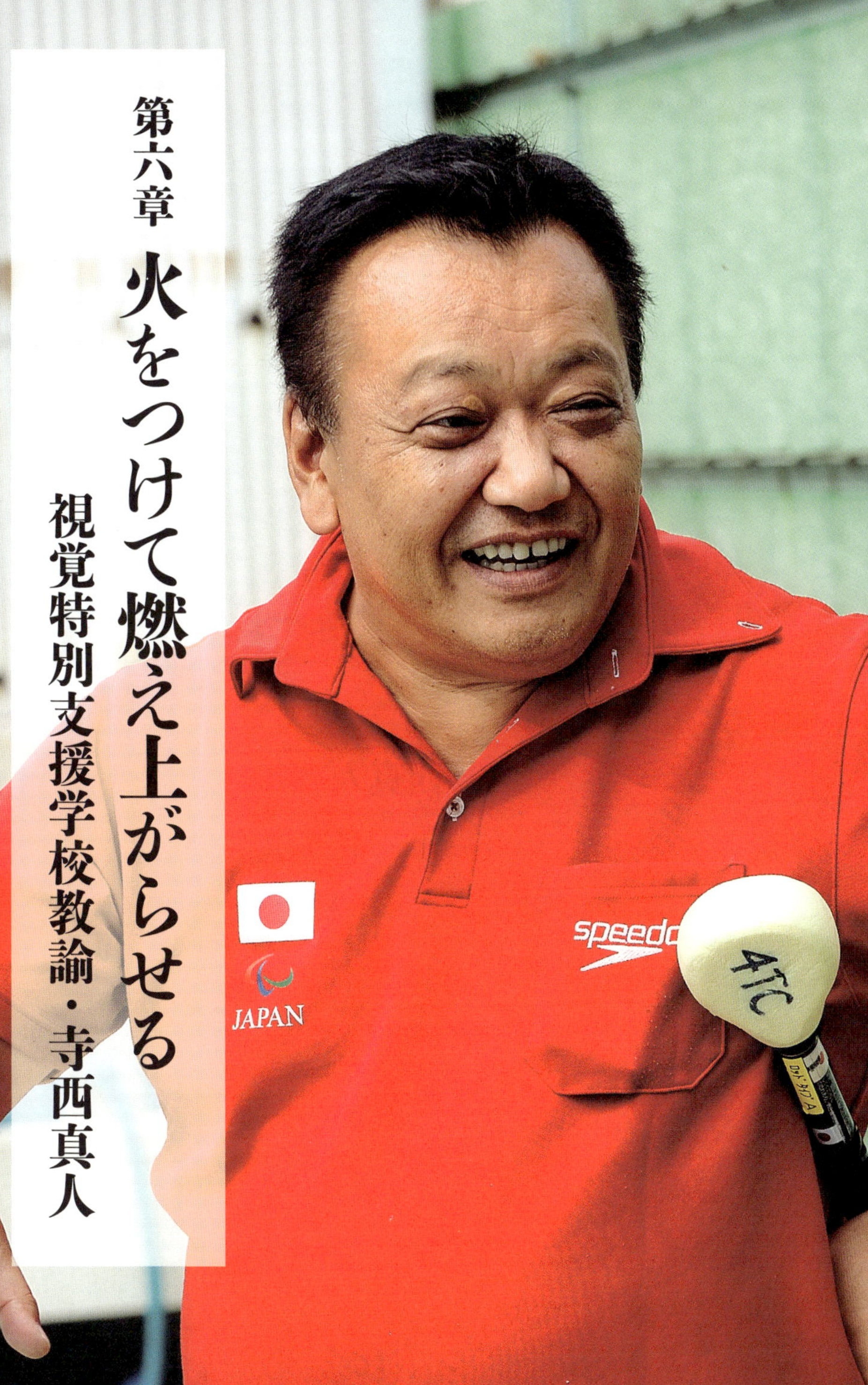

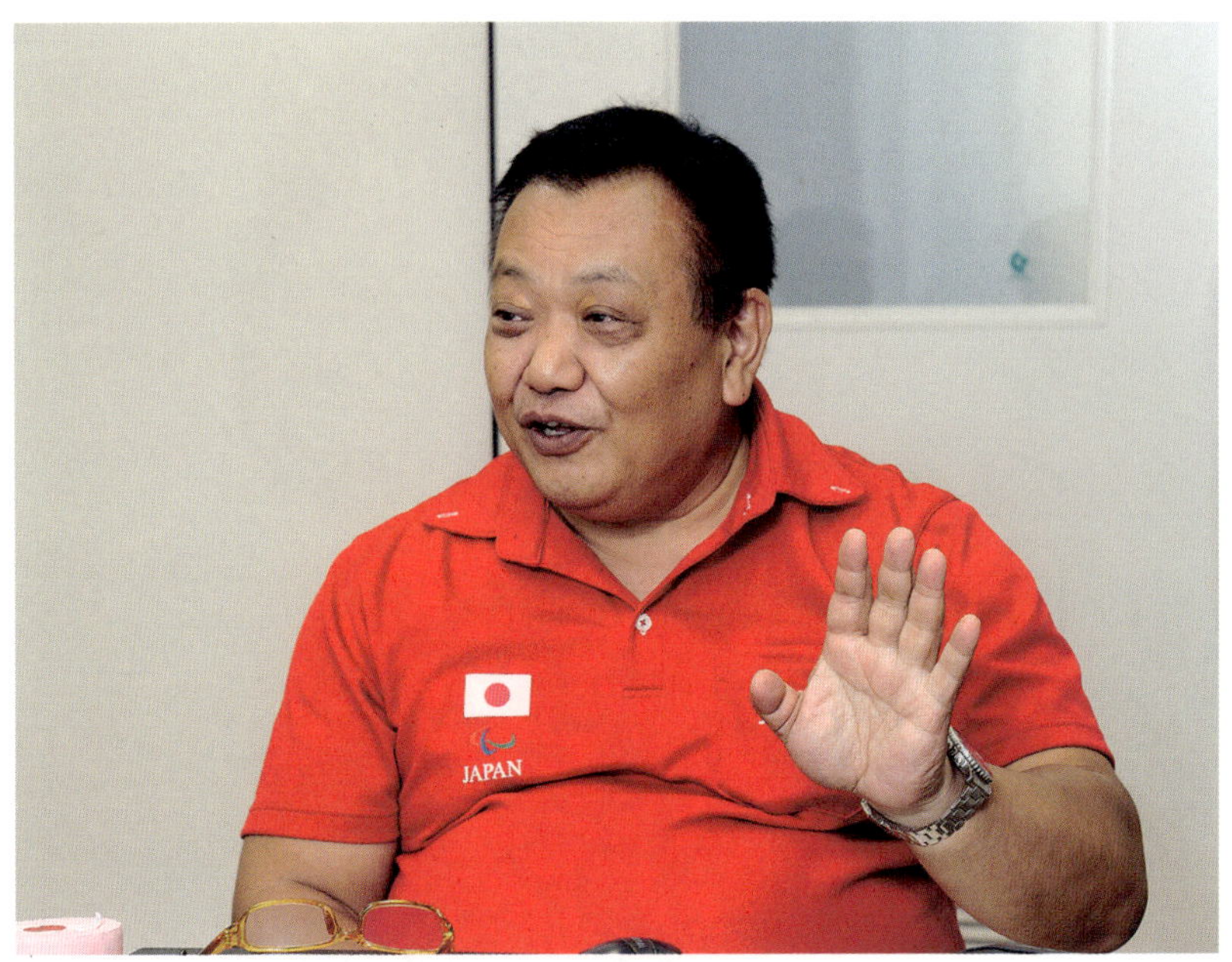

寺西真人

てらにし・まさと

筑波大学附属視覚特別支援学校 教諭

1959年7月26日、東京都生まれ。日本体育大学卒業後、筑波大学附属高等学校体育科の非常勤講師、筑波大学附属盲学校(現・筑波大学附属視覚特別支援学校)の非常勤講師を経て、1989年より現職。2004年、水泳競技日本代表コーチとして、アテネパラリンピックに初出場。2008年の北京パラリンピック、2012年のロンドンパラリンピックでもコーチを務める。2014年、国際視覚障害者スポーツ連盟(IBSA)ゴールボール世界選手権大会(フィンランド・エスポー)において、女子日本代表アシスタントコーチ。指導を続ける水泳、ゴールボールともに、代表チームに多くの選手を送り込んでいる。日本身体障がい者水泳連盟競泳技術委員、日本ゴールボール協会運営委員、ゴールボール日本代表コーチ。

八月。夏休み真っ盛りで、校内はしんと静まり返っている。体育館とプールからは、練習をする生徒たちの声や水しぶきの音がこぼれてくる。どこにでもある、学校の風景だ。

しかし、プールでは、ほかの多くの学校とは少し違う音が聞こえる。蝉時雨にも負けないその音は、プールサイドに置かれた、小さなスピーカーが鳴らし続けるビープ音。

「ピッ、ピッ、ピッ、ポーン」

正確に、時を刻む。その音を頼りに、生徒たちは自分のタイムを計り、一定のサイクルで泳ぎ続けるインターバルトレーニングを行う。

ここは、東京・文京区にある筑波大学附属視覚特別支援学校の屋外プール。いや、正確には防火用貯水池をリフォームした、練習用プールである。長さはわずか十二メートル、水深も一メートルと浅い。

全国どの小学校や中学校にもある二十五メートルのプールにも満たない、この〝貯水池〟プールから、何人ものパラリンピックメダリストが巣立っていった。同校在学中、一九九二年のバルセロナパラリンピックに初出場、その後、アトランタ、シドニー、アテネ、北京、ロンドンと、実に六大会に連続出場し、合計五個の金メダルを獲得している河合純一（かわいじゅんいち）は、この貯水池プールから輩出されたメダリスト第一号である。

「スピード練習、するぞ！　用意はいいか」

胴間声（どうまごえ）がプールサイドに響く。声の主は、右手に長い釣り竿のようなものを持ち、スタートのホイッスルを鳴らす。生徒が順番に、全力で泳ぎ始めると、ターンのたびに、その釣り竿のような棒の先端についた、円柱状のウレタンで生徒の頭や背中を叩く。叩かれると、生徒たちは、クルッ、クルッとクィックターンをする。十二メートルのプールを行ったり来たり。棒を持って走り回る。巨体に似合わず俊敏な動きと、毎

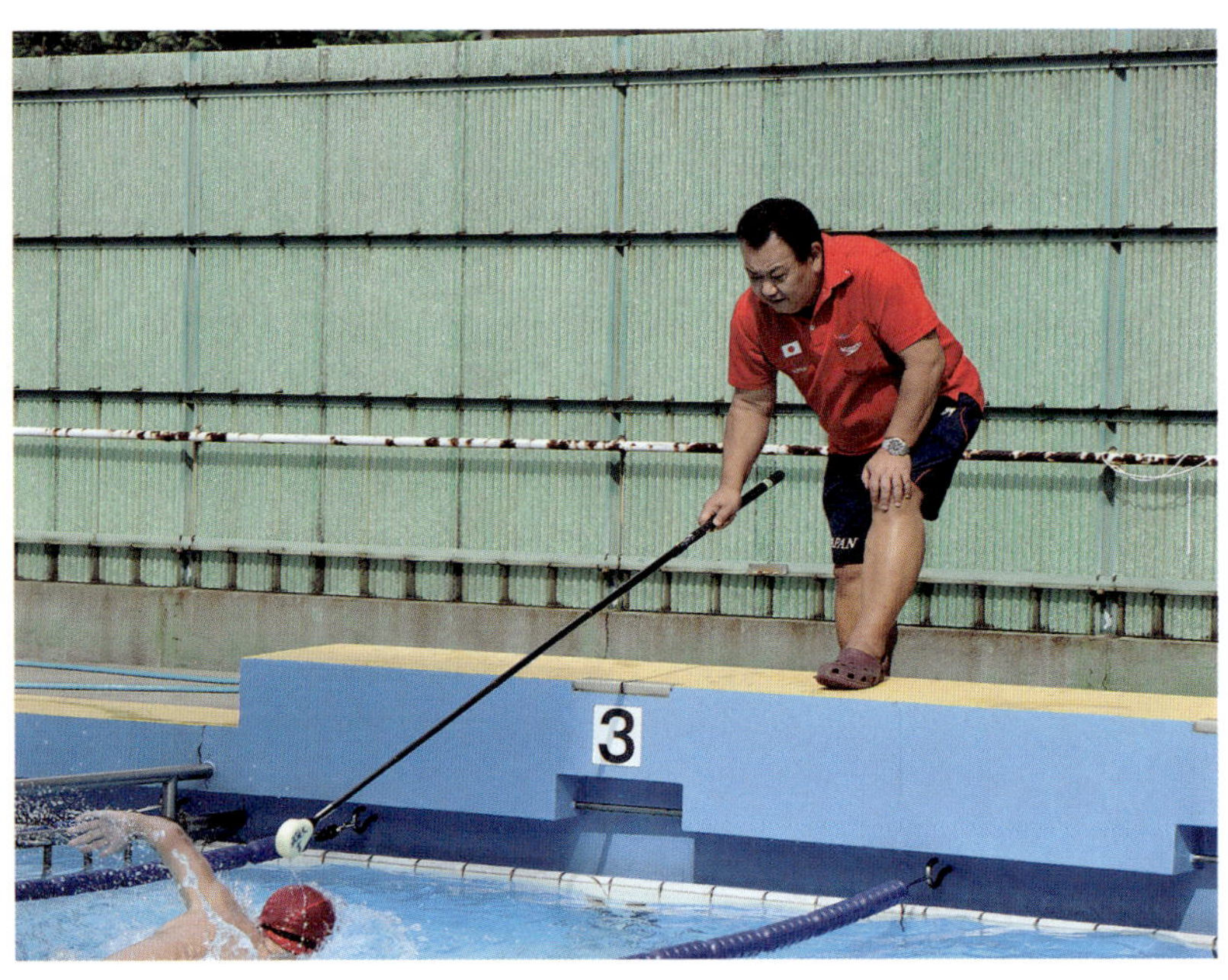

真剣な表情でタッピングのタイミングを計る

回、寸分違わず的確なタイミングで、生徒を叩き続ける。

この人物が、筑波大学附属視覚特別支援学校教諭であり、日本身体障がい者水泳連盟競泳技術委員、日本ゴールボール協会運営委員、ゴールボール女子日本代表コーチとして活躍する寺西真人（てらにしまさと）だ。

寺西が生徒のカラダを叩くのに使っているのは、「タッピング棒」と呼ばれる、視覚障害者の競泳には不可欠な用具である。選手はプールの中で、壁が見えない。ターンのタイミングやゴールタッチを、このタッピング棒を使い選手のカラダを叩くことで知らせるのである。

実際には、生徒たちは十二メートルプールでの自分のストローク数を覚えており、ウォーミングアップなどのトレーニングではタッピング棒を必要としない。二十五メートルプールでも、トップ選手であれば、ストローク数で推し量ることができる。しかし、タイムを計測するスピード練習では思いがけずスピードが出て、壁に激突することもある。それがレースとなれば、百分の一秒を争い、ターンのタイミングやゴールタッチでのわずかな差が、勝敗を分ける。タッピングによる合図は、まさに選手の〝目〟となるのである。

「レースで選手が最後のスパートをかけて泳いでいるようなとき、叩くタイミングがげんこつ一個分ずれると、〇・一秒ずれる。指一本で百分の一秒。許容範囲はげんこつ二個分までって、人にタッピング指導するときには言ってます」

歴代の視覚障害スイマーを育成してきた寺西は、日本が世界に誇るタッパーでもあるのだ。

駆け回る〝目〟

そして、夕方。寺西が次に向かうのは体育館だ。校内の生徒だけでなく、仕事帰りの卒業生を含めたゴールボールの選手たちが、続々と体育館に集まってくる。

ゴールボールとは、バレーボールと同じ大きさのコートで、そのエンドラインにあるゴールに向かって、三人の選手がボールを転がすように投げてシュートする、というチームスポーツ。ボールには鈴が入っており、転がすとチャラン、チャランと軽い音がする。このボールの音、選手の動きの気配を頼りに、相手チームのシュートをカラダを張って阻止する。ゴールを守ったあと、すぐさま立ち上がり、攻撃に転じる。守備のあと、投球がセンターラインを越えるまで十秒以内でなくてはならないというルールがある。

横倒しのカラダに当たったボールが、大きくジャンプアップして後ろのゴールネットを揺らす。あるいは、三人の選手のわずかな間隙をついてボールがスルスルとゴールに吸い込まれる。パワーを与えるため、くるりと一回転してボールを投げる。相手を出し抜くためにウィングの選手が素早く逆サイドに移動したり、わざと大きな足音を立てて攻撃したり。一投一投に戦術とドラマがある。

女子日本代表は二〇〇四年のアテネパラリンピックに初出場し銅メダル、二〇一二年のロンドンパラリンピックで金メダルを獲得した。が、男子日本代表はまだパラリンピック出場権を得られていない。日本選手権で連覇している〈チーム附属〉の選手を中心に男子、女子選手が入りまじって、この体育館に通ってくる。

「今時、体育館にエアコンがない。昼間は室温が四十度を超えることも珍しくないですよ。あまりに暑いと、練習は危険。だから、夕方からのほうが選手にとっても練習はしやすいんです」

静かな体育館に、大きな扇風機がブン、ブンとうなり声を上げる。

「一・五!」

「七!」

選手たちは、九メートル幅のゴールを〇から九まで〇・五刻みに分け、ピンポイントで狙いをつけてボールを投げる練習を繰り返す。選手は手作りのゴールポストの両端からの距離や、細いロープの上に貼られたコースラインのテープを手で探り、自分の位置を確認する。そこから実に正確に、狙い通りのポイントにボールを投げ込む。練習量の多さが推し量られる。

ロンドンパラリンピックで女子チームが金メダルを獲得したことで、にわかにゴールボールという球技が

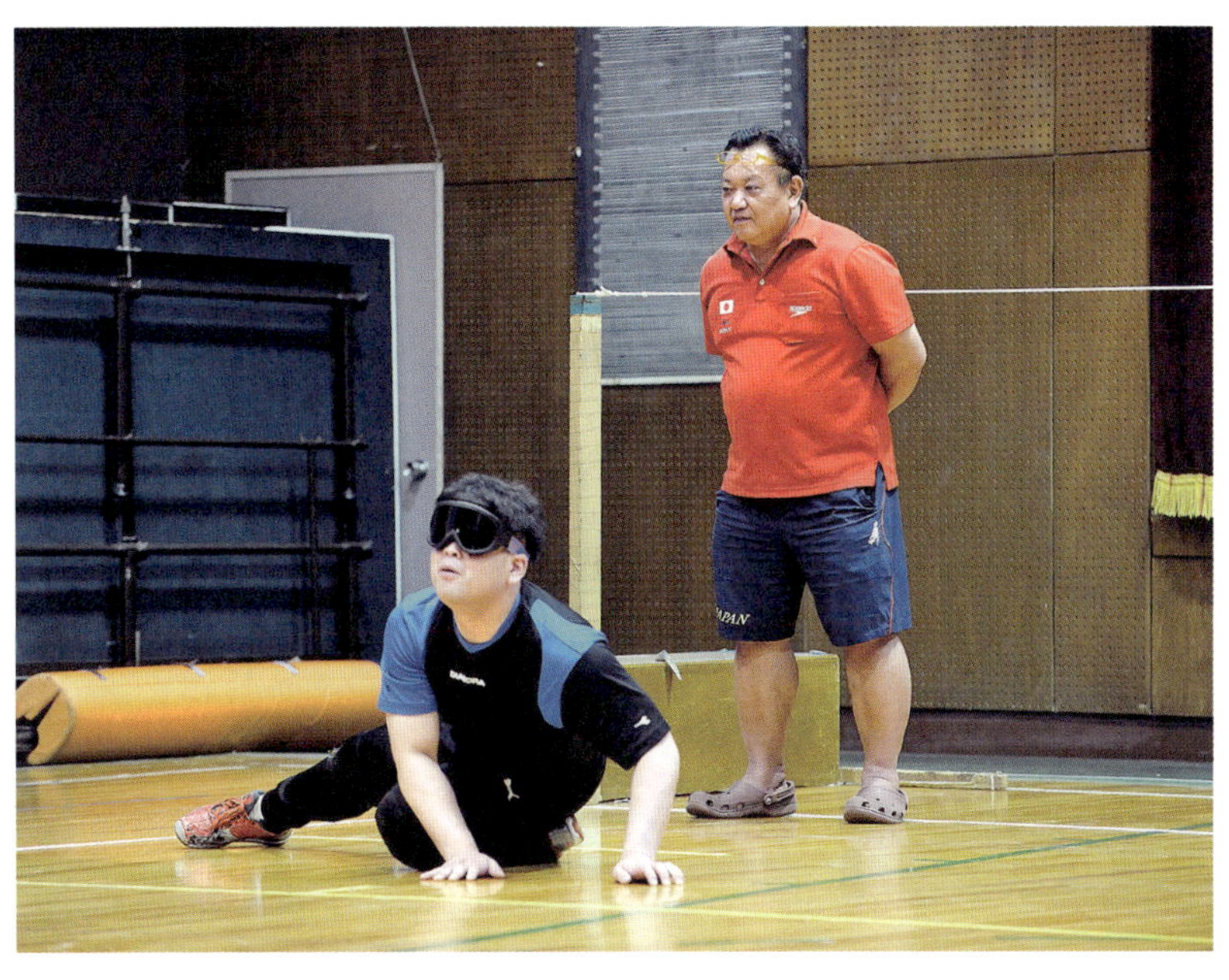

鋭い視線を送りながら次々と指示を飛ばす

注目されるようになった。しかし、寺西は、日本で協会が設立された頃から、ゴールボールの指導に当たってきた。

「今でこそ、ブラインドサッカーとか視覚障害のチームスポーツもいろいろ盛んになってきたけれど、そもそもは、中学や高校で生徒たちが授業でできる、というのがゴールボールに着目したきっかけです。でも、それよりも、校内で荒れていた生徒らの有り余った力のもっていきどころとして、何かスポーツをさせたかった。それにはゴールボールだ！というのが、いちばんの理由でしたよ」

視覚障害のある子どもたちにスポーツを。貯水池プールで、夜の体育館で、寺西の姿がない日はない。

「自分は、完全に〝五時から男〟だから」

笑ってみせる。寺西の眼光が、視覚障害者にとっての光になっている。

秘めた情熱

寺西真人は、一九五九年に東京で生まれた。父方の祖父は牧師、父はそんな祖父の薫陶を受けて幼稚園を営んでいた。新潟県から嫁いできた母は教師。両親とも親戚はみな教員という一家に育った。寺西は、小学校から東京教育大学（現・筑波大学）附属に入学し、中学、高校までを過ごした。教育熱心な家庭の子息として、超一流の道を歩んできたのである。

小学生のときには、夏はキャンプ、冬になるとスキーやスケートといったシーズンスポーツを楽しむ。

「まあ、いわゆるボンボンですよ」

水泳を始めたのは、中学のクラブ活動から。

「これも、動機はいたって不純。憧れの女子の先輩の水着姿が見られるぞ、とかそそのかされて。あと、水泳って、水着一つあればいい。ほかに道具を使わないからお金もかからない」

足が速く肩が強かったことから野球を奨める向きもないわけではなかったが、母親から「野球はケガする。危ない」と言われると、そのまま水泳部に入部した。

中学・高校では、主にバタフライの選手として活躍した。

「得意だったというわけじゃない。バタフライでレースに出る選手が少なかったから、上位に上がれるだろう、というもくろみがあっただけで」

動機は不純。得意ではない。ストレートには語らない。ひねくれ者というか、恥ずかしがり屋というか。自分を語る言葉は、ぶっきらぼうだ。

高校二年までは選手として部活で水泳に熱中していたが、その後は指導する立場へと軸足を変えていく。

「附属小学校の子どもたちに学校のＯＢが水泳指導する、という水泳教室が夏休みにある。日当が当時で八千円くらい。一週間勤続すれば約五万円になる。それが、三週間もあるので、夏休みひと月で、十五万円というバイト代になった。学生の身分としちゃあ、すごくいい稼ぎですよ」

そのうちに、泳げない子どもが三日で二十五メートル泳げるようになる、という評判が近所で立つほどに。

「実際、三日で二十五メートル泳げるようになった。その噂を聞きつけた親が、水泳の家庭教師を頼みたいって、仕事が舞い込むようになったんですよ。成功報酬で五万円、万が一、三日で泳げなければ五千円。まあ、ずいぶんと〝水商売〟させてもらいました（笑）」

泳ぐ喜びを子どもたちが感じていくのを見るのは、寺西にとっても喜びだった。

「二十五メートル泳げたときには、子どもは本当にいい顔しますからね。さすがに水が怖くて洗面器に顔もつけられない、という子どもは時間が足りないからお断りしてましたけど、ともかく顔がつけられる、顔をつけようと覚悟した子どもだったら、絶対に泳げるようになる。そういう目的意識って、子どもだろうが、選手だろうが、変わらない。やっぱり本当に速くなりたいって思っている選手の顔、目の色って違うし、二十五メートルを初めて泳いだときの達成感が、やがて記録を出したときの達成感につながっていくんですよ」

だから、一生懸命上手になりたい、百分の一秒でも速く泳ぎたいという子どもたちには、それ相応のエネルギーと情熱をかけて練習させるのである。

指導の原点

寺西は二浪して、日本体育大学に進学する。

「数ある親戚の教員の中に、体育教師だけはいなかったからね。なら、体育だ、と選んだ」

四年時に、教育実習がある。母校の筑波大学附属高校に行くと、非常勤講師の口があるから来ないか、と誘われ、そのまま卒業後は母校で非常勤の体育教師として五年間勤務した。

筑波大学附属高校は、言わずと知れた進学校だ。高い偏差値、東京大学をはじめとするエリート大学への進学率。高校の体育は、ある意味、生徒たちの貴重な息抜きの場である。

「男子はまだいいんです。カラダを動かすのが好きという生徒もいる。でも、女子は『なんで、私がこんなボールを投げなくてはいけないの?』という感じで、体育指導のやりがいなんか、まったく感じられなかった」

水泳指導で子どもたちが二十五メートルを泳げるようになったときのような、できる楽しさを教える、達成感を感じられる教育とはほど遠い。教育者としての喜びを見いだすことはなかったのだという。

「親父が幼稚園をしてましたからね、幼いときから園児がどれだけ毎日目をキラキラさせながら過ごしているかを見てきた。それが教育だと思ってた。新しいことを一つ覚えると、大喜びで次は、次は、って、くいついてくる。教育って、そういうものだろうって、ずっと思ってたのに、現実は違うというジレンマだったわけです」

転機は、この非常勤講師時代に訪れた。二十七歳のとき、産休代理非常勤として一年間、視覚特別支援学校に勤務することになった。

「忘れもしない。最初にその話があったとき、自分は『え〜、盲学校ですか？』って言ったんですよ。今から考えれば、なんて失礼な物言いなんだって。自分の人生の非常識ワースト3にランクインされている言葉です」

視覚障害者に接するのは初めてのことである。不安も戸惑いもあった。

「実際に視覚障害のある中学生や高校生に体育を教えたら、もう、みんなすごく純粋に授業を受ける。目からウロコでした。ああ、こういう教育の現場が、こんなに近くにあったんだ、と」

非常勤講師として特別支援学校に通勤するのは一時間単位。それでも一年間、その時間が楽しみだと思うほど、熱中した。その後、一つ空きがあるという話を聞いたときには迷わず、就職を決めた。平成元年（一九八九年）に専任教諭となり、現在に至っている。

専任として視覚特別支援学校に勤務することになった寺西は、改めて視覚障害者の誘導について、生徒たちから実地で学んでいった。

「例えば、目の前に柱があってこのまま歩いていくとぶつかってしまうようなとき、『柱があるから危ない』と視覚障害者に伝えても意味がない、と生徒に教えられました。『柱があるから右に三歩よけよう』とか、具体的にどうすれば回避できるかを伝えなくてはいけない。そんなことさえ、ちゃんとわかってませんでした」

二十四時間アイマスクをして、視覚を遮断した状態で生活をする、ということも、自分に課した。

「まず朝起きたときに、自分の部屋なのに何がどこに置いてあるか、わからないわけですよ。ちゃんと整理整頓して、どこに何があるのかを把握しておくことがどれだけ大事か。勝手にモノを動かしたりしてもいけない。そこになければ、探すことができない」

視覚に障害がある者の立場に身を置いてこそ、理解できる。

「食事にしたって、何を食べているのかわからないと、味がしない。何げなく箸を使っていたけど、鼻の穴に箸を突っ込んじゃうし、食い散らかすし」

目隠しをしていても自分でできることは何か。どうしても人に手伝ってもらわないとできないことは何か。経験することで得られたものは大きい。

「ゼロから一つずつ、生徒と一緒に成長するんだ、という気持ちでした」

知ったかぶりをして指導しても生徒はついてこない。最初は不便に感じていたことが、慣れてくれれば生徒との共有という喜びに変わる。見えないことは、決して「できない」こととイコールではない。何度も目隠し生活をして、さまざまなことを確認しながら、生徒に体当たりしていった。

それが、スポーツ指導者としての原点だった、と寺西は語る。

水泳部事始め

視覚特別支援学校で、寺西は新たに水泳部を創設した。当時、フロアバレーボール（視覚障害者と晴眼者が一緒にコートに入りボールをネットの下に転がしてプレーする競技）や陸上競技を楽しむ生徒、そして、それを指導する教員はいたが、水泳をしようという生徒は皆無だった。

「水泳なら自分が教えられる、というのがいちばんだったけど、よく考えたら、プールというのは、壁があって、コースロープがあって、視覚障害者にとって非常に安全な場所だということに気づいたからでもあるんですよ」

もちろん、スピードをつけて泳いで壁に激突すればケガの危険はあり、そこは見守る必要がある。しかし、コースロープで仕切られたレーンでは、自分のペースで泳ぐことができる。一人でも自由に練習が行える。陸上競技やスキーなどではガイドと呼ばれる伴走者が不可欠だ。が、水泳なら、ガイドはいらない。

「水泳をマスターすれば、選手としてだけでなく、生涯スポーツとしてもずっと楽しんでいける。だから、最初はとにかく楽しく泳げるようになる方法を教えようと思ってました。水泳部員じゃなくてもいいよ、誰でも泳ぎたい生徒はみんなプールに来れば、自分が教えてやるってね」

体育の授業でも泳ぐ楽しさを知った生徒が、水泳部に続々と入部するようになっていった。

そして、寺西が専任になって三年目。筑波大学附属視覚特別支援学校の高等部に、河合純一が入学してきた。

ともに戦う

河合純一は、一九七五年、静岡県に生まれた。先天性ブドウ膜欠損症で、乳児の頃から左目の視力がなく、右目の視力も非常に弱かった。三歳で手術を受け、右目の視力をわずかながら回復する。

「物心ついたときから、右目だけで世界を見ていました。それが、自分にとってはあたりまえ。幼稚園の

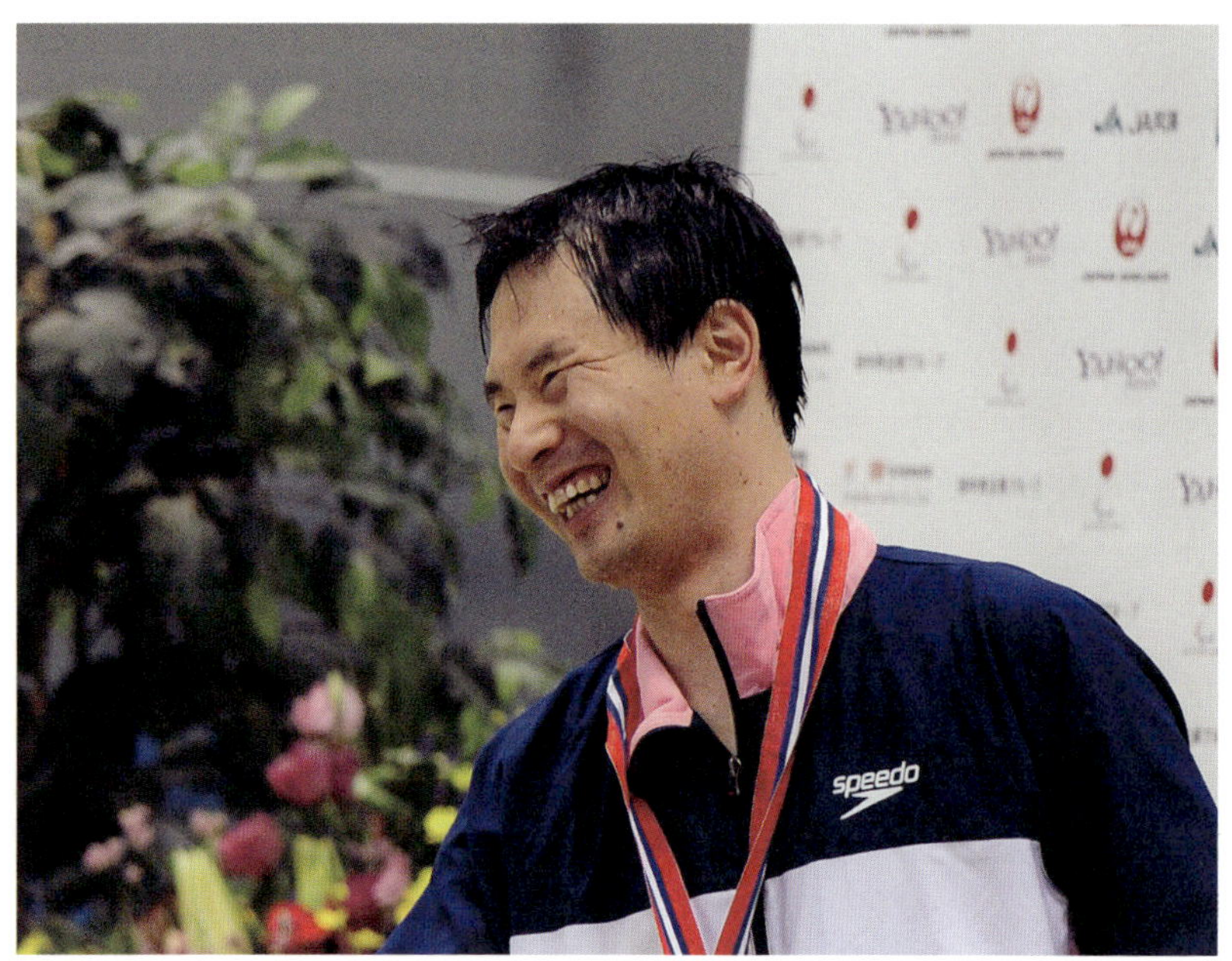

河合純一

かわい・じゅんいち

競泳選手（視覚障害） 日本スポーツ振興センター 研究員

1975年4月19日、静岡県生まれ。舞阪中学校卒業後、筑波大学附属盲学校に進学。1992年のバルセロナパラリンピックに初出場し、アトランタ、シドニー、アテネ、北京、ロンドンと6大会連続パラリンピック出場。通算メダル獲得数21個（金5個、銀9個、銅7個）は日本人最多。1998年、早稲田大学教育学部を卒業後、舞阪中学校に着任。2003年より早稲田大学大学院に進学。2005年、舞阪中学校に復職し、水泳部顧問。同年、IBSA世界ユース選手権大会の日本代表水泳チーム監督を務める。2006年、JICA青年海外協力隊でマレーシアの視覚障害者へ水泳指導。2009年、東京アジアユースパラゲームス日本代表水泳チーム監督。2010年には公務員を辞して参議院議員に立候補。2014年より現職。日本パラリンピアンズ協会会長、日本身体障がい者水泳連盟会長、アジアパラリンピック委員会アスリート委員会副委員長。

ときには眼鏡をかけていて、『メガネザル！』なんて呼ばれて、『何を！』って、つっかかったりしたこともあります」

それでも、活発で友だちも多かった。

そして、友だちが行くから、と五歳で始めたのが水泳だった。地元の舞阪小学校に進学すると、そこには公立の小学校には珍しい屋内プールがあった。

「隣の舞阪中学には屋外だけど五十メートルプールがありました。それで、大会が近づくと中学校の五十メートルプールで特別練習をさせてもらう。反対に、夏が終わると、中学生が小学校の屋内プールに来て練習する」

相互利用を続ける中で、小学校・中学校一貫のスキルアップが可能になる。こうした好環境によって、舞阪小学校の児童は毎年全国大会に出場するレベルにあったという。

「小学一年の頃、練習で続けて二百メートル泳ぐなんていうのは普通のことでした」

低学年で四泳法を身につけ、小学五年で背泳ぎ二百メートルの選手として活躍した。舞阪中学に進学して、三年のときには背泳ぎで県大会の決勝にも出場した。

＊　＊　＊

水泳選手として活躍するも、河合の視力は中学時代に完全に失われていった。授業中に板書された文字をノートに書き写すことも、テスト用紙に書かれた問題を読むこともできない。そのため、河合は視覚特別支援学校への進学を決意する。

「どうせ行くなら、大学進学率の高い学校へ」

小学生で教員になるという目標を抱いていた河合は、東京にある筑波大学附属視覚特別支援学校への進学を決めた。

そして、寺西に出会う。

当時、視覚特別支援学校で水泳を本格的に指導しているところはほかになかったという。だから、向かうところ、敵なし。河合が入学する頃には、筑波大附属は、全国障害者スポーツ大会で圧倒的な勝利を収めていた。そこに、小学生のときから本格的に競泳をしてきた河合が入学してきたのである。

「河合が入ってきたことで、パラリンピック、世界に目を向ける意識につながっていったんですよ」

しかし、小学校、中学校の好環境で育ってきた河合は、貯水池プールを前にして言葉を失った。

「なめてんのか、と思いましたよ」

それでも、夏はそこしか練習する場がない。ほんの数回ストロークするだけで反対側の壁にぶつかる。

「ターンとか壁を蹴る練習にはなった。そういう環境だからですかね、高校に入ってから短距離のタイムがすごく上がったんです」

当時は、まだ音でタイムを刻むスピーカーは存在していない。選手の練習時には、寺西がつきっきりで、ストップウォッチを片手にホイッスルを鳴らす。

「なんか、いつもより苦しいって思ったら、寺西先生がわざと秒数を減らしてインターバルしてた、なんてこともありました」

競泳選手のエリートである河合の入学を、寺西は喜ぶ一方で、人間形成の大事な時期であることを考え、その教育には注力したという。

「何しろ、最初は生意気な生徒でしたから」

視覚障害者は、視覚による情報獲得やコミュニケーションができない分、声に出してなんぼの世界になりがちだ。特に、普通校にいた子どもというのは、その傾向が強いため、歯に衣着せぬ物言いになることもしばしばあるという。

「見える、見えないは関係なく、人間として最低限の言葉遣い、マナーはある、ということを、口を酸っぱくして言いましたよ。自分にはまだいいけど、ほかの先生に向かって最初からため口はいかんだろうってね」

河合の見解も一致している。

「なぜだったんですかね。当時は、どの先生に対しても、先生と思ってないところがありましたからねぇ（笑）」

そんなやりとりを通じて、人間同士がぶつかり合う。授業でも放課後のプール指導でも、寺西と河合は時間を重ねていった。

＊　＊　＊

中学までは背泳ぎの選手として活躍していた河合だが、寺西はあえてクロールを強化した。

「ハイエルボーというテクニックを徹底的に教えました」

近年、オリンピック選手をはじめとするトップアスリートの間では、大きくウデを回すストレートアームが一般的だ。が、視覚障害者の場合、コースロープにウデが当たったときの衝撃が大きいこと、また、ヒジを曲げてコンパクトにウデを回すハイエルボーのほうが、見えない中でもまっすぐに進みやすいというのが主な理由だった。

「自分でもアイシェードをして泳いでみたけれども、ハイエルボーのほうがまっすぐに泳げた」

常に自分で試す。そして、それを指導に生かす。

また、スキルの習得やパワーアップを図る指導では、寺西ならではのアイデアと工夫が凝らされた。

「ハイエルボーの練習時に、水をつかむ、という感覚をマスターするために寺西先生がやったのが、小さなビート板を使って、水に沈めるということでした。結構浮力があって沈まない。それをギューッと手のひらで沈める。その手の使い方が、水をつかむ、ということだ、と」

視覚障害の選手たちは、無意識に手で水を探ってしまう。しっかり伸ばす、指先まで使って水をつかむ、という感覚を身につけるのが難しいのだ。

「おまえら、百円やると言われたら、手を伸ばすだろう。でも、一万円札をやると言われたらどうだ。もっと遠くに手を伸ばすだろ。それだよ、その感覚」

寺西が的確な言葉で指導する。

「あとは、軍手を二重につけて泳ぐ。かなり水を吸い込むので、すごく重くなります。表面積が大きくなることで練習用パドルをつけている効果もある。これで泳いだあと、素手で泳ぐと手の回転数が上がるんですね。こういう練習方法も、寺西先生のアイデアに、僕が『こんなの、どうですかね』と言って、一緒に考えたりして作り上げていきました」

水の抵抗を生み出すパラシュートのような練習用具があるが、それも寺西は手作りした。百円ショップでプラスチック製のバスケットを購入し、ヒモで生徒たちのカラダにくくりつける。

「最初はただのバケツでやってみたけど、抵抗が大きすぎてうまくいかない。スーパーでもらうポリ袋ではすぐに破けてしまう。百円ショップで買えるものなら、自分のポケットマネーも痛まないしね。日々、試行錯誤の繰り返しです」

十二メートルプールでも、練習内容は五十メートルプールに負けない。寺西のアイデアと工夫が、選手たちの実力を向上させていった。

そして、スピード練習でも、レースでも、ターンやゴールで、寺西はタッピング棒で河合を叩いた。

パラリンピックはもちろん、国内外のレースでタッパーを務めるのは、ほとんどが寺西のような日常から視覚障害選手の指導に当たっているコーチである。

「世界でも、タッパーだけを担当するという人はいません。結局、選手と指導者が練習の中でタッピングを繰り返すことで、その技術も磨かれていきます。タッピングは選手と指導者との連携をいかに構築していくか、ということに尽きるんですよ」

そう、河合が分析する。

「練習量に比例して、信頼関係が深まっていった、という実感があります」

タッピングは、それこそ、げんこつ一つ、指一本分というわずかな誤差でタイムが変わってしまう。日頃の練習スピードと、レースでのラストスパート、その変化を把握していなくてはできない。ゴールではタッピングを受けた瞬間、選手はすぐそこに壁があると判断してスパートの力を緩めてしまう。タイミングを間違えば、壁にタッチできないということにもなりかねない。

「最後のひとかきで壁にタッチできるか、もうひとかきさせたら優勝できるのか。一般的には迷ったら、遠いほうでタッピングするんですよ、危ないから。でも、河合のレースでは最後まで勝負させたいから、接戦の場合はあえて壁ギリギリまで待ってタッピングする、ということもありました」

タッパーの判断が、選手のタイムや順位を左右する。それを見極められるのは、常に選手と一緒に練習し、戦うタッパーなのである。

＊　＊　＊

高校二年のときに初出場したバルセロナパラリンピックで、河合は、五十メートル、百メートル自由形で銀メダル、百メートル、二百メートル背泳ぎでは銅メダルを獲得した。しかし寺西は、実際にはバルセロナ、アトランタ、シドニーではタッパーとして日本選手団には帯同していない。バルセロナのときは河合を送り出し、アトランタ、シドニーでは応援というかたちでスタンドで見守っていた。

寺西がタッパーとして河合とともに初めてパラリンピックに出場したのは、二〇〇四年のアテネパラリンピックだ。

大会前に現地入りしていた寺西のもとに一本の電話がかかってきた。

「義母が心筋梗塞で亡くなったという連絡でした。パラリンピック開幕まであと十日ありましたから、帰国することも考えたんです。そうしたら、妻に『河合くんに金メダルを獲らせるために行ったのだから』と言われて、帰国を取りやめました」

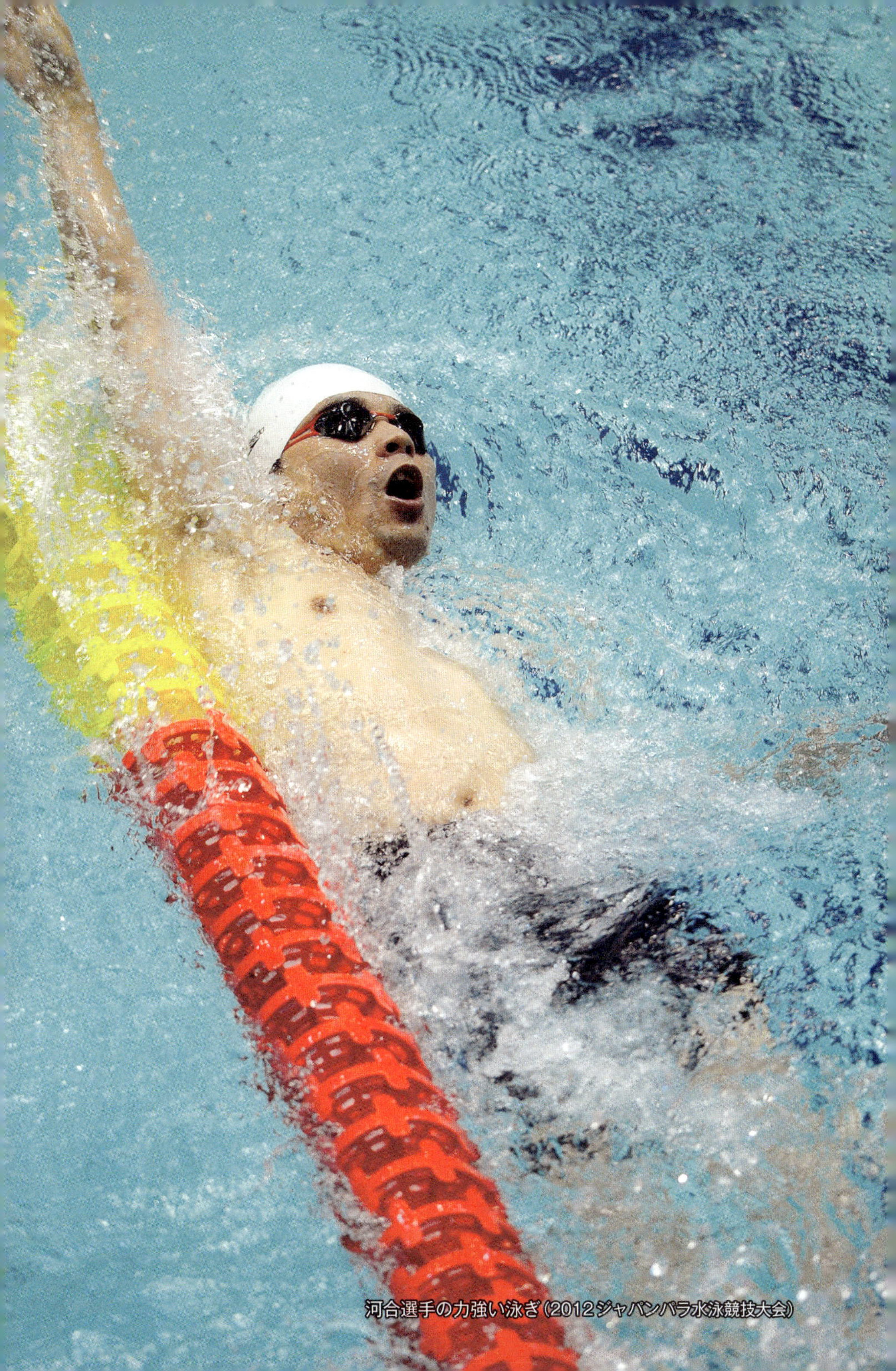

河合選手の力強い泳ぎ（2012ジャパンパラ水泳競技大会）

そうして、寺西とともにのぞんだ五十メートル自由形で、河合は金メダルを獲得。

「最初にパラリンピックのプールサイドに立ったときには、足が震えました。ああ、緊張しているんだな、と。義母が亡くなっても帰国しなかったことで覚悟を決めてたから、そのあとは不思議と冷静になれました。

自分は、タッピングをするときには、選手と一緒にプールで必死に泳いでいる感覚になるんです。スタートして河合は頭一つ抜けてリードしてた。来い、来い、と心の中で叫びながら、じっとタッピング棒を持って待ってました」

あと十メートル、五メートル。タッピング。ゴール！

寺西は、まるでレースが終わったばかりの選手のように、肩で息をしていた。

タッパーは、選手がコースを外れて隣のレーンに入るなど危険な状況以外では、決して声を発してはいけない、というルールがある。ゴール直後も、「ファーストプレイス、カワイ」という場内アナウンスがあるまで、声をひそめていなくてはいけない。

「ゴールした瞬間、声を出さずにガッツポーズしたのは覚えている。そのあと、河合と抱き合って人目もはばからず泣いた、というところまで記憶が飛んでます」

このとき、河合は早稲田大学大学院に学ぶ学生であり、高校を卒業して十年近くが経っていた。しかし、練習、合宿などでは、寺西とレースを想定したトレーニングを続けてきたという。

「どれだけ真剣勝負のスピードの中でタッピングするか。その量が寺西先生のタッピング技術を押し上げてきたし、僕もほかの人にはお願いできない、寺西先生でなくては勝てない、ということを言い続けてきた。その結果の金メダルでした」

選手とタッパーは二人三脚。それを、アテネパラリンピックで世界に見せつけたと、河合も、寺西も感じているのだ。

支え続ける

夕方の体育館に誰よりも早くやってきて、黙々と練習の準備をするのは信澤用秀（のぶさわようしゅう）だ。誰もいなくても、体育館に入るときには「よろしくお願いします」とつぶやいて、ペコリと頭を下げる。ゴールボールを始めた頃からの、大事な習慣だ。

信澤は、一九八六年に東京で生まれた。先天性の網膜芽細胞腫により、生まれたときから視力に障害があった。網膜は眼底にある薄い膜状の組織で、ここに映し出された光が視神経から脳に伝わる。〝見える〟という認識を司る、大事な器官である。網膜芽細胞腫は、この網膜に悪性腫瘍ができる病気だ。左目は摘出手術を受け、今は義眼を装着している。右目は、右側四分の一程度の狭い部分で〝見る〟ことができる。光や色を識別したり、視野の中で人が通った、というような動きを認識できるのだという。日常的に白杖を使用し、黄色の点字ブロックを頼りに歩行する。

筑波大学附属視覚特別支援学校には、小学校から高校、さらにマッサージ師の資格取得までの十五年間通学した。中学から体育の授業では寺西の指導を受けていた。ゴールボールを始めたのは、高校に進学してからである。

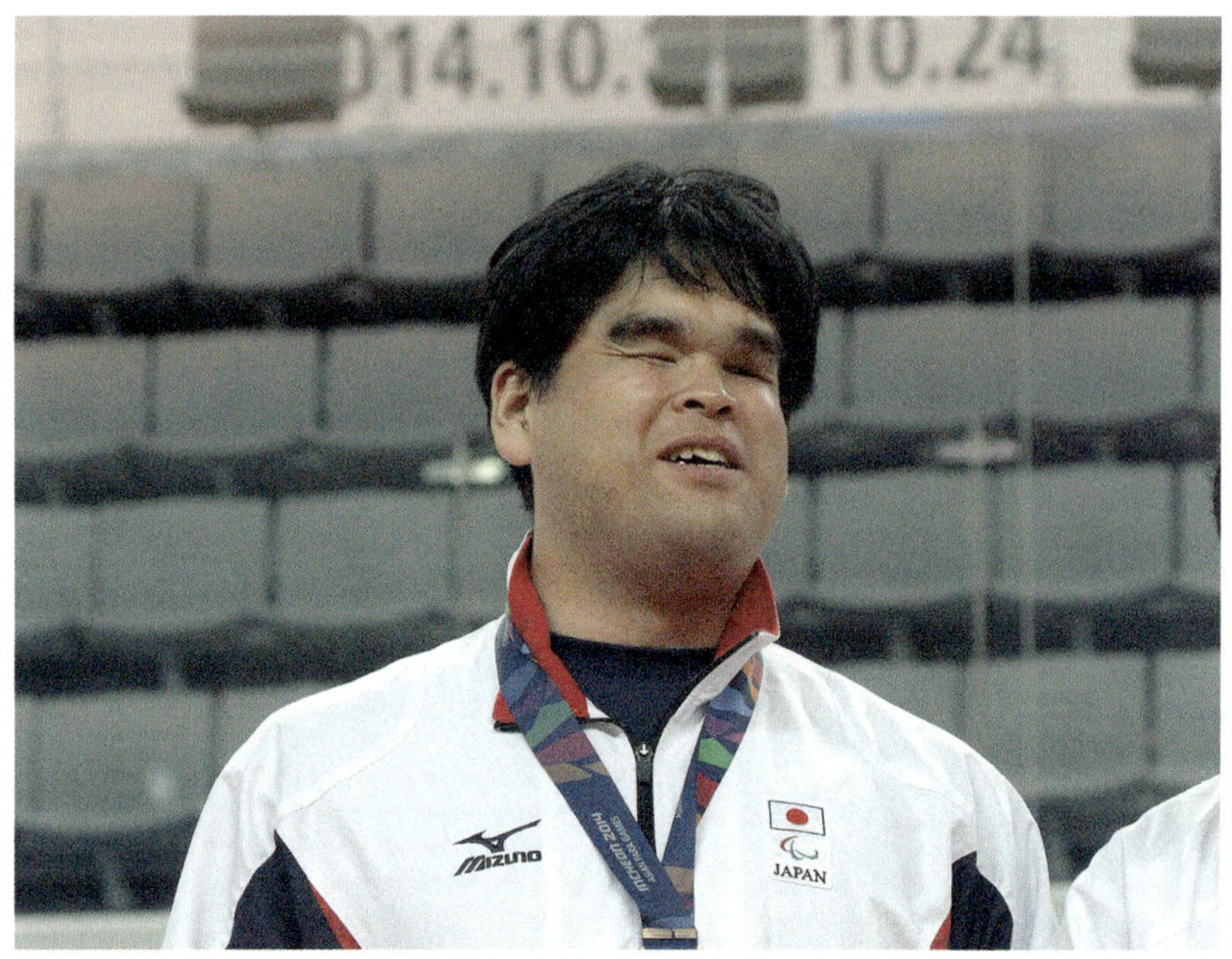

信澤用秀

のぶさわ・ようしゅう

ゴールボール選手（視覚障害）　シーズアスリート、team附属A所属

1986年7月4日、東京都生まれ。筑波大学附属視覚特別支援学校高等部卒業後、マッサージ師の資格を取得。2011年、IBSAゴールボール世界選手権・最終予選に出場。2012年には日本ゴールボール選手権大会で優勝し、最優秀選手賞を獲得。2013年、アジア・パシフィック地域ゴールボール選手権大会で銀メダル、リトアニア国際ゴールボールトーナメントにて7位。2014年、アジアカップ（中国・杭州）で4位、IBSAゴールボール世界選手権大会（フィンランド・エスポー）で4位、アジアパラ競技大会（韓国・仁川）にて銅メダル。

「当時、すごく荒れてました。とにかく、学校のものは何でも、壊してた」

ガラス窓を割る、ロッカーをぶち壊す。授業中にほかの生徒の邪魔をする。教師に盾突く。中学三年から始まった信澤の校内暴力は、高校に進学しても収まらなかった。

「悪いことをして目立つのがかっこいい、と単純に思っていたんです」

周りが騒ぐほど、破壊はエスカレートしていったのだ。

＊　＊　＊

高校進学と同時に、寮生活になる。そのときに同部屋だった先輩から、ゴールボールの存在を教えられた。また、体育教師だった寺西の強い奨めもあった。中学時代までは、視覚障害者野球やフロアバレーボールなどのスポーツを経験していたが、長続きしていない。ゴールボールも期待せずに、体育館に出向いたという。

寺西が体育館で待っていた。

「信澤、とにかく何か壊すくらいなら、このボール、思いっきり投げろ」

持ってみると、ボールはズシリと重い。最初は当然、思うようにボールは投げられない。それでも、何度も繰り返すうちに、スピードやパワーをつけて投げられるようになっていく。ひたすらゴールに向かって、ボールを投げ続けた。その間だけ、無心になれた。

「視覚障害者の野球やバレーボールは、目の見える人の指示で自分の行動が決まる。だけど、ゴールボールは、コートに入る選手三人の裁量でゲームが進行するんです。選手は全員アイシェードをつけて完全に真っ暗な状態。目が見えないことがハンディにならない。自分の耳と感覚だけで、自由にプレーできるところに、すごく魅力を感じられたんですね」

そして、信澤はゴールボール部に所属するようになる。

「寮生活でしたから、とにかく朝食も食べずに学校に出てくるような生徒は練習をさせない。ケンカしたら練習をさせないって、普段の生活をそのまま練習に結びつけました」

部員全員に対しての規律ではあったが、目的はただ一つ。信澤の生活習慣を矯正するためだった。寝坊して食堂に姿を見せないと、寮母さんから寺西に連絡が入る。

「スポーツ選手だったら、しっかり食べること、時間を守ることは大原則だろ、と」

単に、生活を改めろ、と叱っても反抗するだけだ。が、スポーツ選手としてどうあるべきか、というアドバイスであれば、信澤も聞く耳をもった。

「授業をさぼったら練習はさせない、先生に盾突いたら練習はさせない」

すべての基準が、ゴールボールだった。

「練習に出られなくなる。それだけは避けたかった。ゴールボールがストッパーじゃないですが、ちゃんと授業に出る。先生に挨拶をする。寮生活で、生徒の人数も多くはありませんから、何をしてもすぐにバレちゃうんです。だから手を抜けなかった」

ゴールボールをしたいから、嫌いな勉強にも宿題にも取り組んだ。朝食を摂り、生活習慣にも変化が表れ、次第に落ち着きを取り戻していった。

その変化を、待ち望んでいたのは、もちろん寺西だった。一九九〇年代、寺西がゴールボールを体育の授業に取り入れるようになった頃、三人の問題児が校内にいた。その生徒たちにゴールボールを教えると、信澤と同じように夢中になっていった。

「退学になりそうなほど、荒れてた三人でした。それが、ゴールボールを始めてから、見る見る変化が表れた。ゴールボールは、チーム競技として仲間同士助け合わなくてはいけないし、互いに信頼しなければ勝てない。そういう、彼らにいちばん欠けてた部分を教えてくれるスポーツだった。それに、たかがボールの転がし合いだけど、そこにある、相手の裏をかくというようなゴールボールならではの醍醐味に気づく。そうすると、悪習慣から完全に離れていくんです」

それを経験していたからこそ、信澤にもゴールボールを奨めたのである。

「ゴールボールをやってみて、いちばん自分が変わったと感じるのは、他人のことを考えるようになった、ということです。競技中、練習中はもちろん、アイシェードをしてまったく見えない中でプレーしますから、声をかけ合わなくては誰がどこにいるかもわからない。言葉で何かを伝えなくては、自分が何を思っているのか、どうしてほしいのか、そして相手はどう思っているのか理解できない。そういう、相手、他人を思いやる、ということを、ゴールボールを通じて学んだ、と思います」

いっぺんに変化したわけではない。それでも、年月を重ねて社会人になってもずっとゴールボールを継続する中で、自分は確かに変わっていった、という実感があるのだ、と信澤は言う。

＊　＊　＊

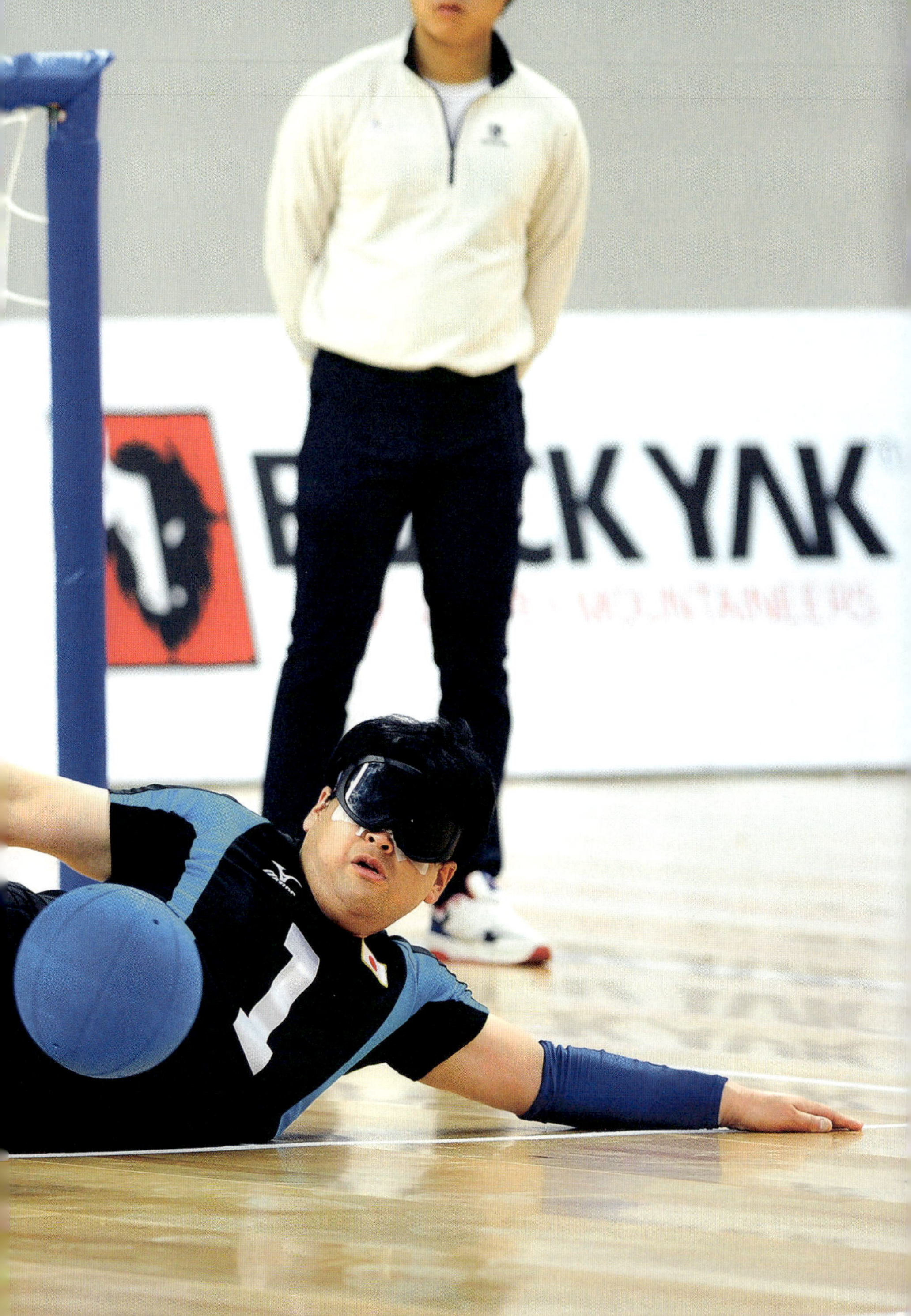

球筋を見極めてシュートを止める信澤選手（インチョン2014アジアパラ競技大会）

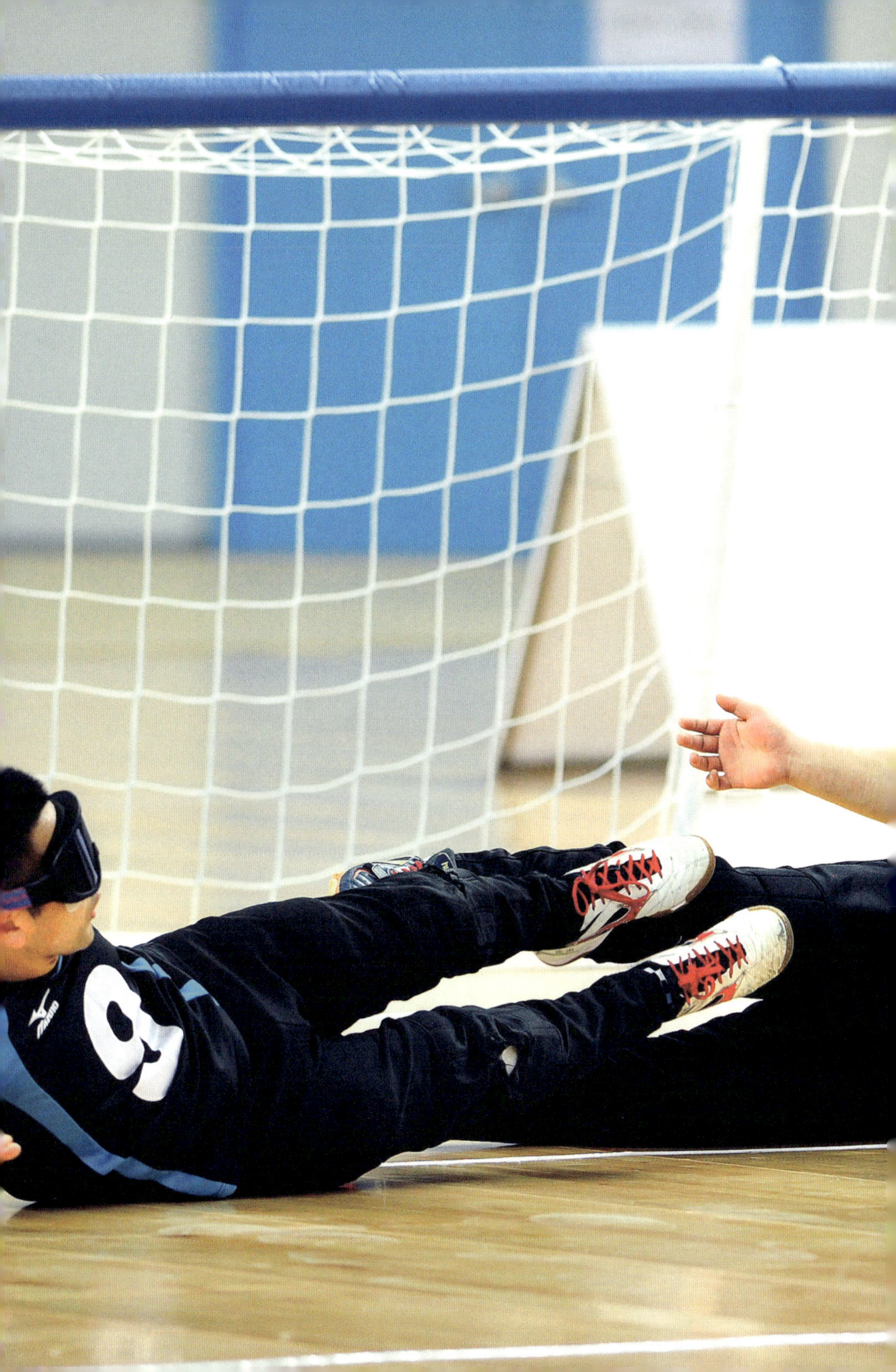

日本代表チームの強化指定選手に選出されて、海外遠征などに行くようになったときに、経済的に競技を続けることが難しくなった時期もあった。そんな信澤を、寺西は自費で支えた。

「社会人になってから返済してもらいましたけどね。出世払いです」

あるいは、一口一万円で二十人の教師からカンパを集めたこともある。

「返せるようになったら、一人ひとりにお礼を言って返済しろよって言って」

そうやって、信澤はゴールボールを続けてきたのである。

だが、寺西も、単なる一選手の遠征費を工面したわけではない。そこまでやってやりたい、と思う選手じゃなければできない、という。

＊＊＊

「ロンドンパラリンピックで日本女子が金メダルを獲れた。それはもちろん、女子チームの努力、監督の努力があったからこそ、なんですが、信澤たち男子選手が女子の練習相手になったことが大きい。カラダが大きくてパワーのある海外選手を想定した練習を、女子は男子相手にできた。男子選手に働きかけて調整した中心人物が、信澤でした。あいつら、自分も練習したいのに、女子を強くするためにって、必死に頑張ったんです」

だから、ロンドンパラリンピックの金メダルは、日本のゴールボール選手全員で勝ち取ったメダルだ、と寺西は思っているのだ。

信澤が神妙な面持ちで口を開く。

「寺西先生がいなかったら、どんな大人になっていただろう。今でも、そんな想像をすると……。頭が、上がりません」

寺西が信澤に魔法をかけたわけではない。生徒の自立です。スポーツの力が大きかった、と語る。

「自分が教員として目指すのは、生徒の自立です。パラリンピックに出ることだけが目標じゃない。一つのことをやり遂げる、やり続ける力。そこには日頃の努力がいる。スポーツで目標に向かって努力する力があれば、自立できるんです」

これまで寺西が手塩にかけてきた選手たちは、卒業後、自分の足でしっかりと立ち、前に進んでいる。

「それは、自分の、唯一の自慢なんですよ」

師弟の絆

寺西が育て上げてきた選手たちとのつきあいは、とても長い。河合であれ、信澤であれ、すでに卒業後の年数のほうが多い。

これまでを振り返って、河合は言う。

「シドニーパラリンピックのあとくらいから、僕は寺西先生を誘って、視覚障害の子どもたちに水泳を教える教室を開催したりしてました。二〇〇六年には、二人でＪＩＣＡ（国際協力機構）のボランティアでマレーシアに一カ月、現地の視覚障害児に水泳を教えに行ったこともあります。僕ら、選手は海外で活動できるし、海外選手とコミュニケーションもとれる。でも、同時に、世界にはまったくスポーツにアクセスできない障害児がいる、という現状を知ること、それを広く知らせることも大事だ、と考えています」

東南アジア諸国では、温水プールも屋内プールも不要だ。一年中泳げる環境がある。にもかかわらず、泳げる子どもは少ない。

「プールがあればいいってもんじゃない。指導者がいて、レッスンを受けられるシステムが整わないと、スポーツに親しむことさえできない」

十二メートルの貯水池プールからスタートした世界への道は、選手、コーチとしてその頂点を極めるだけにとどまらず、スポーツの底辺を拡大する行動へとつながっていった。

「最終的には、障害のあるなしに関係なく、多くの人が水泳やほかのスポーツに親しめるようになればいい、と強く思いますね」

河合がパラリンピアンとして、また、現在、日本身体障がい者水泳連盟会長として活動する基礎がつくられたのは、寺西と過ごした高校時代の三年間なのだ。

その高校時代には、夏休みの練習中に暑いと言ったら百円、疲れたと口にしたら百円。寺西が作った罰金ボックスに集めて、みんなで帰りにかき氷を食べに行ったりした。あるいは、練習後、着替えたあとでトニックシャンプーを不意打ちで浴びせかけ、再びシャワーを浴びなくていけない、という罰ゲームのようないたずらが流行り、毎日ドキドキしながら過ごした。

「練習はやはり辛かったですけど、そうやってみんなで楽しみを見つけてましたね。僕自身、自分の障害を受け入れるのに、高校の三年間が必要だったのです。そういう中で、水泳選手として世界に意識を向けてくれた。寺西先生は、やはり大事な時期に出会った恩師なのだ、と思っています」

信澤も、また、高校時代の練習では苦笑してしまう思い出があるという。

「ゴールボールでは、互いに声をかけ合うことがすごく大事なんです。それで、寺西先生が〝声だし〟練習をする。これが、屈辱的で」

グラウンドの真ん中に行って、歌を一曲歌う。あるいは、好きな女子生徒の名前を、チームメイトにわかるように大声で叫ぶ。

「それが終わらないと、ボールを投げさせてくれない。必死でしたよ」

グラウンドの中心で、愛を叫ぶ。ゴールボールを続けるためには、やり遂げるしか、ない。

「海外の大会では想定外のことにも対応しなくてはいけないし、自分の言うべきことを言葉にしなくてはいけない。それを疑似体験させただけですよ」

寺西は、当時を振り返って笑った。

「とにかく、高校時代に、寺西先生にはコミュニケーションをとること、自分で発言することがどれだけ大事かということを本当に教えられました。スポーツは何でもそうだと思いますが、黙ったままプレーをしていると、楽しさも半減してしまいます。ゴールボールを教える立場になったときには、そのことをいちばん大切なこととして伝えていきたいと思っています」

かつての〝屈辱的〟練習の成果かどうかは別として、今や日本代表の中心選手となった信澤は、コートに入ると大きな声で仲間を鼓舞し、チームを強力にまとめ上げるのだ。

寺西は、言う。

「体育教師だからではなくて、自分はスポーツという手段を使って指導、教育しているんです。水泳やろうよ、ゴールボールやろうよって声をかけて、生徒たちに火をつける。それで燃え上がったら、もっと焚きつける。百人の中で、一人でも二人でも、自分の影響で学校生活を、その後の人生を、よりよく送れるようになればいい」

苦しくも楽しい高校生活で、寺西の指導、教育がしっかりと根づき、やがて大きな花を咲かせるのである。

時折、貯水池プールの水を取り替え、生徒と一緒になって清掃する。破損した備品があれば、黙って修繕する。

夜九時半すぎ。寺西は体育館の照明を落とし、施錠する。

明日またやってくる、生徒や選手のために。寺西の一日は、こうして終わる。

障害者の水泳とは

パラリンピックで行われる水泳は競泳のみで、〈自由形〉〈平泳ぎ〉〈背泳ぎ〉〈バタフライ〉〈個人メドレー（バタフライ、背泳ぎ、平泳ぎ、自由形の順で泳ぐ）〉〈メドレーリレー〉〈フリーリレー〉の７種目がある。

障害の種類や程度によってクラス分けが行われるが、基本的に国際パラリンピック委員会水泳部門（IPC-SW）が定めたクラス分け規則が適用され、そのクラスごとに競技が実施される。視覚障害では視力や視野の程度により三つのクラスに分けられるが、知的障害は一つのクラスで実施される。上肢や下肢の障害については、水泳競技を行うのにどの程度の運動機能が使えるのかを確認し、泳法ごとに必要とされる運動機能に基づいて9〜10のクラスに分けられる。

視覚障害の選手の場合、ターンやゴールタッチのときに壁にぶつかる危険があるため、コーチが「タッピングバー」という棒を使って選手に触れ、壁が近いことを知らせる。また、飛び込んでスタートすることが難しい選手には、水中からのスタートが認められている。

1960年の第１回ローマパラリンピックから正式競技として行われている。近年、パラリンピックに出場するためにはIPC-SWの定める標準記録を突破することが最低条件となっていることもあって、トップクラスの選手が競い合うパラリンピックでは、オリンピックに近い記録がたたき出される場合もある。

ゴールボールとは

ゴールボールは視覚障害者を対象とした対戦型の団体球技である。両チーム三人ずつのプレーヤーがアイシェード（目隠し用のゴーグル）を装着し、18m×9mの大きさのコートの中で、鈴が2個入ったボール（重さ1.25kgでバスケットボールとほぼ同じ大きさ）を転がすように投げ合って、戦う。攻撃側は、高さ1.3m×幅9mのゴールを狙って投球し、ゴールに入れれば得点となる。守備側は、ボールの音や相手の足音を聞き分けて球筋を見極め、カラダ全体を使ってゴールを守る。試合時間は前半・後半12分ずつで、得点の多いチームが勝ちとなる。

選手が音を頼りに競技することから、観客も音を出さないように応援・観戦しなければならず、シーンと静まり返った競技場で熱い戦いが繰り広げられる。ゴールできなくても、攻守の切り替わる10秒という制限時間内でまともな攻撃をさせないボールを投げるなど、駆け引きや戦術の多彩さも魅力である。

1972年のハイデルベルグパラリンピックで公開競技、1976年のトロントパラリンピックで正式競技となった。日本には1982年に初めて紹介され、2004年のアテネパラリンピックには女子日本代表が初出場を果たし、銅メダルに輝いている。また、女子日本代表は2012年のロンドンパラリンピックで優勝し、パラリンピックの団体球技では日本勢で初の金メダルを獲得した。

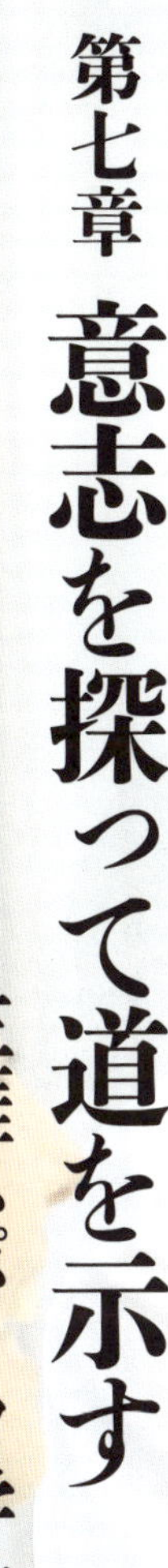

第七章　意志を探って道を示す

生涯スポーツ学教授・野村一路

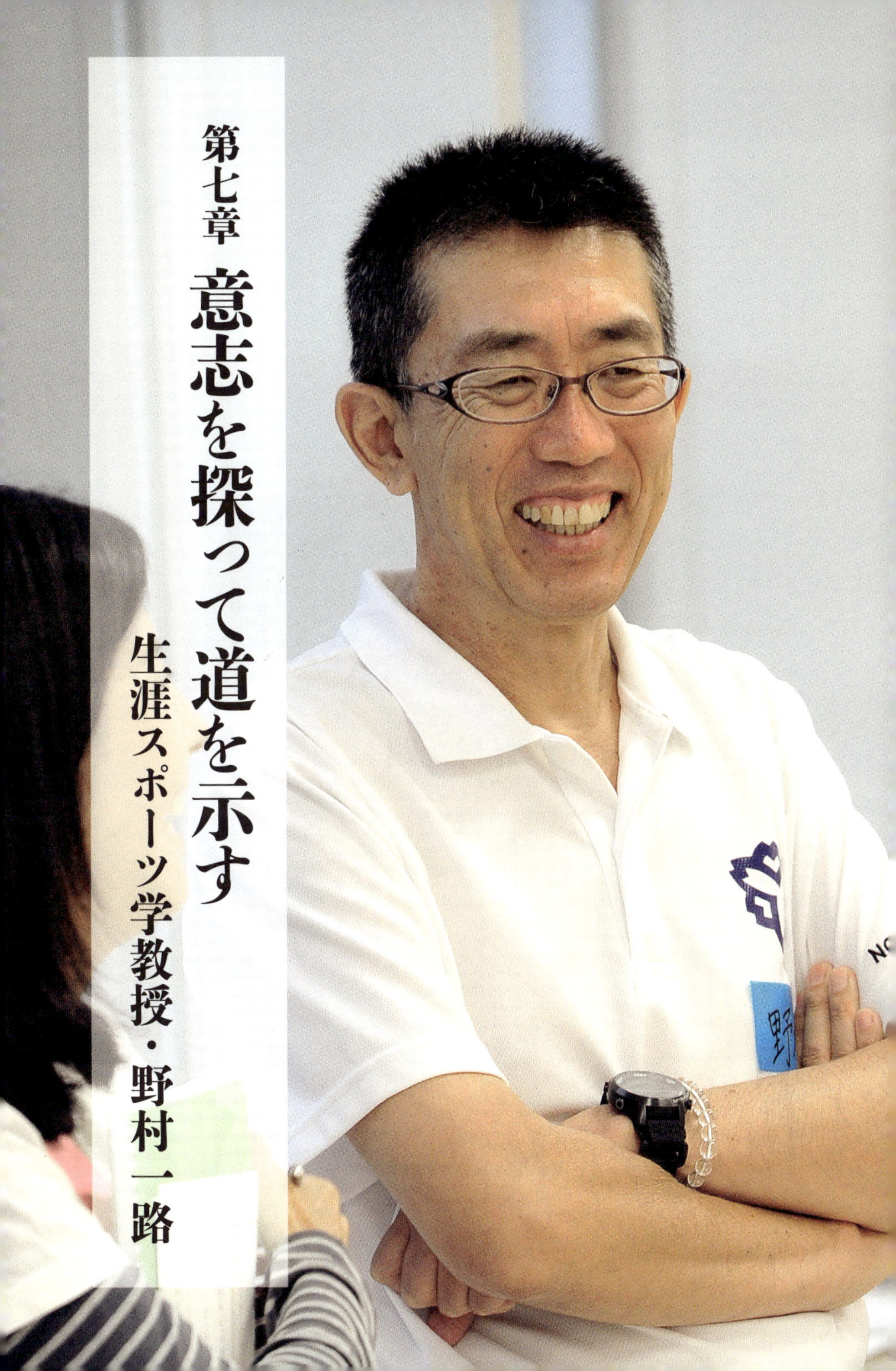

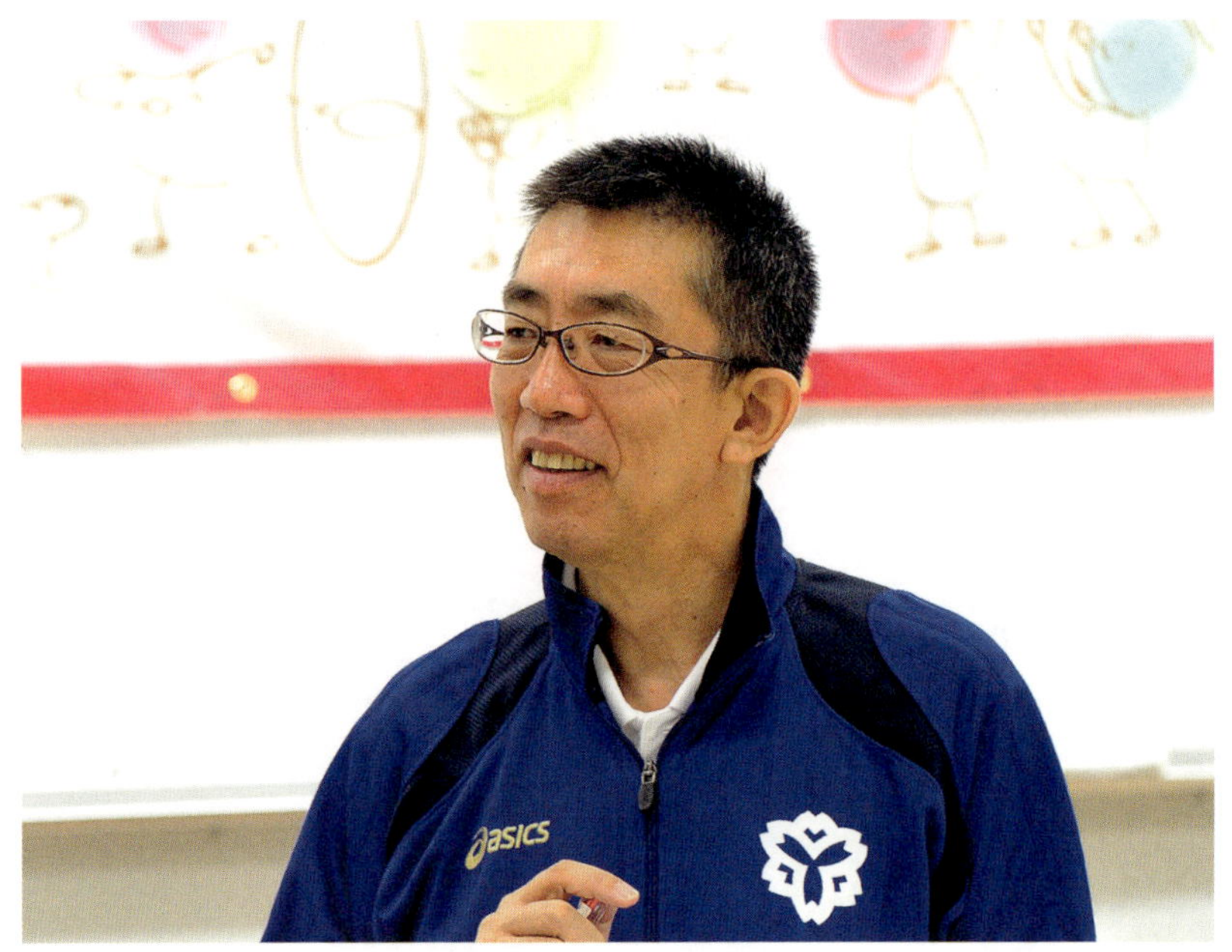

野村一路

のむら・いちろ

日本体育大学体育学部社会体育学科 生涯スポーツ学 教授

1954年12月1日、東京都生まれ。日本体育大学卒業後、岩手県下閉伊郡田野畑村教育委員会社会教育係勤務。横浜YMCA健康教育部ディレクターを経て、日本体育大学大学院体育学研究科社会体育学コース修了。上智大学・日本体育大学の非常勤講師などを務めたのち、日本体育大学体育学部レクリエーション学研究室の助手・講師。2011年より現職。主な研究領域は、レジャー・レクリエーション、セラピューティック・レクリエーション、生涯スポーツ、障害者スポーツ。1998年の長野パラリンピックでベニューアドバイザー。文部科学省「健常者と障害者のスポーツ・レクリエーション活動連携推進事業」の「障がいのある人とない人のスポーツ・レクリエーション交流事業」に携わるほか、スポーツ庁「地域における障害者スポーツ普及促進に関する有議者会議」委員など、障害者のスポーツ振興のための研修会や講習会の講師も数多く務める。

「おう、小池か。まあ、入れ」

「失礼します」

日本体育大学にある生涯スポーツ学研究室は、静寂に包まれていた。社会体育学科一年の小池岳太がドアの隙間から顔をのぞかせると、教員の野村一路が、仕事の手を休めて、三月の淡い日差しの中でほほ笑んでいた。

「大変だったみたいだな」

「はい。実は、バイクで事故に遭いまして、入院してました。まもなく退院できるのですが、今日は授業の単位のことでご相談に来ました」

丈夫な三角巾で左腕を固定させた身長一八一センチの小池が、チョコンと頭を下げる。

野村は立ち上がって、手招きした。

「そうか。小池は確か、サッカー部だったよな」

「はい」

「サッカーは、どうしようと思っているんだ？」

「大好きなので、続けたいんですが……。僕の左腕、もう元には戻らなくなってしまって。レギュラーは望めませんが、片腕でも、下部チームでゴールキーパーを続けられれば、とは思っています」

一つ、呼吸をして、言葉をつないだ。

「ただ、目標を見失って、困っています」

「うん、そうか。そういえば、出身はどこだっけ？」

「長野です」

「じゃあ、スキーはできるか」

「はい、できます。というか、子どもの頃からやっていたので、サッカーより得意かもしれません」

野村が、一歩前に進み出た。

「それなら、スキーでパラリンピックを目指さないか。三年後、トリノパラリンピックがある。大学四年で出場できるぞ！」

「‥‥スキーで、パラリンピックですか」

「うん。パラリンピックだよ！」

〝パラリンピック〟という言葉がカラダを貫く。その瞬間、小池は、まばゆいほどの光に包まれたような気がした。

これだ！　これがあった！　もう一度、スポーツで挑戦できる。パラリンピックを目指すんだ。

左の肩からぶら下がった重荷のようなウデには、心の傷とともに鈍い痛みが残っていた。それでも、〝パラリンピックを目指す〟という言葉を耳にして、すべてを凌駕してしまうような喜びに満たされた。そして、その思いは、その後ずっとぶれずに、小池の生きる軸になっていった。

サッカー漬けの高校時代

小池岳太は、二〇〇六年のトリノパラリンピックからバンクーバー、ソチと三大会に連続出場しているアルペンスキーの選手である。

日本体育大学一年の秋、バイク運転中の事故で左腕に麻痺が残った。下肢に障害はなく、一般のスキーヤーのように二本のスキーを履いて滑ることができる。が、ストックは右手だけで使用する。

小池は、一九八二年、長野県岡谷市で生まれた。高校の体育教師でバレーボール部顧問を務める父、農業と新聞配達を担う母、そして姉、二人の弟がいる。

幼いときには、自転車を二時間飛ばして、山の中の渓流に行き、釣りを楽しんだ。子ども用のスキーゴーグルをサングラスと水中メガネの代わりにして日が暮れるまで遊んでいるような、元気な子ども時代を送っていた。小学校では、給食を五分で済ませ、校庭や体育館に飛び出していき、友だちとはしゃぎ回っていたという。母の畑仕事を手伝う傍ら、習い事のピアノに熱心に通う一面もあった。

冬になると、父に連れられ、長野県内のスキー場に出かけた。三歳のときに、父に背負われて斜面を滑走した、という記憶がある。物心ついたときには自分一人で滑っていたという。

「いわゆるゲレンデスキーです。でも、子どもの頃からスピードを出して滑るのが面白くて、ただただまっすぐ、直滑降していましたね」

中学では美術部に所属。それでも、休憩時間や放課後には友人らと一緒にバスケットボールやサッカーに興じていた。

長野県下諏訪向陽高校に進学すると、サッカー部に入る。一九九三年にJリーグが開幕し、日本じゅうのサッカー熱が急上昇した。そんな時代の空気に、中学生の小池も反応していた。

「山梨にある〈ヴァンフォーレ甲府〉をすごく応援していました。将来、そこでプレーしたい、という気持

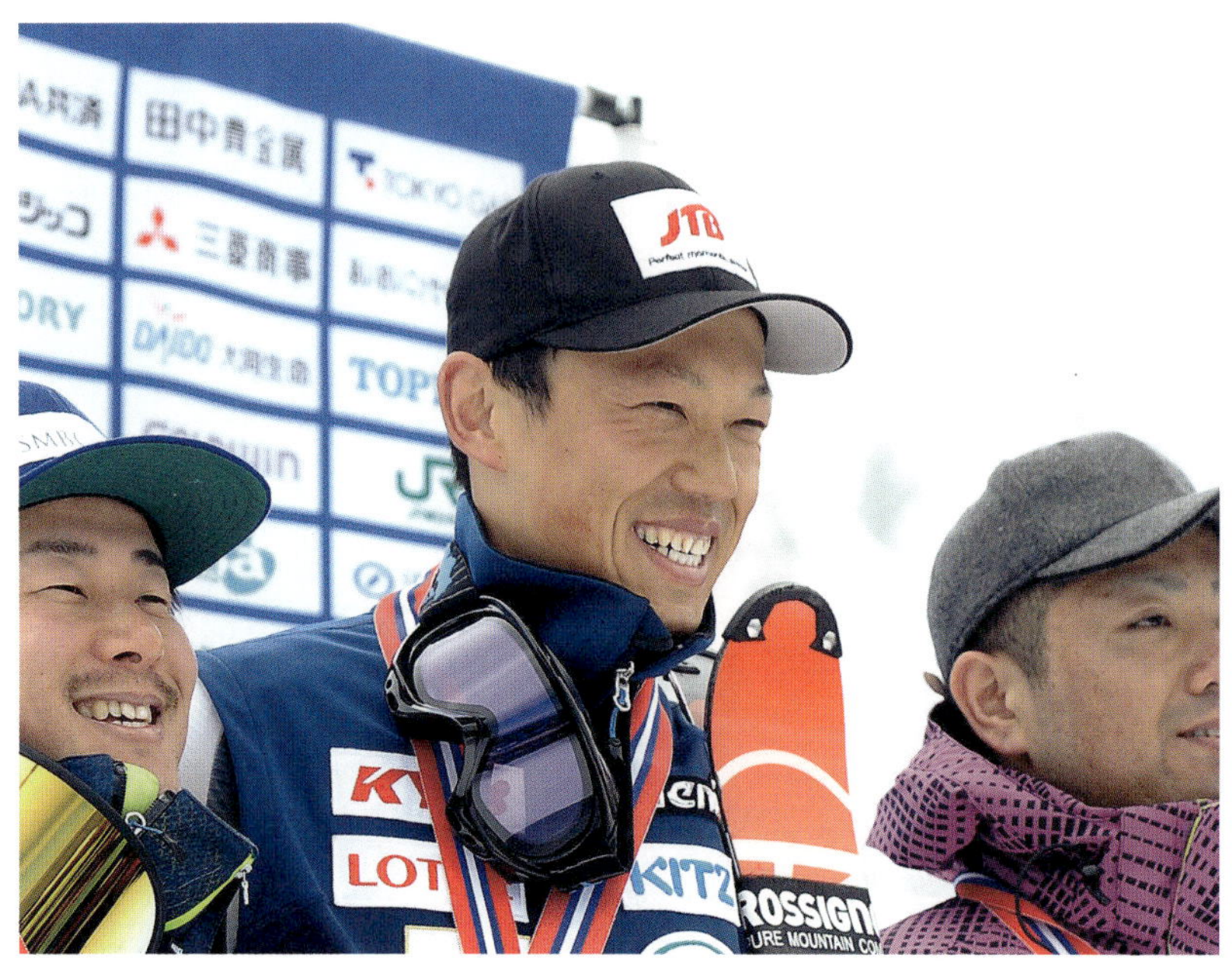

小池岳太

こいけ・がくた

アルペンスキー選手（クラスLW6/8-2）　(株）JTBコミュニケーションデザイン所属

1982年8月2日、長野県生まれ。長野県下諏訪向陽高校ではサッカー部に所属し、ゴールキーパーを務める。日本体育大学入学後、受傷を機にアルペンスキーに転向。大学4年時の2005-2006年シーズンに日本代表入りし、トリノパラリンピックに初出場。大回転19位、スーパー大回転44位、滑降38位の成績を残す。2010年のバンクーバーパラリンピックでは、回転18位、スーパー大回転9位、滑降12位、複合13位と大きく飛躍。2014年のソチパラリンピックでは、大回転とスーパー大回転で9位、複合10位。同年より、自転車競技（ロード、トラックの短距離種目）にも挑戦中。

ちも強くなっていったんです」

中学までは母の農作業の手伝いを優先させていたが、高校進学と同時に、思いを実現させたのだった。

「周りは、みんな小さい頃からサッカーをやっていた経験者ばかり。最初は練習についていくのがやっとで、練習後に部室で眠り込んでしまうこともたびたびありました」

ゴールキーパーが休部したときに、当時から長身だった小池は、顧問から「キーパーをやってみろ」と言われる。ゴール前に立ちはだかり、仲間のシュートが飛んでくると、反射的にカラダが動いてボールを止めることができた。

「バレーボール部の顧問をしていた父に連れられて、小さい頃からバレーボールに親しんでいたので、ボールに対して自然と動くことができたんだと思います」

以来、ゴールキーパーが定位置となった。下諏訪向陽高校は県大会でベスト8という成績を残している。その後、小池は南信州選抜にも選出された。

「優秀な仲間に引っ張られるようにして、自分もサッカーで成長できた。それで、この先もずっとサッカーの可能性を突き詰めていこう、と思うようになりました」

一浪後、日本体育大学を進学先に選んだのも、サッカーを続けたいという気持ちが大きかったから、という。また、父の影響もあり、体育の教員免許を取得する、という目的もあった。

断たれた夢

小池が事故に遭ったのは、大学一年の十月七日。後期の授業が始まって一週間が過ぎていた。サッカー部の練習が終わり、アルバイト先に向かう途中で、乗っていたバイクに乗用車が衝突した。

「事故の瞬間のことは、何も覚えていないんです」

転倒時に首が大きくねじれ、左腕があらぬ方向に強く引っ張られたことで、頸椎の中にある脊髄から左腕につながる神経が抜けてしまった。腕神経叢損傷である。小池のように、バイクの転倒事故で腕神経叢損傷となるケースは非常に多い。

「まるで、木の根っこがごっそり抜けるみたいな感じで。あと一センチほど下の神経も抜けていたら、首から下は完全麻痺になっていたと、あとから聞かされました」

気づいたときは病院のベッドの上で、事故から五日が経っていた。

「救急病院に運ばれたときには、自分は覚えてないのですが、父に大丈夫だと電話をかけたようでした。でも、そのあと容態が急変して、都内にある頸椎専門の病院に転院させられた。改めて病院から父に電話があって、内臓破裂の危険性もある、今夜が山かもしれないって言われたそうです」

一命はとりとめた。

「運がよかった、と思っています」

意識が回復すると、医師から「左腕は一生、元には戻らない」と宣告される。

「母のほうがショックを受けていたようです。相当、嘆き悲しんでいたと思います。自分は、まあ、なんとかなる、と受け止めていました」

小池は、その後、約半年にわたって入院する。肩や肘、手指を動かせるようにするため、肋間神経などの神経、さらに筋肉の移行手術を四度にわたって受けた。小池のカラダには、移行手術によってできた傷あとがいくつも残っている。

「手術のあとは、リハビリです。右手だけで生活ができるような訓練とともに、だいぶ拘縮してしまった指に積み木を挟んで移動させる作業療法を毎日やっていました」

ケガそのもの、左腕が思うように動かせないこと。そのことには、気持ちの折り合いをつけたつもりでいた。

「ただ、ゴールキーパーとして、ボールキャッチができなくなるのか、ということが、日に日に重くのしかかってきました。何のために日体大に行ったんだって」

小池のために、父は真新しいラップトップパソコンを購入した。

「これからは、カラダじゃなく頭を使って生きればいいんだ」

父の気遣いはとても嬉しく感じられた。しかし、小池はパソコンを開いても、集中できず、そのまま閉じてしまう。

「サッカーという夢が断たれてしまった。何かスポーツで挑戦したいのに、どうすればいいんだ、とそればかりが頭をグルグルして……。父が買ってくれたパソコンの技術をマスターするところまでは、行き着きませんでした」

原体験

日本体育大学体育学部社会体育学科教授の野村一路は、もともと同大の出身である。武蔵村山町立第二中学校、東京都立三鷹高校でサッカー部に所属し、大学でもサッカーを続けたいという思いから、一浪後、日体大に進学した。高校三年のときの担任が卒業生だった、ということも同大への入学を後押しした。

一九五四年、東京で生まれた野村は、母の転勤で小学校を六度も転校している。だから、小学校時代にどこかのチームに所属してスポーツを継続させる、という経験はできなかった。ただ、どこの小学校でも野球は人気のスポーツだった。

「僕ら、子どもの時代は〝巨人・大鵬・卵焼き〟ですからね。たいてい、五番、キャッチャー野村、でした」

一九六四年、東京オリンピックが華々しく開催された。野村は小学四年生。たまたま病気の治療で短期間入院していた病院が、駒沢オリンピック公園に隣接していた。

「病室の窓の外から、大歓声が聞こえてくる。何をやっているんだろうと思って看護師さんに聞いたら、サッカーという競技をやっているんだって教えてくれた。テレビをつけると、まさに今やっているゲームを、テレビで中継してる。日本戦ではなかったんですが、なんて面白いスポーツなんだって、初めて見て、いっぺんにとりこになりました」

サッカーがやりたい！　オリンピックが終了すると、その思いはいっそう強くなった。姉が、〈東京サッカークラブ〉というクラブチームが初心者の指導もしている、ということを新聞で見つけてくれた。小学五年生に上がった野村は、小学生対象の練習会に参加し、サッカーを経験する。実際には、集まった児童のほとんどは経験者ばかりだったが、最終日に行われた紅白戦では、バックスとして出場もできた。

「まさに洗礼を受けた感じです。見て面白い、そして自分がプレーしてさらに面白いスポーツだと、夢中になりました」

六年生になると、学校にサッカー部を創設したい、と有志の署名を集めて校長室に交渉に行った。

「校長先生は、話を聞いて、誰か教員が顧問になってくれるなら創設していい、とおっしゃった。そこへ、ちょうど、バレーボールを教えてくれていた先生が校長室に入ってきて、その先生に『彼ら、サッカー部をつくりたいと言っているんだけど、君が顧問を引き受けてくれないか？』と掛け合ってくれたんですよ」

サッカーのことは詳しくないから、練習そのものは自分たちでメニューを作る、という条件で顧問を引き受けてくれることになった。署名を提出しに行った子どもたちがいっせいに飛び上がって喜んだ。

「東京サッカークラブでの経験がありましたから、僕は初心者向けの練習を知っていた。それでメニューを作って、練習を始めました」

下級生も集めてイレブンをつくり、近隣の小学校と練習試合をすると、ほとんどぶっつけ本番だったにもかかわらず、初勝利をつかんだ。

「顧問の先生も、校長先生も、すごく喜んでくれてね。ただ、初心者は伸びしろがある。だから、すごく君たちは成長したけれども、これから先、伸び悩む時期もあるだろう。そのときにこそ、頑張らなくてはいけないよ、と言われたのを、今でも非常によく覚えています」

うまくいくときだけでなく、うまくいかないときにこそ、乗り越える努力が必要だ、と。

「とはいえ、初めての成功体験。やりたいこと、目指すことがあるなら、行動に移す。のちのち、自分が進むべき道をどう切り開いていくかを考える際の指針となる、原体験になりました」

本場の刺激

実際には、日本体育大学に進学したあと、野村はサッカー部には所属していない。

「当時のサッカー部のスタイルが、自分の目指すものとは違う、ということを感じて、どちらかというと、自分がプレーするより教員になってからサッカーを指導する、という方向に気持ちがシフトしていったんです。それで、大学時代には、ほかのことを勉強しておこう、と思うようになりました」

浪人時代、高校の友人から学童保育や子ども会の手伝いを頼まれ、ボランティアで参加したことがあった。

「中学、高校とずっとサッカー漬けの生活でしたから、子どもたちを前にしても、サッカーしか教えることができない。友人は、子どもを楽しませるさまざまな遊びを知っていて、雨の日に室内で遊ぶときにも、子どもを飽きさせない。そんな友人の姿を、大学に入ってから、ふと思い出したんです」

体育教師になるためには、サッカーだけというわけにはいかない。楽しくスポーツに取り組んでもらうきっかけが必要だ。どんな勉強をすれば、そういうことが学べるか。

「そこで、着目したのが、レクリエーション研究会でした」

レクリエーション研究会では、大学が必修として行うキャンプ実習のスタッフを担う役割がある。大学のキャンプ実習では、三百人、四百人がいっせいに三角テントを張り、飯盒炊爨（はんごうすいさん）する。「なんというか、今の言葉で言えば、マニュアル的というのでしょうか。そこに野外活動をする楽しみ、みたいなものが何もなかった」

違和感を感じた野村が、レクリエーション学の専任教員に、「本物のキャンプというのは、こういうものでしょうか」と、疑問をぶつける。すると、教員はじっと野村の目を見つめ、「本物を知りたいなら、自分の目で確かめるといい。それも、せっかく見るなら、世界でいちばん、といわれるものを見るべきだ。それから改めて、キャンプがどういうものか、自分で検証するというプロセスが大切だよ」

と教えてくれた。

キャンプの本場はアメリカだ。カリフォルニア州のロサンゼルス市役所に行って、キャンプの視察、勉強がしたい、と伝えれば、きっと何か示唆してくれる、とその教員が具体的な方法も示してくれたのだった。

野村は、夏休み終盤にアメリカに飛ぶ。教員に教えられた通り、ロサンゼルス市役所のレクリエーション・アンド・パークスという部署に出向き、あらかじめ考えておいた英語で「キャンプを学ぶために日本から来た」と応対してくれたスタッフに告げた。

「すると、明日は何をしている?と聞かれ、予定はないと答えると、ではクルマでホテルまで行ってピックアップするから、一緒にキャンプに行こう、と言う。翌日、ホテルの前で待っていたら、本当にその人がクルマで迎えに来てくれたんです」

そうして、行った先では、日本の三角テントとはほど遠い、非常に簡単に組み立てられるドーム型のテントを張る。手作りのサンドイッチを食べ、広大な自然の中にあるキャンプ場を一緒に散歩した。

「家族や友人同士、子どもの頃からこうやって日帰りでもアウトドアを楽しむ。それが、アメリカのキャンプの基本だよ」

市役所の担当者は、見も知らぬ日本人にやさしく手ほどきしてくれたのだった。

その後、その担当者からリストを渡され、野村は、カリフォルニア州を北上しながら一泊ごとに異なるキャンプ場を巡るドライブに出る。

「肥満児を対象にしたキャンプ、障害者が楽しめるキャンプ、貧困家庭やアフリカ系アメリカ人などを対象にしたキャンプ、反対に富裕層が集まるキャンプ。一言でキャンプといっても、あり方も楽しみ方も実にさまざま。誰もがどこかのキャンプ場で楽しめる環境やプログラムがある。『これこそキャンプだ！』と実感して、サンフランシスコから帰国しました」

レクリエーション学の追究

アメリカでのキャンプ体験をきっかけに、野村はいっそうレクリエーション学に力を入れることになる。

レクリエーション研究会では、夏は子ども向けのキャンプを実施し、冬にはスキースクールのインストラクターを務めるというのが主たる活動だった。その合間を縫って、野村は毎年、海外に出かけ、自分が知りたいと思うさまざまなレクリエーションの現場を見て回った。そうして、大学四年のときには、さらに専門的にレクリエーション学を学ぶため、アメリカへの留学を決意する。

しかし卒業後は、いったん、岩手県下閉伊郡田野畑村の協力で、広大な空き地を利用してキャンプ場を創設・運営する、というプロジェクトに従事する。理想のキャンプ場をつくりたいという野村の意志を、日体大の非常勤講師の教員がサポートして実現した。廃校の校舎から出た古材を使って小屋を建て、自然に親しむプログラムを作る。すべて手作りのキャンプ場だ。村のイベントともコラボレーションし、村民との交流も深めた。が、二年間専念したあと、後継者に引き継いで、改めて勉学のために渡米した。

進学先は、ウィスコンシン州立大学ラクロス校の大学院である。レクリエーション行政を主専攻として、もう一つ、「セラピューティック・レクリエーション」にも取り組んだ。

「セラピューティック・レクリエーション」は、日本では「治療的レクリエーション」と紹介されることが多い。障害者や高齢者などに対して治療目的でレクリエーションを実施する、という意味でとらえられる。アメリカでは理学療法士などと同様に、セラピューティック・レクリエーション・スペシャリストという資格取得者が、医療機関などに従事する。が、日本にこの分野の資格や専門家は存在しない。

「もともと野球を楽しんでいた人が事故や病気で障害を負ったとします。生活の訓練やカラダの残存機能のリハビリは、理学療法士や作業療法士が行うわけですが、同時にセラピューティック・レクリエーションの専門家が、その人に、障害があっても野球ができる方法や環境についてアドバイスするんですね。実際に障害者の野球チームなどがあれば紹介し、継続するための経済支援をどこから得たらいいかなど、具体的に楽しめる道筋を提案します。そして、最終的にはその人自身で、再び野球を楽しめるようにする。つまり、クオリティー・オブ・ライフを獲得するための手助けをする仕事がセラピューティック・レクリエーションなのです」

日本にはない新しい概念に出会い、学びを深める中で、今後の日本に不可欠な専門分野であると得心していった。

「すべての人に、その人がイキイキと生きていけるレクリエーションを提案する。子どもでも、年配者でも、さまざまな障害がある人でも。その人がやりたいと思うこと、続けられること、生きる喜びにつながることを見つけていく。それこそが、セラピューティック・レクリエーションの根幹である、と考えています」

スポーツの〝幅〟

生きる喜びにつながる対象は、スポーツに限らない。絵を描いたり、楽器を演奏したり、囲碁を打つなど、何でもいい。スポーツは、選択肢の一つである。

「ただ、自分がこれまでずっとやってきたのがスポーツだった。だから、僕が考えるときに、スポーツという軸は外せないものなんです」

野村が考えているのは、〝プレーする〟スポーツだ。

「カラダを動かす楽しさですね。日本では〝プレーする〟スポーツというと、どうしても、ルールにしばられがちです。野球とかサッカーとか、九人、十一人が揃わないとできない、という先入観が強い。僕がアメリカの大学にいたときに、キャンパスのグラウンドや体育館に行くと、スリー・オン・スリー、あるいはスリー・オン・フォーでバレーボールやバスケットボールを楽しむ仕組みがあった。五ドルを支払うと、一人で行っても、どこかのチームに入って、ゲームを楽しめる。変則的な人数だからこそ、工夫する楽しみもありました。普通にプレーするよりも運動量が多く、思いがけずヘトヘトになることもあった。でも、毎日、楽しんでプレーできるんですよ」

ふと、自分は日本体育大学出身であることを思い出す。

「日体大の学生は全員、何らかのスポーツをしている。でも、こういう楽しみ方を知っている学生はいるだろうか、と」

状況や人に合わせて柔軟に形を変えていく。スポーツを軸にした、レクリエーションの一つの理想像だと、野村は感じていた。

そして、野村はアメリカで、学生だけでなく誰もがスポーツに親しんでいる姿を目にした。

「大学一年で初めてアメリカに行く以前には、障害者は自分にとって身近な存在ではありませんでした。それが、ごくあたりまえに楽しんでいる姿を目にすることで、自分の中でも自然なことだ、という感覚が根づいていったんですね」

障害者が家族や友人と一緒に、キャンプやスポーツをする。

「環境が整っている、ということもありましたが、垣根がないんです」

スポーツの現場では、障害のあるなしに関係なく、自分が求めるフィールドへの選択肢、可能性が開かれていることも実感した。

「いつもの仲間とプレーしたあとのビールのほうが楽しみ、という人はとても多いですよね。一方で、世界の頂点を目指してストイックに猛練習に励む人もいる。そして、さまざまな道、あり方を、障害者も健常者と同様に、選ぶことができる。この幅が大事なんですよ」

一人ひとりに合った〝プレーする〟スポーツの喜びを。それが、野村が追究するテーマの基盤である。

小池が障害を負って、サッカーという夢が断たれたときに、「スキーでパラリンピックを目指す」という一つの道を示した。それは、まさにセラピューティック・レクリエーションの考え方から発した提案だったのだ。

「フィールドプレーヤーの中には、片手でプレーする選手もいなくはない。でも、唯一ウデを使っていいゴールキーパーとなると、選手としては難しい。日体大のサッカー部でプレーしようと思っていたのだから、小池はスポーツで高みを目指したい、という気持ちが強かったわけです。何ができるか、という話の中で、スキーは得意だという。それなら、パラリンピックという最高の舞台がある、とリンクさせることができた。でもね、それを聞いて実現していったのは、小池自身なんですよ。彼が、日本代表を目指したい、パラリンピックで勝ちたい、と本気で取り組んでいったんです」

人とのつながり

「長い入院生活で、大学の単位のことなどもありましたが、最初に思い浮かべていたのが、野村先生でした」

小池は一年時に野村が担当する障害者スポーツ概論を受講していた。それだけの縁だった。社会体育学科で学ぶ学生としての、履修カリキュラムの一つである。特に障害者スポーツに関心が高かった、というわけではない。しかし、自分自身が事故によって左腕の麻痺という障害に見舞われたとき、その授業の重みが現実感として感じられたのだ。

「何か、ヒントがもらえるかもしれない。漠然と、そんな思いがありました」

ほかの教員のところにも事故後の相談に行っている。

「どの先生も、例えば、ある競技の大会を観戦してレポートを提出すれば一年生の単位を取得できるようにするなど、さまざまに取り計らってくださいました。本当にありがたかったです。でも、そのときに、今後の人生、自分が挑戦できるスポーツについて突っ込んでお話をする、ということはありませんでした。もちろん自分もまったく考えていなかったわけですが、そこに踏み込んでお話しくださったのが、野村先生だったんです」

アルペンスキーでパラリンピックを目指すという新たな希望を得た小池は、野村の指示により、退院直後の三月終盤に開催された障害者のアルペンスキー大会や普及イベントに出向いた。それらを見学してレポートにまとめることで単位を取得するという目的のためでもあったが、この現場を見て回った経験が、小池にとってアルペンスキーヤーとしての第一歩となった。

「当時は、まだ、回転と大回転の種目の違いさえ知らなかった。アルペンスキーヤーとしては、ずぶの素人だったわけです」

それでも、きれいに整備されたコースを滑り降りてくる、片腕で一本ストックを使用している選手たちを見て、勇気がわき起こったという。

「今では、技術力が高い選手ほどシンプルに無駄なく滑ってこられる、ということを理解している。でも、当時は、あまりにも簡単そうにポールを滑る姿を見て、これならオレにもできるって、単純に思っちゃったんですね（笑）」

大学では、スキー部に所属する同級生が、道具選びから指南してくれた。二年に進級すると、すぐにスキーの専門店に連れ立って出かける。そこで、長野県の野沢温泉スキー場でスキースクールを主宰している富井次郎（とみいじろう）に出会う。

野沢温泉スキー場は、幼いときから父に連れられていった思い出のあるスキー場。コースの難易度が高く、長野県内のスキー強豪校やさまざまな大学の練習場所にもなっている。富井次郎は、兄の正一（しょういち）とともに一般のスキーレッスンだけでなくレーシングスクールに力を入れている、日本でも屈指のインストラクターである。富井兄弟のもと、ジュニアから社会人、日本代表まで、さまざまなスキー選手が練習を重ねている。

シーズンに入ると、待ちかねていたように小池は野沢温泉スキー場に出かけた。富井兄弟を前に、小池は手をついた。

「パラリンピックで優勝したいんです。ご指導いただけませんでしょうか」

兄弟は顔を見合わせた。そして、兄の正一が小池の肩をパーンと叩いて言った。

「いいじゃあねぇか、パラリンピック。一緒にやろうぜ！」

富井兄弟は、小池を指導する際、自分たちも左腕を固定し右手だけでストックを持って小池の滑りを体験しながら、最適なトレーニングを考えてくれた。

「もう最初は、制限されたコース、旗門を滑ることがこんなに難しいのかと途方に暮れました。まともにゴールもできない。いつもまっすぐに旗門に突っ込んでいって、曲がり切れず大転倒して、旗門をへし折ってばかりでした」

富井兄弟はそんな小池を見ても、怒るどころか笑って見守っていた。

「岳太は、こけ方だけはワールドカップ選手並みだなあ」

数え切れないほどの練習用ポールを破損して、小池は上達していった。野沢温泉スキー場で練習を積む、ほかの大学の選手や社会人スキーヤーと一緒に練習することで、技術や競争意識を磨いた。時速一〇〇キロ近い滑走スピードを経験し、小池はスーパー大回転や滑降という高速系種目に自信をもつようになっていった。

大学四年でトリノパラリンピックに出場するまでの大事な時期に、小池は富井兄弟のもとでアルペンスキーの基礎を習得したのだった。

小池は、受傷後、サッカー部をやめてはいない。部の顧問にもスキーでパラリンピックを目指すことを報告し、チームの理解のもと、スキーのオフシーズンには仲間とともにトレーニングに励んでいた。

ある日、一学年下の後輩が、練習後に小池を待っていた。後輩は、サッカーの名門校である国見高校出身で、サッカー部の中でもトップチームで活躍している。

「小池さん、アルペンスキーをされているんですよね。僕の父がスキーの輸入代理店に勤務しているんです。父に小池さんのことを話したら、協力するって言ってくれて」

後輩から父親の名刺を渡された。この縁で、現在も使用する用具をサポートしてくれるようになったとう。

「僕は、本当に人に恵まれています。野村先生に始まって、人とのつながりで、今の自分があると言っても過言ではありません」

人との絆を大切にする父の姿を、小池は小さいときから見てきた。バレーボール部の生徒たちは卒業して、社会人になり結婚した今でも、昔と変わらず小池の家を訪れる。

「年末には二十人くらい集まって。家族ぐるみのつきあいをしている人もいます。そういう父の背中を見て、父のように人を大事にしたいと思っていました」

世界の舞台へ

小池は、二〇〇五年四月に初めての海外遠征に出かける。オーストリアで開催された大会でスーパー大回転に出場し、立位カテゴリーで7位をマークした。

「もう、興奮しまくって、ゴールしたあと、ゴールエリアで竹やぶのような柵に突っ込み、スキー板を折っちゃいました。その板は記念として大事にとってありますけど(笑)」

それを皮切りに、トリノパラリンピックのシーズンにワールドカップを転戦。パラリンピック出場のために必要なポイントをギリギリ獲得した。

そして、二〇〇六年三月、初めてのパラリンピックの舞台、イタリア・トリノに乗り込む。

「日本チームの立位カテゴリーには、ほかにとても有望な選手がいて、新参者の僕はどっちかというと蚊帳の外。ワールドカップなどとは比べ物にならない、桁違いのスケールに圧倒されて、一矢報いてやろうという僕の思惑なんか、ケシ粒みたいに吹っ飛んでしまいましたよ」

得意なはずのスーパー大回転では、トップの選手に八秒近い大差をつけられ、44位でゴールした。

「時速八〇キロくらいは出てる。自分の限界より七秒も八秒も速いって、どんな世界なんだって」

初めてのパラリンピックでは、選手というより単なる挑戦者であることを痛感した。

しかし、その四年後のバンクーバー大会では、その差を五秒に縮め、一桁台の9位という成績を残した。

二〇一四年、ロシアで開催されたソチパラリンピックには、野村が応援に駆けつけた。野村が小池に「パラリンピックを目指さないか」と提案してから、すでに十年以上が経っていた。

「野村先生は、大会後半にいらした。レース前のインスペクションのときに、ゴールエリアまで降りてくると、スタンドのところから先生が大きく手を振っているのが見えたんです」

小池は、夢中で駆け寄った。

「調子は、どうだ?」

「はい」

そう答えるのが精一杯だった。野村が差し出した右手を、小池は右手に持っていたストックを左の脇に挟んで、しっかりと握りしめた。レース前なのに、涙が止まらなかった。

「・・・先生のおかげで、この場にいられます」

野村は、一九九八年の長野パラリンピックにアルペンスキー競技会場のベニューアドバイザーとして携わったことを機に、日本障害者スキー連盟や日本知的障害者スキー協会の役員を兼務している。小池がアル

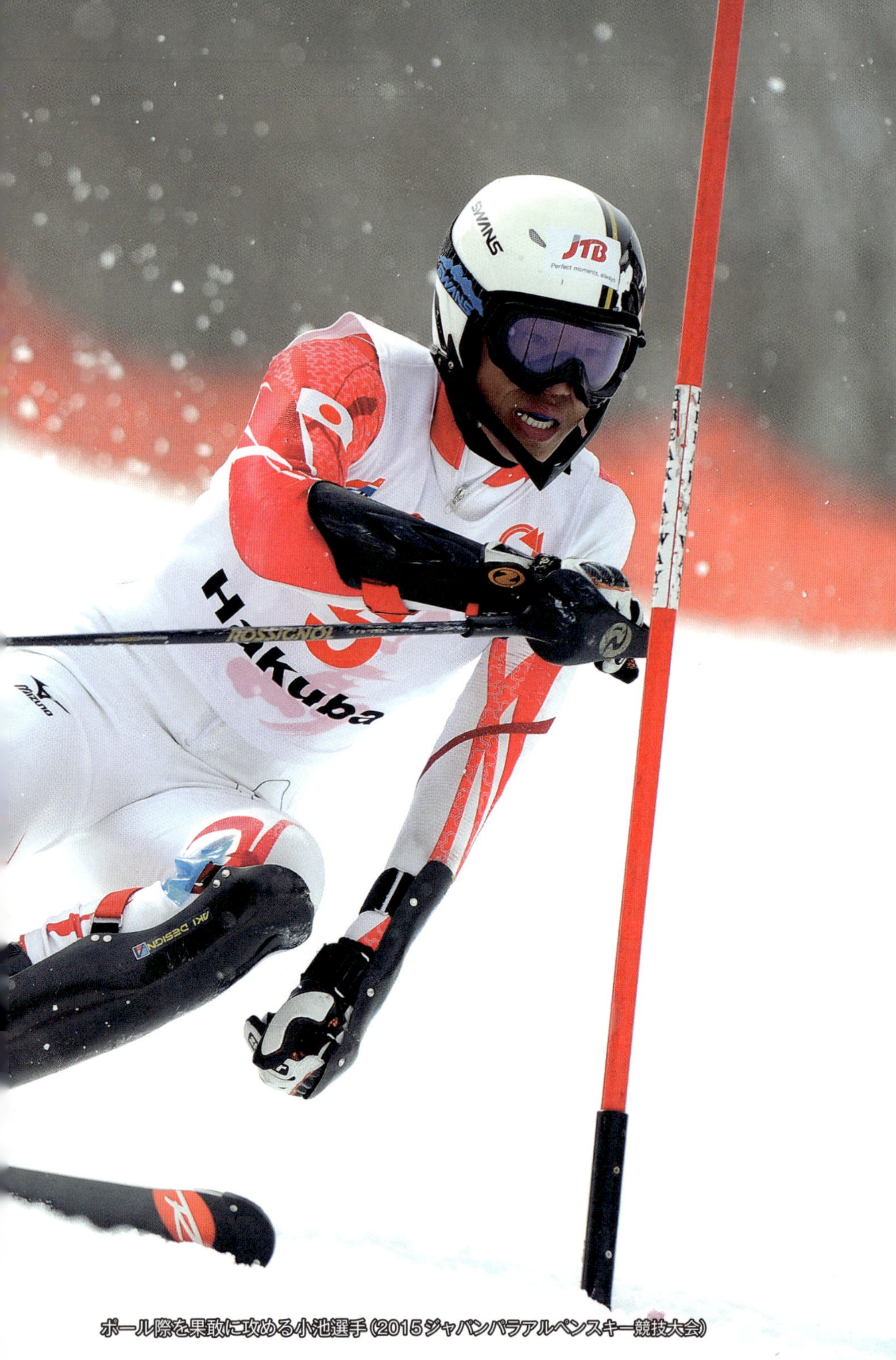

ポール際を果敢に攻める小池選手（2015ジャパンパラアルペンスキー競技大会）

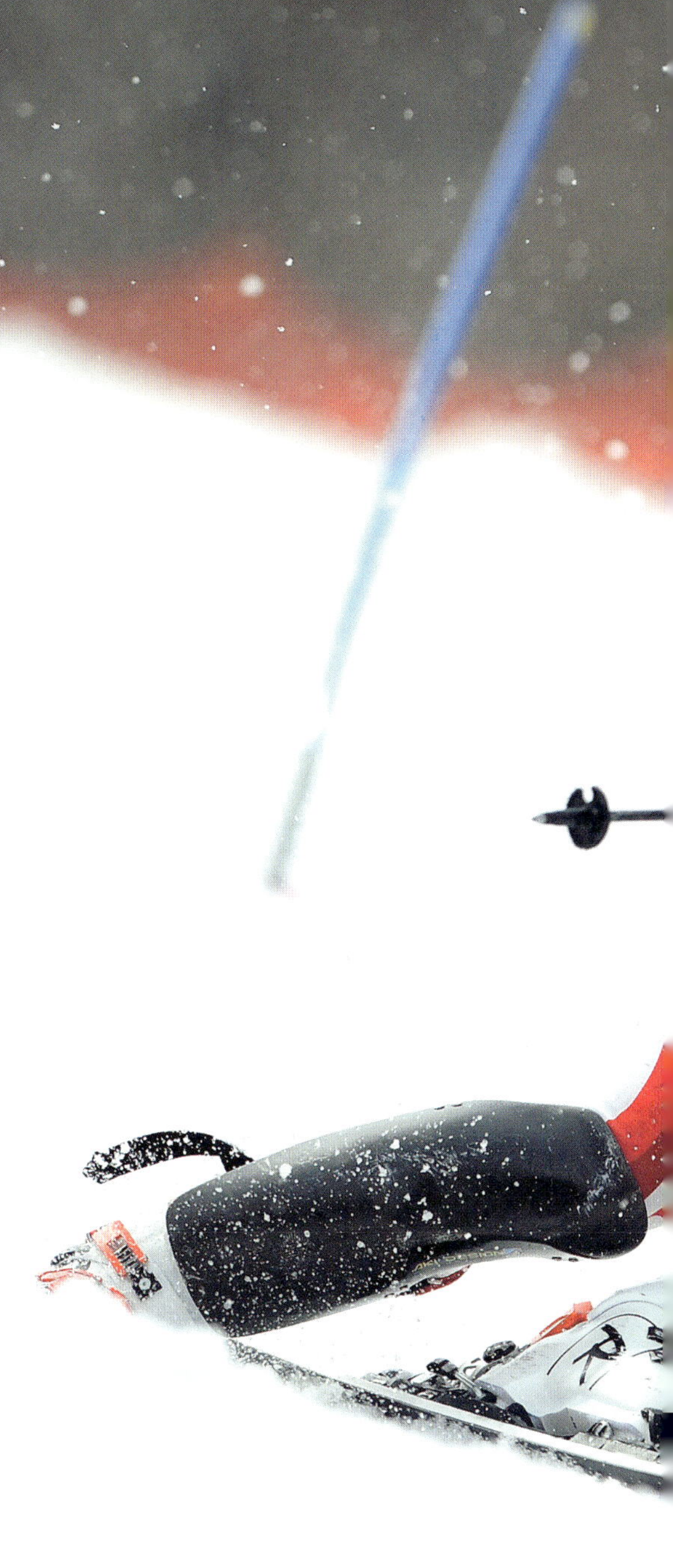

ペンスキーを始めてから、シーズンごとにその活躍をチェックしていた。障害者のアルペンスキーに深く関わり、小池が卒業してからも、折にふれスキー談義を重ねている。しかし、小池が出場するパラリンピックの舞台に応援に来たのは、初めてのことである。

ソチパラリンピックの会場でガッチリと握手した瞬間、小池の感情は堰を切ったようにあふれ出したのだった。

「研究室での一言ひとことを、鮮明に思い出していました」

使命感

大学を卒業し社会人になったあとも、年に数回は活動報告と称して、他の学生らとともに飲み会に誘われることがある。お酒の席で野村はいつも以上に陽気でハイテンションにスポーツを語る。

「オレがサッカーの日本代表監督になったら、準決勝くらい行ってみせるぞ！」

そう豪語する野村の傍らで、小池は笑いながらうなずいている。お開きになる頃には、すっかり出来上がって、屈強な学生連中に抱きかかえられるようにして帰宅する、ということも珍しくない。

「野村先生のゼミはとても人気が高いんです。英語ができるということが条件で、研究室に行くと、先生も研究生もみんな英語で電話していて圧倒されました。僕にはちょっとハードルが高かったなあ。でも、先生の周りには、いつも学生だけじゃなくて、卒業してから障害者スポーツの仕事を始めたという卒業生などがいて、賑やかなんですよ」

野村の人柄だ、と小池はしみじみ実感している。

「先生はよくおっしゃっていたんですが、目の前にある目標はもちろん大事だけど、その先、そこで得たものをどう生かすかまで考えなさい、と。やっぱり競技の世界に身を置いていると、結果を追い求めることだけでいっぱいいっぱいになりがちなんですね。でも、先々のことを見据えて、今何をすべきか考えて行動する。そういう先生の信念は揺るぎないです。日頃からそういう姿勢を見せてくれていたからこそ、僕も自分の将来について相談したんだと思います」

研究室で、不安と迷いだらけだった自分に、一筋の光で行くべき道を示してくれた。

「パラリンピックに出場するようになってから、講演する機会をいただくようになりました。そういうときに、集まった子どもたちが目を輝かせて自分の話を聞いてくれるのを見ると、反対に子どもたちから激励されている気持ちになります。野村先生みたいな影響力は今の僕にはまだないかもしれない。それでも、自分の経験や学んできたことを伝えることは大事だし、こうした環境に身を置けている者の使命ですよね。今さらながら、野村先生の言葉の重みをひしひしと感じます」

野村は障害者スポーツだけを論じているわけではない。すべての人にスポーツの機会を。楽しんでカラダを動かす喜びを。その理念も、小池に継承されている。

「現代社会では、障害者だけの問題ではありませんよね。高齢者もいらっしゃる。子どもも運動不足だといわれる。障害者がリードしながら、子どもや高齢者が参加できるスポーツの機会を増やしていく。そういう役割を担えるような活動もしていきたいと思っています」

これまで、たくさんの人に背中を押してもらったことで、今の自分がある。そのパワーを、周りの人にも手渡していこう。誰かが一歩を踏み出すときの、背中を押す存在になれるように。見据えた目標に向かって進み続けることで、自らの思いを一つずつ体現していくのだと、小池は信じている。

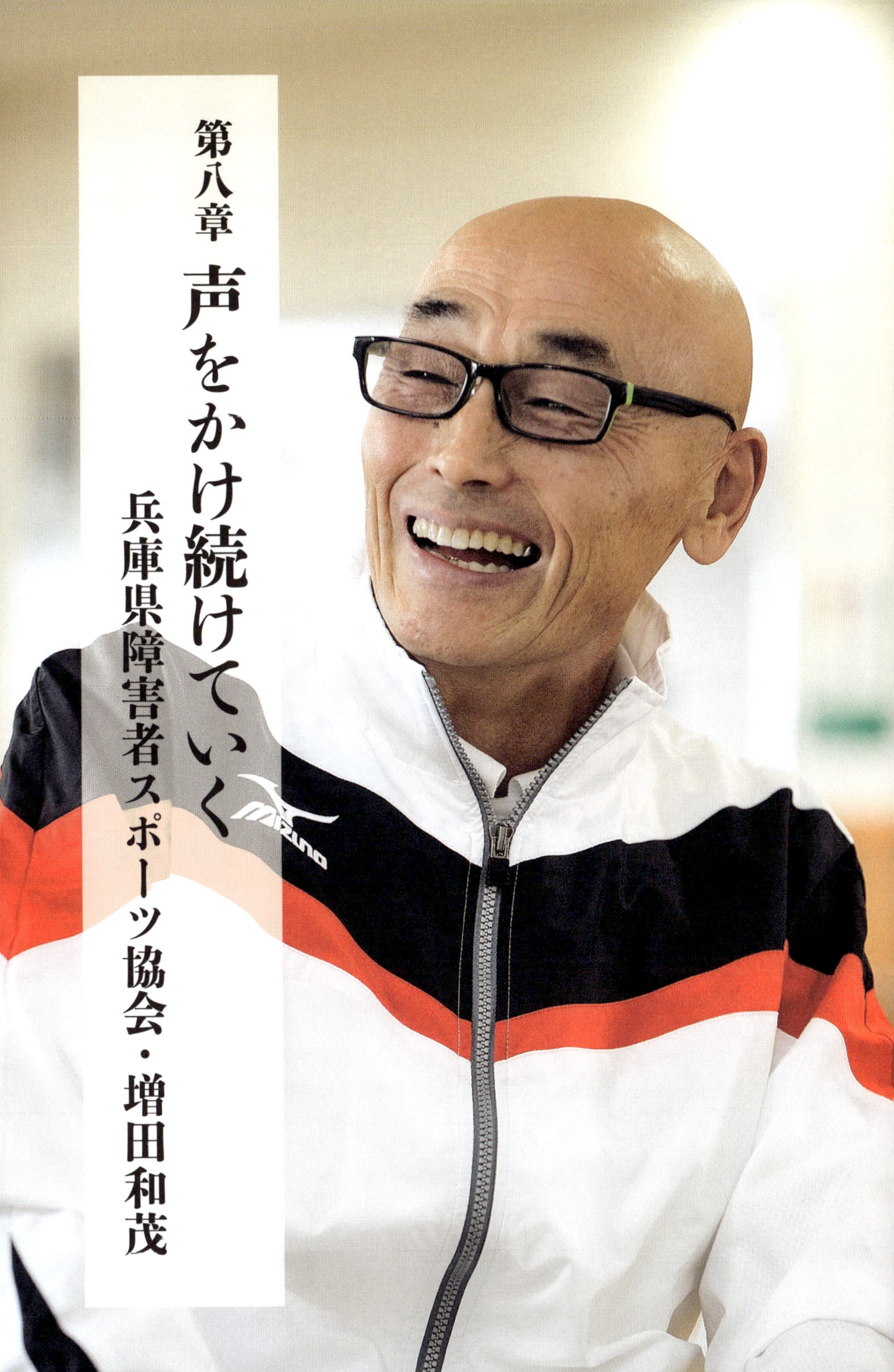

第八章　声をかけ続けていく

兵庫県障害者スポーツ協会・増田和茂

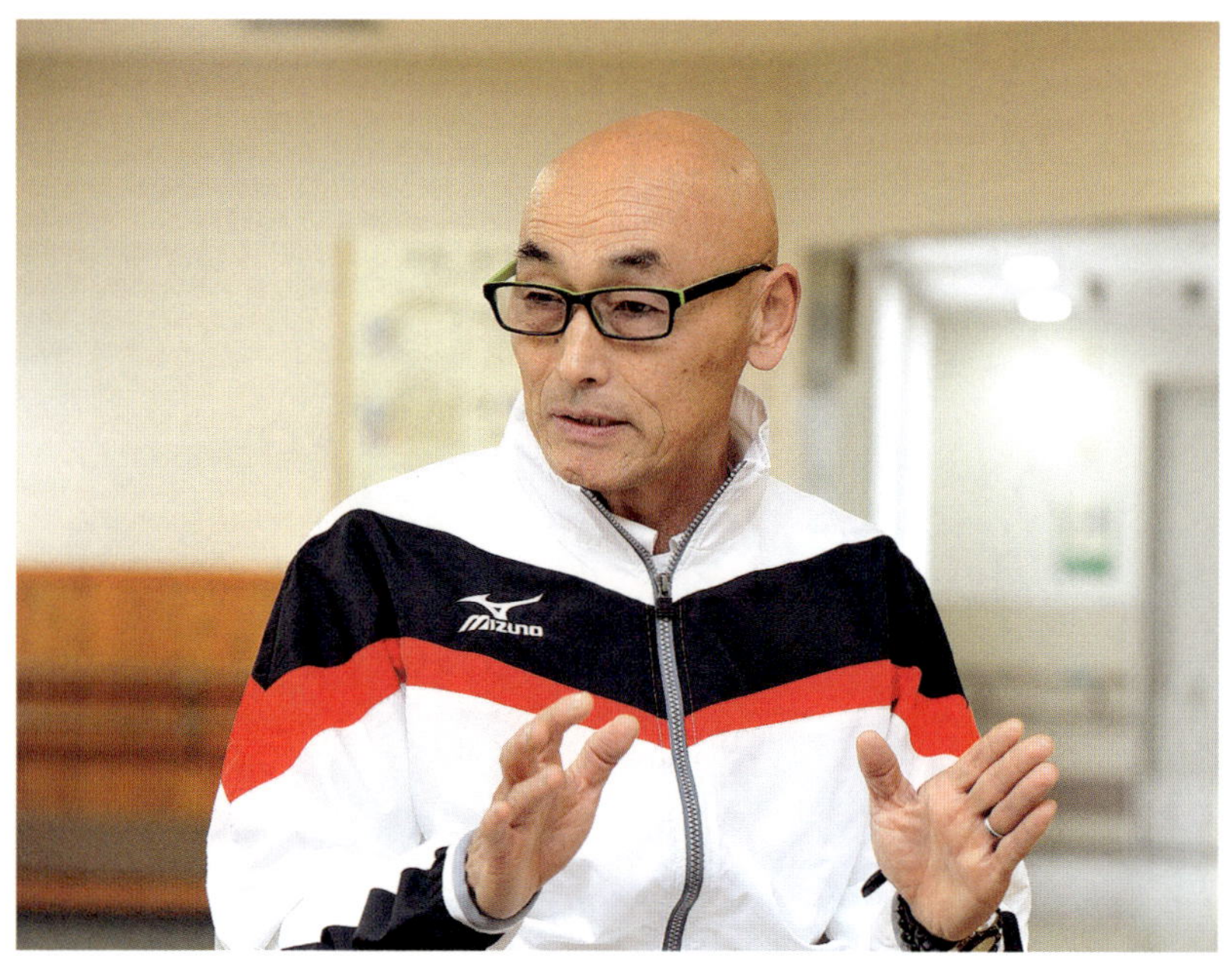

増田和茂

ますだ・かずしげ

兵庫県障害者スポーツ協会 理事・障害者スポーツ推進専門員

1952年1月4日、東京都生まれ。順天堂大学卒業後、兵庫県勤労身体障害者体育館勤務。2006年に設立された兵庫県立障害者スポーツ交流館の館長を経て、2015年より現職。1988年のソウルパラリンピックで陸上競技日本選手団コーチ、1992年のバルセロナパラリンピックで車いすバスケットボール日本選手団コーチを務める。兵庫県内の障害者スポーツの推進を図る〈障害者スポーツネットひょうご〉の代表として広く活動を続ける。兵庫県スポーツ推進審議会委員、ひょうご障害者スポーツ指導者協議会長、日本障がい者体育・スポーツ研究会理事、日本障がい者スポーツ協会公認障がい者スポーツコーチ、上級障がい者スポーツ指導員。

上地結衣（かみじゆい）。国枝慎吾（くにえだしんご）と並び、日本の車いすテニス界を牽引する若き女子アスリートだ。十四歳のときに、全日本選抜車いすテニス選手権で初優勝して以来、日本人女子国内ランキング1位の座を守り続けている。

二〇一二年のロンドンパラリンピックには、明石市立明石商業高等学校三年在学中に出場。その後、二〇一四年の全豪オープンのダブルスでグランドスラム初制覇。続く全仏オープンのシングルス・ダブルス、ウィンブルドン選手権のダブルスを制すると、全米オープンのシングルス・ダブルスでも優勝し、史上最年少（二十歳一三五日）でダブルスでの年間グランドスラムを達成した。ギネス世界記録にも認定されている快挙である。

上地は、一九九四年に兵庫県で生まれた。潜在性の二分脊椎症だった。

二分脊椎症とは、先天的な脊椎骨の形成不全により、本来脊椎の中にある脊髄がその外に出てしまう病気だ。軽度であれば歩行は可能だが、自力で起立できない、あるいは寝たきりという重度の症状もある。上地は、医師に、歩行は不可能、最悪の場合は寝たきりになる、と宣告されていたという。

整形外科医に診てもらいながら、兵庫県立総合リハビリテーションセンターに通って、理学療法士らの熱心なリハビリを受けた。

「三歳くらいの頃から、記憶の中ではほぼ毎日、センターに行ってリハビリしていました。歩けるようになる、ということを大人がみんな真剣に考えてやってくれていたのですが、ただ辛いだけのリハビリだったたら、たぶん、いやになっていたと思います。理学療法士の方や、お医者さん、みんな子どもの私が遊びながら飽きずに歩く練習ができるようにって、すごく工夫をしてくれたんだと思うんです。周りの患者さんも含めて、みんなに見守られる中、かっこいいところを見せようとして、リハビリも頑張ることができた。それが、楽しくて、毎日通えたんだと思います」

そして、その結果、両脚に装具をつけて歩行ができるまでに障害の状態が改善されたのだった。

まだ、装具をつけていた小学生時代、車いすで遊ぶ、カラダを動かす楽しさを教えてくれたのが、同センター内に併設されている兵庫県立障害者スポーツ交流館の館長を長年にわたり務めた増田和茂（ますだかずしげ）である。

「そのときは立って歩いていたので自分には関係ないって思っていた車いすの世界が、増田さんがいろいろな車いすスポーツを教えてくださったことで、『こんなんもできるんや！』と、思えるようになった。そこから、車いすテニスに出会うことにもつながっていきました。車いすでカラダを動かすことを知って、世界が広がっていったんです」

初めての日

「みんなと同じじゃないと、イヤ！」

上地は保育園に通っている頃から、負けず嫌いを自覚していた。家族一緒にゲームやトランプで遊んでいるときにも、勝つまでやり続けるようなところがあった。

保育園時代には、上地の性格を知っていた保育士が、例えば竹馬で遊ぶようなときには、上地用に低い位置に足を乗せる板を取りつけ、そこに装具をつけたままの靴が固定できるように工夫してくれて、ほかの子どもと同じように乗ることができたという。

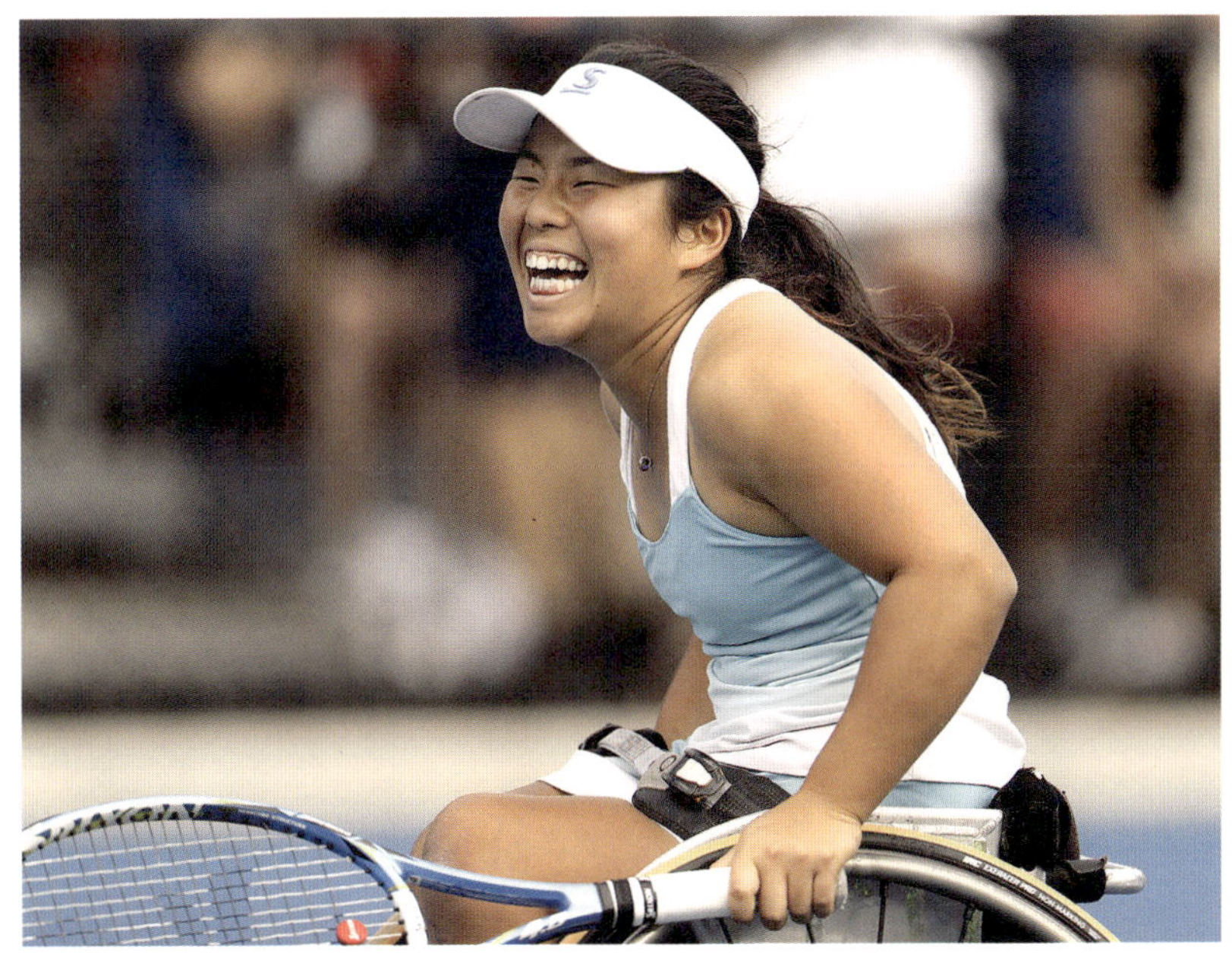

上地結衣

かみじ・ゆい

車いすテニス選手　エイベックス・グループ・ホールディングス（株）所属

1994年4月24日、兵庫県生まれ。明石市立明石商業高等学校3年在籍時の2012年、ロンドンパラリンピックに初出場し、シングルス・ダブルスともにベスト8入賞。2013年、JAPAN OPEN（飯塚国際車いすテニス大会）のシングルス・ダブルスで優勝。同年、マスターズシリーズのシングルスで、オランダ人選手以外では初となる優勝を果たす。2014年、全豪オープンのダブルスでグランドスラム初優勝。同年の全仏オープンでシングルス・ダブルス優勝、ウィンブルドン選手権でダブルス優勝、全米オープンでシングルス・ダブルス優勝し、史上最年少でダブルスの年間グランドスラムを達成。2015年、全豪ダブルスで2連覇。ウィンブルドンでダブルス2連覇。2016年、全豪のダブルスで3連覇を達成。

「小学校に上がると、『みんなと同じでなければ』という気持ちに拍車がかかりましたね。同じように歩けない、走れないと言われるのがしゃくで。どうしても、装具をつけているから時間はかかる。みんなより時間がかかるって言われるんだったら、登校時間を早めればいいだけやんという感じで、学年が上がって教室が二階、三階に変わっても、自力で階段を登っていました」

装具をつけていても、友だちと一緒に外で遊ぶのが大好き。だから、ドッジボールも縄跳びも、一緒に楽しんだ。真冬でも半袖短パン姿。休み時間になると我先にと校庭に飛び出していく。男の子にも負けない、活発な少女時代を送っていたのだ。

それでも、成長に伴って背が伸び、体重が増え、少しずつ歩行スピードはほかの友だちに比べて遅くなっていった。歩ける距離も激減する。友だちと同じでなければいやだ、という気持ちとは裏腹に、これまでできていたことができなくなる現実を突きつけられていくことになる。

若い頃にバスケットボールをしていたという両親が、何か車いすに乗ってできるスポーツはないかと調べた。そして、探し当てた広島県の車いすバスケのチームから、神戸にも同じようなバスケチームがあるということを紹介してもらう。

神戸チームの練習場所が、小さいときから通っていたリハビリセンターに併設されている旧・兵庫県勤労身体障害者体育館（玉津体育館）だった。リハビリに通っていたときには、一度も体育館には入ったことはなかったのだという。

「体育館は怖いお兄さんばかりおるところやから、近寄ったらアカンと思ってました（笑）」

通い慣れたリハビリセンター内の体育館を初めて訪れたのは、小学四年の秋のことだった。そこで、増田に出会う。

「やあ、補装具を使ってちゃんと歩けるんやね。でも、ちょっとこれに乗ってみいひんか。楽しいで」

増田は、上地が体育館に初めてやってくる、ということをリハビリセンターのスタッフや広島県の車いすバスケットボールチームから聞き及ぶと、すぐに子ども用の車いすを調達した。

「それまでも、車いすに乗るという経験はあったんです。病院とかもそうですし、テーマパークに行くと園内で使用する車いすがあって、長い距離を移動するときはそれに乗ったり。どれも、大人用だから大きくて重かった。一人で操作するというのではなくて、両親が押してくれるものでした」

増田が用意してくれていたのは、中古ではあるものの、コンパクトでホイールが〝ハの字〟になったバスケ用の車いすである。

「初めてだから、動かし方もわからない。でも、わからないなりに動かしてみたら、スーッと自分で歩くのとはまったく違う速いスピードで動いたんです」

スピードがあるだけではない。軽く、クルクルと回転させることもできる。

「わ、楽しい！って純粋に思いました」

初めて子ども用のバスケ車に乗った日は、一人の選手が自主練習をしていた。増田は、その屈強な男子選手に車いすに乗った上地を紹介する。大人の〝怖そうなお兄さん〟が、満面の笑顔で上地を迎え入れてくれた。

「車いすでの鬼ごっこをやって、それから、車いすバスケの初歩の初歩、床にあるボールをタイヤにからませて拾い上げる動作を教わりました。それだけでも楽しかった」

こうして上地は、車いすスポーツの世界に一歩を踏み出したのだった。

登り始めた階段

小学生の上地は、学校へは装具をつけて通い、放課後になると玉津体育館に通って子ども用車いすに乗り、増田と一緒にさまざまなスポーツを体験した。そのうち、体育の授業がある日は車いすを借りて、登下校にも使うようになったという。

「増田さんが『いつでも来ていいよ』って言ってくださっていたので、今日は放課後に何もない、というときには、たいてい体育館に行きました。ずいぶん、いろんな競技をさせてもらいました。基本はバスケが多かったですが、卓球や陸上もやりましたね。増田さんも一緒に車いすに乗って遊んでくれるんです。お母さんと三人でバスケのゲームをしたりしてました」

ただひたすら体育館をすごいスピードを出して走る、というだけでも爽快感があった。そんな上地に、増田は、ライン上を走らせたり、ボールをよけてスラロームさせるなど、ゲーム感覚で車いす操作が上達できるメソッドをいくつも体験させた。トレーニングや練習という言葉は一切、使わない。楽しみながら、「こんなん、できる？ やってみる？」という感じで、少しずつハードルを上げていく。負けず嫌いの上地は、クリアするたびに歓喜の声を上げた。

小学生の上地にしてみれば、車いすは、非日常の遊び道具だったのだろう。毎日のように体育館に通っているうちに、車いす操作のウデはメキメキ上達していったのだった。

夕方になると、車いすバスケチームのメンバーが体育館にやってくる。両親ほど年の離れた大人たちにまじって、車いすを走らせる。しかし、小柄でウデの力もか弱い小学生の上地にとって、シュートは難しかった。

「そうすると、バスケチームの人たちが『結衣ちゃんはネットにボールがカスったら、ゴールしたことにしよう』って、特別ルールを作ってくれたんです。でもね、それが悔しくて、悔しくて」

大人にまじって、大人と同じことがしたい。それができるようになりたい。そんな負けじ魂に火をつけられ、ますます体育館での車いすスポーツにのめり込むようになる。

「それまでは、車いす、イコール〝介助される〟というイメージが自分の中にありました。それが、体育館で子ども用の車いすで遊ぶ時間ができてから、なくなった。車いすの何が悪いん?って思えるようになったのは、体育館での時間があったからなんです」

増田の手ほどきで車いすのスポーツを楽しむうちに、その自由さ、楽しさを体感していったのだった。

上地が、テニスに着目したきっかけは、四歳年上の姉の影響である。

「中学で姉がテニス部に入ったんです。それを見て、自分もやりたいって。小さい頃は姉のやることには何でも興味があって、真似してましたから」

テニスがしたい。その思いに、増田はやはり笑顔で応えた。

「それなら、テニスをさせてくれるところを紹介してあげよう」

神戸市内で活動している〈神戸車いすテニスクラブ〉を紹介する。同時に、兵庫県の車いすテニス協会に連絡を入れ、やはりお古ではあるがテニス専用の子ども用車いすを貸し出してもらえるよう、手配した。

「行ってみたら、あたりまえですが、クラブの人たちはみんな車いすでテニスをしていました。でも、私は最初、違う、テニスは立ってするんだ、と言って、装具をつけたまま、コートに入ったんです」

姉が楽しんでいるのがテニス。だから、上地も立ってテニスがしたいのだ、と。そういう上地に、クラブの大人たちはやはり笑顔で接した。せっかく増田が借りた子ども用車いすも、最初は用をなさなかった。

「じゃあ、そこに立っとってね。ボール出すからラリーの練習や」

ネットを挟んで、車いすに乗ったおっちゃんたちが、上地が打ちやすい位置にボールを出してくれる。それを、ポーンと打ち返す。

「本当に一歩も動かなくても届くところにボールを出してくれて、それでラケットにボールが当たる感触を覚えていきました」

当時は、体育館での車いすバスケとテニスを交互に、週一度の割合で通い続けていた。テニスは立ってするもの、バスケは車いすという道具を使うもの。小学生の上地は、そうとらえていたのだった。

いつもコートの真ん中で、一歩も動かずにボールを受けていたが、ふと気づくと、ネットの向こう側にいる大人たちは、車いすでコートを自由に行き来している。

「車いすに乗った人はすごいスピードで駆け回っているのに、私は立っている範囲でしかボールを受けられない。私が打ち返したボールを追いかけて、車いすの人が力強いショットで、また私が打ちやすいところに返してきてくれる。その姿を見てかっこいいな、と思って、車いすに乗る、ということを考えるようになったんです」

増田が借りておいた子ども用車いすの出番が、やっときたのだ。こうして、のちに車いすテニスの女王となる上地は、最初の階段を登り始めたのだった。

足跡

兵庫県立障害者スポーツ交流館で長く館長を務めた増田和茂は、一九五二年に東京・東村山で材木屋を営む家庭の七番目の息子として生まれた。小学生の頃から器械体操に親しみ、中学、高校まで継続させている。

「といっても、当時は体育館ではなくグラウンドに白線でマットの形を描いて、そこで跳んだりはねたりですよ」

高校の頃には空手を習うために道場にも通っている。カラダを動かすのが好きな、元気な少年時代を過ごしていたのだ。

現在、障害者に関わるさまざまな業務をこなしているが、障害者との出会いは小学生までさかのぼる。同級生に、義足の少年がいた。

「走ればすぐに外れてしまうような、今の義足とはほど遠い簡素な義足を使っていました。だけど、彼はとても活発でね、同級生と一緒にサッカーもすれば陸上もする。義足が壊れてしまうと、学校まで一・五キロもある道のりを、ケンケンで通ってくる。気骨のあるヤツでした」

義足の親友の家は決して豊かではなく、白飯だけを弁当箱に詰めて持ってくることもたびたびだった。そんなときには、増田が持っていったおかずと親友の白飯を分け合って食べた。小学校の高学年時代は、親友と休み時間も放課後も一緒に過ごした、という思い出がある。

「だけど、中学に進学してから、彼はひどいいじめに遭うようになりました。放課後に彼が殴られているのを見たこともある。仲がいい、というだけで私が殴られたこともある。そんなことが度重なって、彼はどんどん荒れていき、ついには少年院に入るような事態になってしまった。その後は……、まったく音信不通です」

また、増田の少年時代には、貧しい傷痍軍人を町中で見かけるということもあった。

「やはり小学生の頃でしょうか、足の不自由なおじさんがどこそこの駅までの電車賃がないから貸してくれ、と声をかけてきた。私は黙って小銭を渡しましたが、もちろん、お金が返ってくることはなかったです。障害者と一言で言っても、いろいろな人がいる、ということを、子どもの頃から経験で知ることになりました」

体育教師を目指して順天堂大学に進学すると、一年時に母親が北海道への旅の途中に脳卒中で緊急入院する。そこで、母親のリハビリテーションを目の当たりにし、改めてリハビリということに本格的に取り組む決意を固めた。

「リハビリテーション体育といって、治療の一環としてスポーツを取り入れる。母の病気のこともあって、何かそういうことで社会の役に立ちたい。自分が学んでいるスポーツや体育をもとに実践できることはないか、と在学中からさまざまなリハビリテーションセンターの扉を叩くようになっていったんです」

リハビリテーション学の実習として、国立身体障害センター（現・国立障害者リハビリテーションセンター）で自ら車いすに乗って車いすバスケをプレーしたこともある。

就職を考えていた時期に、障害のある人々の多様なニーズに応え、処遇サービスの向上に努めることを基本理念とし、スポーツやレクリエーションを通じた健康体力の維持増進と交流の場として設立された兵庫県勤労身体障害者体育館（障害者スポーツ交流館の前身）がスタッフを募集していることを知り、生まれ育った東京を離れ兵庫県にやってきた。

以来、四十年。体育館から交流館へと舞台が移る中で、スポーツ指導にとどまらず、陸上競技や車いすバスケのコーチとしてパラリンピックに選手を送り出してきた。一方で、スポーツイベントを開催する傍ら、そのイベントで使用するポスターや絵画を募集するなど文化事業も多く手がける。〝スポーツ〟を共通のキーワードにして関西エリア、そして全国に情報発信しながら、さまざまなネットワークをつなぐ役割を担う。増田は、人と人をつなぎ、交流を生み出すスペシャリストなのである。

スポーツの力

「障害者にとって、体力って何だと思いますか」

ケガをした。病気で障害を負った。じゃあ、車いすバスケットボールをしましょうということではない、と増田は語る。

「健やかに生活できること。そのための体力、〝生活体力〟が大事なんです」

例えば、車いすに乗った人が歩道を移動している。少し先の交差点の信号が青になった。このまま車いすの速度を上げれば青信号を渡り切れるのか。それとも、次の青信号まで待つべきか。

「信号が青から黄色、赤へと変わるまでの時間と、自分が横断歩道を渡るまでにかかる時間を照らし合わせてみる。生活に密着した体力を少しずつでも向上させていくことが、健康的に暮らす基本になるんです」

生活体力を向上させることで、活動範囲は広がり、生きる喜びも増えていく。

「そのためにも、リハビリテーションの入り口として、スポーツの役割はとても重要です」

できなかったことが、少しずつできるようになるということ。それがリハビリテーションであり、その一つの手法としてスポーツはとても有効なのだ、と。

かつて、脳性麻痺の子どもがスポーツ交流館を訪れてきたことがある。運動障害だけでなく、自閉症で知的障害もあった。車いすは自力で漕げないということで、母親が子ども用バギーを押してやってきた。

「どこの障害者スポーツセンターでもさじを投げられてしまって、最後にうちにやってきた、ということでした。私は、とにかく自分で動かせる車いすに乗せてみましょうと言って、乗せたんです」

最初はなかなか車いすを操作できない。しかし、増田がつきっきりで一緒に車いすに乗って動かし方を見せてあげると、少しずつ自分で車いすを動かすことができるようになっていった。

「その子のお母さんに、時間はかかるけれども、何年か経ったら障害者のマラソン大会に出場するのを目標にしませんかって、言ったんですよ」

そうして、実際に車いすのマラソン大会に出場。特別支援学校の教員らの目の前で、その子は一時間、走り続けた。

「おそらく、学校の先生もご両親も、その子が走る姿を想像することさえなかったと思いますよ。でも、ちゃんと走れるようになった。それ以来、毎年出場しています」

潜在的な可能性を引き出し、伸ばしてくれるのがスポーツの力なのである。

「例えば、両手、両脚がない子どもがいたとします。スポーツは無理だね、とは絶対に言いません。口があるじゃない、目が動くじゃない。首も動かせるよね。じゃあ、何が楽しめるか、一緒に考えましょう、と」

既存のスポーツに限らない。工夫してカラダを動かす方法を探る。練習することで、できるようになる。ゲーム性があって、勝った！という達成感が得られる。

「そういう意味では、幼児体育の教員などとお話をしていると、共通認識がありますね。子どもは成長や発達の度合い、個性もそれぞれ。運動音痴な子どももいる。そういう中でどうやって興味をもたせていくか、やる気を起こさせていくか。そこは障害者スポーツとまったく同じなんです」

一人ひとりに合わせた、パーソナルなプログラムを見つけて実践していくこと。それが、増田の使命なのだという。

「結衣ちゃんの場合も、装具を使用して歩いていたところから車いすでのスポーツを経験して、まずは楽しい時間が広がっていきました。バスケだけでなく陸上や卓球、そして結衣ちゃんがやりたいと言ったテニスまで、さまざまなスポーツを経験する中で、本当にやりたいことを見つけていった。お日さまの光を浴びて枝葉が広がるように、段階を追って経験を積んでいったことで、最終的に自分の道を歩み始めたんですよ」

躍進と覚悟

小学四年生で車いすテニスに出会った上地は、六年生で初めて大会に出場する。地元の兵庫県車いすテニス選手権大会だった。

「とにかく一ゲームでもとる、ということが、その当時つきっきりで教えてくださっていた師匠と話していた目標でした」

一回戦負けだったが、一ゲームを勝ち取るという目標は達成できた。初めての大会で、達成する喜び、そして負ける悔しさを同時に実感した。

「この経験で、もっともっとテニスがしたい、という気持ちがわき起こりましたね」

それ以降、上地は兵庫県内だけでなく、大会などで知り合った人を頼りに、大阪や名古屋など近隣のテニスクラブにも武者修行に出かけるようになる。一人でラケットを抱え、テニス用車いすを押して新幹線に乗り込む。大阪や名古屋の駅に到着すると、知り合いがクルマでピックアップし、テニスコートまで連れて行ってくれる。午前中は地元の神戸車いすテニスクラブ、午後からは大阪、名古屋に出向くダブルヘッダーも日常茶飯事。

「知り合いから、今度はどこそこで練習があるで、など情報をいただくようになって、もう嬉々としてどこへでも出かけてました」

バイタリティの高さは、天下一品なのである。

「負けず嫌いということもありますが、それよりも、一緒に練習したり試合をしたりする大人の人たちから、『結衣ちゃん、すごい！　すごい！』って褒められるのが嬉しくて。小学生、中学生のうちはどこへ行っても、あたりまえですが子ども扱いです。だけど、テニスをしているときだけは大人と対等でいられた。自分のお父さんやお母さん、もしかすると、おばあちゃんくらいの年齢の人と、ネットを挟んで一緒にプレーできる。のちのち、お姉ちゃんやお母さん、健常の人たちとも一緒に楽しめるようにもなりました。それがテニスのよさ。そこに夢中になっていったんですね」

いつもの神戸車いすテニスクラブでは、二〇〇四年のアテネパラリピックに出場した中野秀和（なかのひでかず）や、兵庫県車いすテニス協会で活躍する物部賢治（ものべけんじ）らが、練習相手になってくれた。

「身近にパラリンピックに出場する人がいる、しかも、その人が自分と同じ左利き。そういう人がいるということは、パラリンピックというのが遠い夢ではなくて、もしかして頑張れば手が届くかもしれない目標になるんだ、という気持ちにさせてくれました」

上地がコートに行くと、何時間でもラリーにつきあってくれる。上地の上達に合わせて、打ち込むショットのスピードやパワーが加わっていく。

「そうやって、楽しく続けるうちに、知らず知らずにレベルアップできたのだと思います」

ローカル大会で活躍する姿は、地元の新聞やテレビを賑わすようになる。

「取材で『将来はパラリンピックを目指すのですね』と言われても、当時は、あまり自分のこととしてピンと来なかったんですよ」

その気持ちは、中学に進学しても変わらなかった。ただただ、テニスをするのが楽しい。そうして毎日のようにコートに通っているだけだ、と。その延長線上、中学二年時で日本女子の国内ランキング１位となる。

「それは、本当に結果なんです。自分にとっては、テニスが楽しいということがいちばん。楽しくなかったら、テニスを続ける気持ちは持続しない。いつでも楽しくテニスをしていて、気づけば1位になっていました」

変化が起きたのは、同じ神戸車いすテニスクラブに所属していた五歳年上の男子選手が、パラリンピックの舞台を目指して、日本代表選手らが練習拠点としている千葉県のテニスクラブへの移籍を決めたことだという。

「それまでは、ずっと大人の人に囲まれていたので、子どもの私は、まだまだもっとうまくなって、大人になったらパラリンピックを目指すのかなあ、くらいの気持ちだったんです。でも、同年代の選手が、自分の夢に向かって自分で進むべき道を拓いていった、という姿を見て、なら、私もやるんだ！という気持ちが俄然、わき上がってきたわけです」

そうして、高校三年生のときに、初めてのパラリンピックとなるロンドン大会に出場したのだった。

ロンドンパラリンピックが終わったあと、上地はいったんラケットを傍らに置いて、自分のこれからを模索した。大学に進学して外国語や国際関係についての学問を究めたい、就職して社会人として自立したいという気持ちもあった。パラリンピック前には考えていなかったが、テニスを続けるという選択肢も、頭に浮かんできた。しかし、大学に進学して、あるいは企業に就職して同時にテニスを続ける、という道はあり得ないということだけは、明確だった。

「競技としてテニスを続けるということは、海外遠征にも長い期間行かなくてはいけない。学生生活や仕

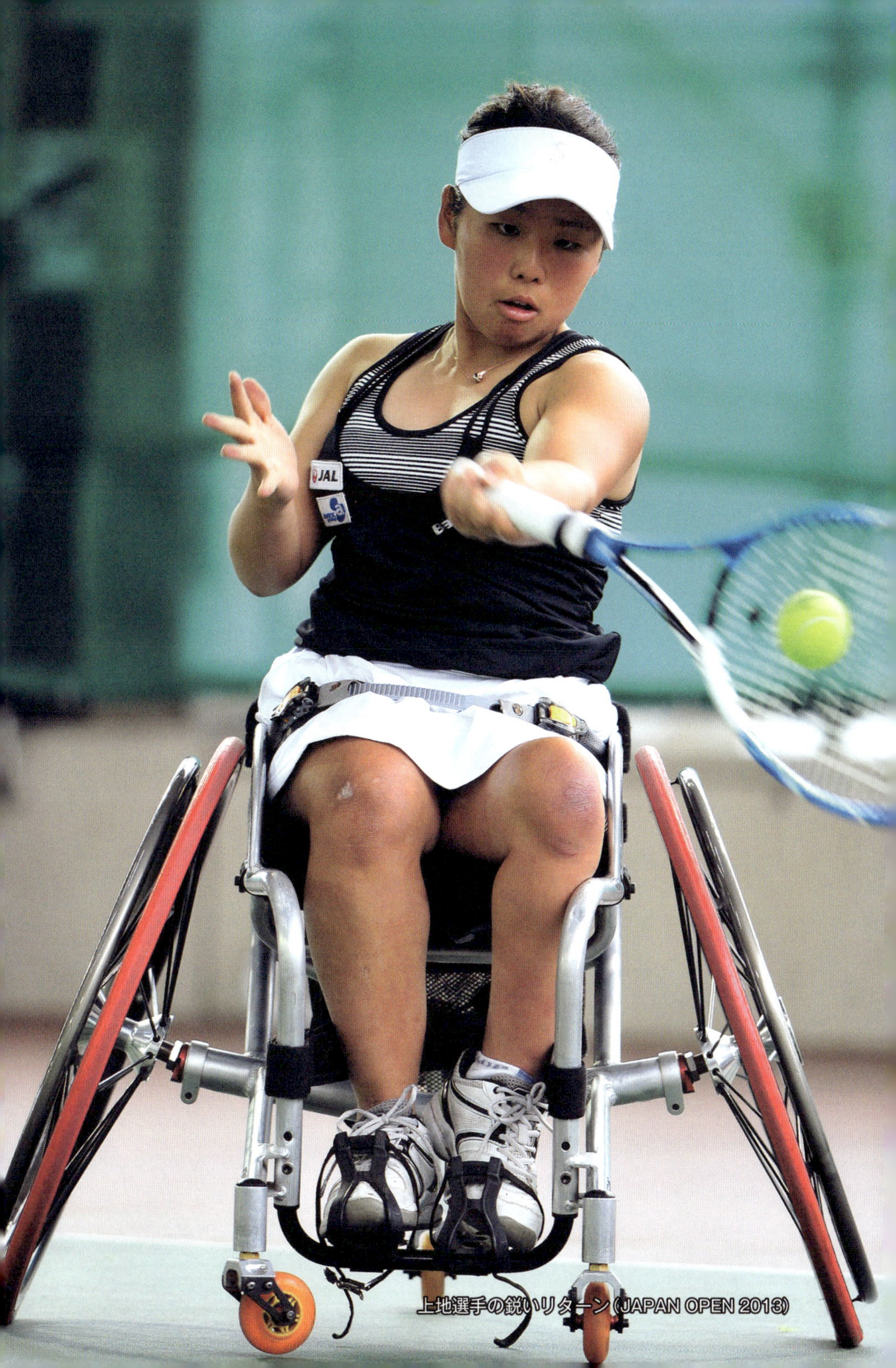

上地選手の鋭いリターン(JAPAN OPEN 2013)

事をしながら続けられるほど簡単なことではない、ということを、高校生の頃から痛感していましたから」

だからこその模索だった。テニスを続けるのか、それともまったく違う道を歩き始めるのか。

現在も契約している所属事務所には、当時、いったんロンドンパラリンピックを区切りとすることを伝えていた。進路に悩んでいた時期、そっと上地の気持ちが固まるまで見守ってくれていたという。

「両親やコーチとも話し合いを重ねました。ロンドンパラリンピックという世界最高峰の舞台を経験したからこそ、テニスを続けるのであれば中途半端なことはしたくない、という気持ちが明確になったんです。そのうえで、テニスを続けるか、それともほかの道を行くか。最終的な答えは、大好きなテニスを続けることでした」

覚悟を決めて、次のステージに向かう。競技に専念できる環境を整え、テニスに没頭する生活をスタートさせた。

その後の快進撃は、冒頭で触れた通りである。

現在、世界のトップランカーとして海外遠征も長期にわたる。日本に帰国すると、増田のところに足が向く。手みやげとみやげ話をもって。

「増田さんの顔を見ると、ああ、帰ってきたんやな、と思ってほっとするんです」

世界を見せる

「結衣ちゃんは、何の予告もなく、ふらっと交流館に来てましたよ」

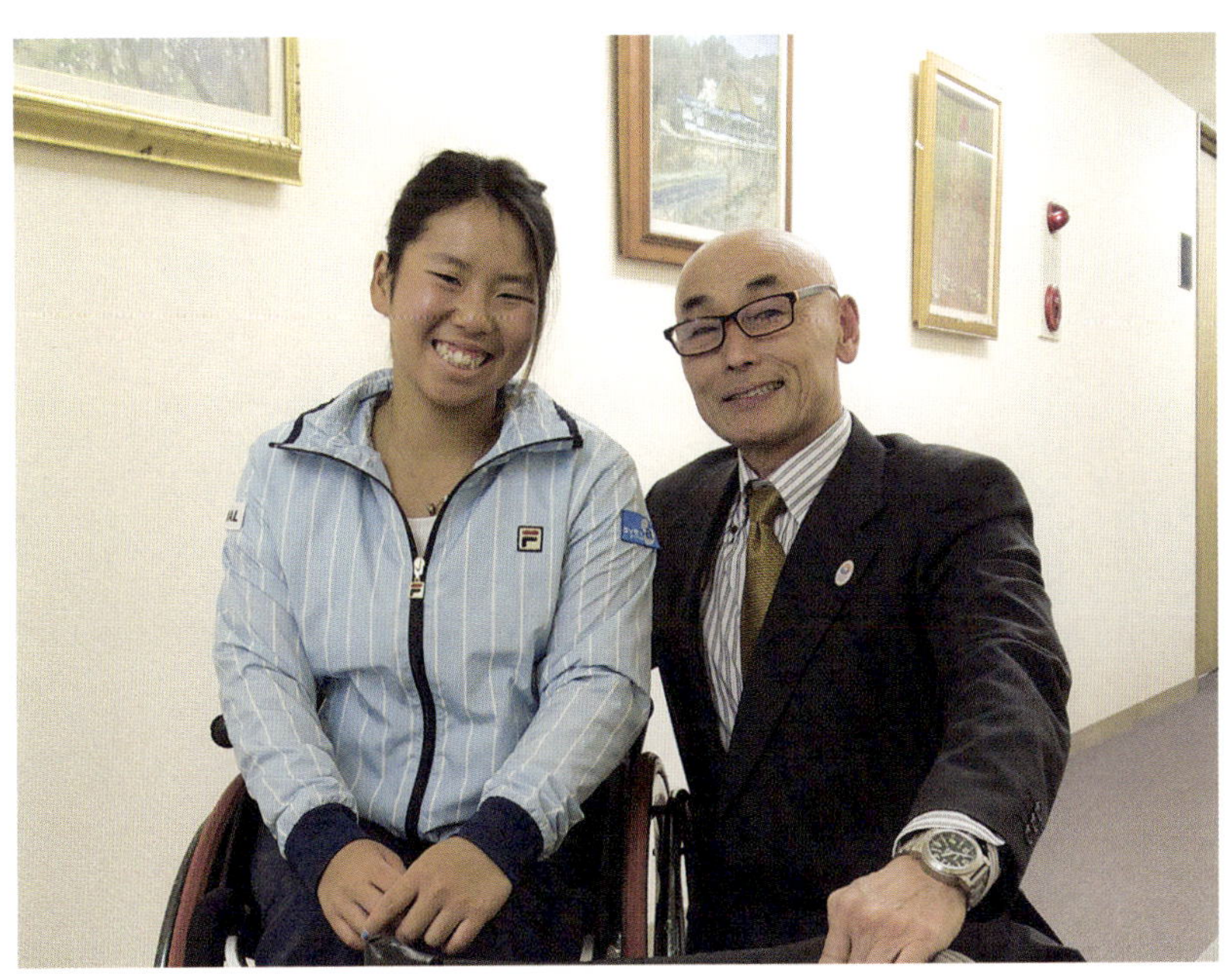

変わらぬつきあいが続く二人

増田が不在だったときには、増田の業務用机の上に、みやげとメッセージが置かれていたりしたという。

「世界の上地結衣ですけど、私にしてみたら、自慢の娘というかね。日本を代表する上地というより、兵庫、明石が生んだスターなんやと思っているんです」

上地が来たときには、世界で戦っているプレッシャーから解放してあげたい。ただただ黙って、上地のみやげ話にうなずく。

「少なくとも、この地元に私がいる間は、そういう安心感みたいなもの、心のよりどころみたいな存在になれればいい、と思っています」

上地は、増田が企画した講演会やスポーツイベントなどにも快く参加する。

「小学生で、いろいろな車いすスポーツに挑戦させてもらっていた頃から、『今度、車いすマラソンがあんねんけど、走ってみいひん?』とか、『こんなイベントがあるんやけど、ちょっと一緒に行こか?』みたいに、いつも声をかけてくれました。そうやって、いろいろな世界を見たり体験させてくれたんです。それと同じような感じかな」

障害児のためのスポーツチャレンジイベントでは、初めてラケットを持つ子どもとラリーをする。視覚障害者にまじって、上地もアイマスクを着用してブラインドテニスを披露したこともある。

「子どものときには、増田さんを通して自分の世界を広げてもらいました。今度は、自分が子どもたちに世界を見せてあげられる番。そういう役割を、増田さんがつくってくれているんです」

明石が生んだスーパースターは、地元への愛にあふれているのだ。

「子どもの頃から、結衣ちゃんは頑張り屋さんでしたね。いつも笑って、体育館でカラダを動かしていました。普段の生活の中でも、チャレンジ精神が旺盛で、自分から何でも努力する。だからかな、周りの大人たちがついつい巻き込まれてしまいます。それは、結衣ちゃんのもって生まれた人柄、魅力なんですね」

だから、講演会で自分の障害や競技生活の話を披露しても、コートで子ども相手にテニスをしてみせても、集まった人の視線を釘づけにする。

「競技の話に加えて、例えば、トイレはどうしているとか、なかなか語られない、語りにくい生活のことも、結衣ちゃんが話すことで、障害のある子どもたちにすっと受け入れられる部分がある。テニスというスポーツを通じて、生活リハビリ、いや生き方を示してあげられる存在なんですね」

上地は、オフコートでの活動も積極的に楽しんでいるのだ。

「増田さんが私にしてくれたように、何かを指導する、というのではなくて、テニスってこんなに楽しいよ、というのを見てもらったり、一緒にプレーして感じてもらったり。そして、ああ、やってみたい、結衣ちゃんみたいになりたいというふうに自然と思ってくれるのがいちばんだと思います」

声をかける

スポーツは、イコール競技ではない。競技はスポーツの一つの側面である。広い意味でとらえれば、生きる力を獲得する手段なのだ、と増田は考える。カラダを動かすことでそれを体得していってほしい。しかし、そのためには、きっかけが必要だ。それは、交流館だけのことではない。障害者が通うリハビリテーションセンターや、医療機関、特別支援学校、そして一般の学校。どんなところでも、きっかけはつくれるはずだ、と語る。

「最初に会ったときに、声をかけること。これがとても重要なんです。障害のある人はさまざまな背景を抱えていることが多い。本当は理解してほしいと思っています。最初の突破口ができると、そこからつながっていくんです」

脳卒中で片麻痺になった高齢者がフットサル場にたたずんで、ユニバーサルサッカーを見つめていた。増田がそっと近づいて、

「ボール、蹴ってみますか」

と言うと、しばらく考えてから、

「ちょっと、やってみます」

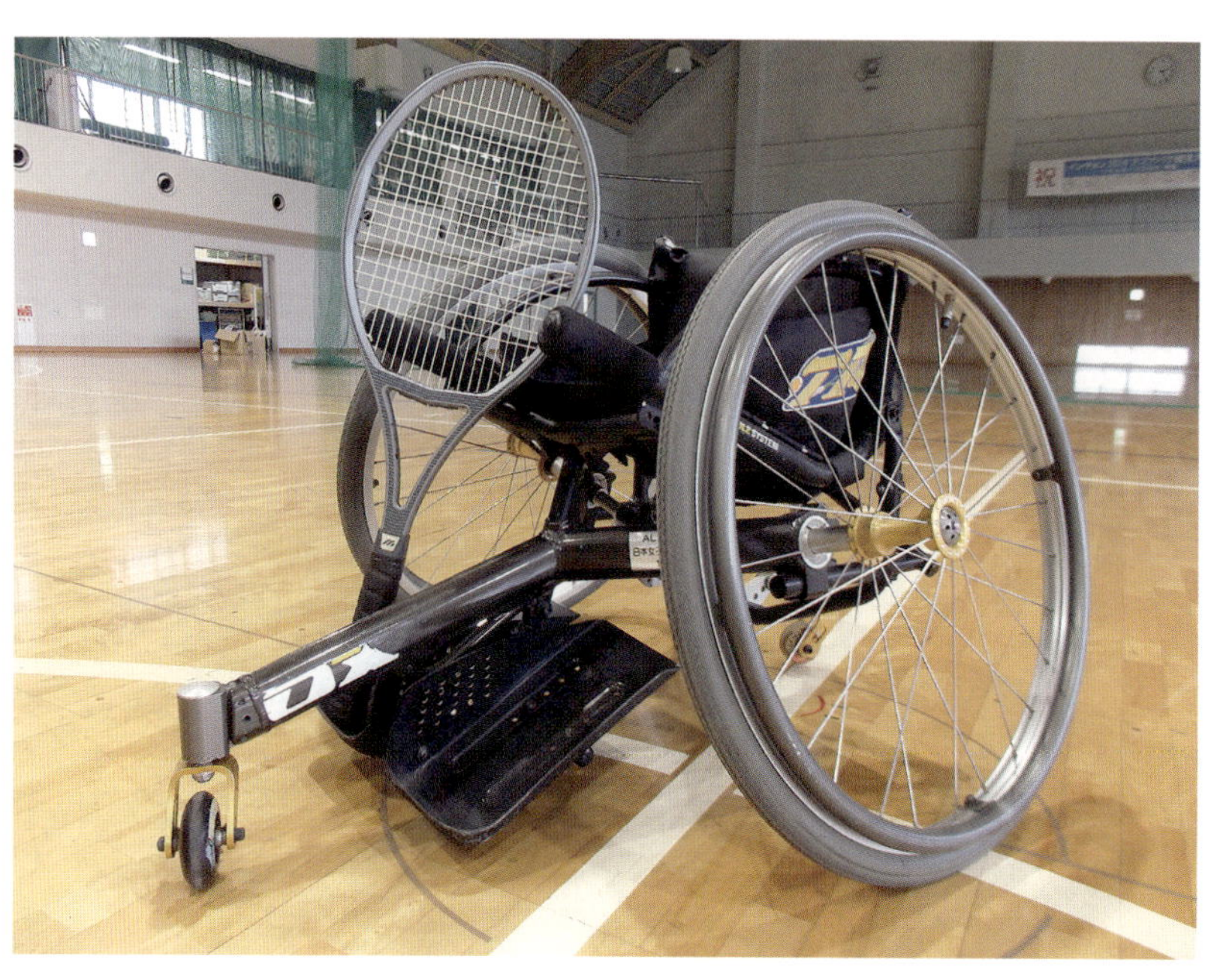

次の出番を待つ子ども用のテニス車

と言って、杖をついたままボールを麻痺のない足で蹴り始めた。

「昔は、ずっとサッカーしてたんや」

と、頬を紅潮させて、足元を確かめながらゆっくりドリブルしていたという。

「こちらの一言で背中を押してあげられれば、その人のその後が変化していくんですよ」

上地は、初めて玉津体育館を訪れた日の増田の一言に、その背中を大きく押された。

「声をかける機会は誰にでもあります。今、神戸大の整形外科の学生たちが、交流館で車いすバスケの実習をしています。そういう経験が、のちのち現場で誰かの背中を押すことにつながっていくのではないか。経験がない、情報や知識がなければ、声をかける発想も起こらない」

上地が増田に出会って、車いすスポーツを

体験できたことは、幸運な出来事だ。しかし、増田は、それを上地だけの特別なケースとしてはいけないと考えている。同じことが全国各地で起こってほしい、と強調する。だからこそ、増田はさまざまな立場の人に情報のネットワークを広げたいと尽力しているのだ。

日本全国にあるスポーツ施設や障害者の施設が、交流館のように、誰かの心の故郷になる。そこから巣立って、自分の道を歩いていくきっかけになる。

「結局は、人と人が出会って、こんなんあるよ、という情報交換と体験が、人の人生を豊かにしていくんです」

上地がテニスを始めることになったときに増田が調達した、中古の子ども用車いすは、今も交流館にある。倉庫でひっそりと、次の出番を待っている。

リハビリテーションの入り口としてのスポーツの重要性を伝えること。そのスポーツを誰もが体験できるようにするためにはどうしたらよいのか、という方法論を確立させること。そして、必要な情報を相手に合わせて提供できるネットワークを全国に展開させること。

「つまりは、全国どこでも対応可能なシステムを構築していく。それが、私のこれからの課題でもあるんです」

増田の笑顔は、誰かの笑顔。カラダを動かすことの喜び、楽しさを広く伝えていくことで、第二、第三の上地を育成してくのだ。

車いすテニスとは

専用の競技用車いすに乗ってプレーするテニスで、2バウンドでの返球が認められている以外、用具やコートの広さも含めて一般のテニスと同じルールで行われる。テニスの技術はもちろんのこと、前後左右に素早く、幅広く動き回るためのチェアワーク（車いすをコントロールする技術）が勝敗の鍵を握る。

試合は、男子、女子、クアード（重度の障害をもつ選手が出場／性別による区別なし）、ジュニア（18歳未満の選手が出場）の四つのクラスに分かれて行われており、それぞれシングルスとダブルスがある。

1992年のバルセロナパラリンピックより正式競技となる。現在はパラリンピックのほか、プロテニスの4大大会である全豪オープン、全仏オープン、ウィンブルドン選手権（ダブルスのみ開催）、全米オープンにも車いすテニス部門が設けられている。

第九章　耳を傾けて真意を探る

理学療法士／社会福祉士・三野敏美

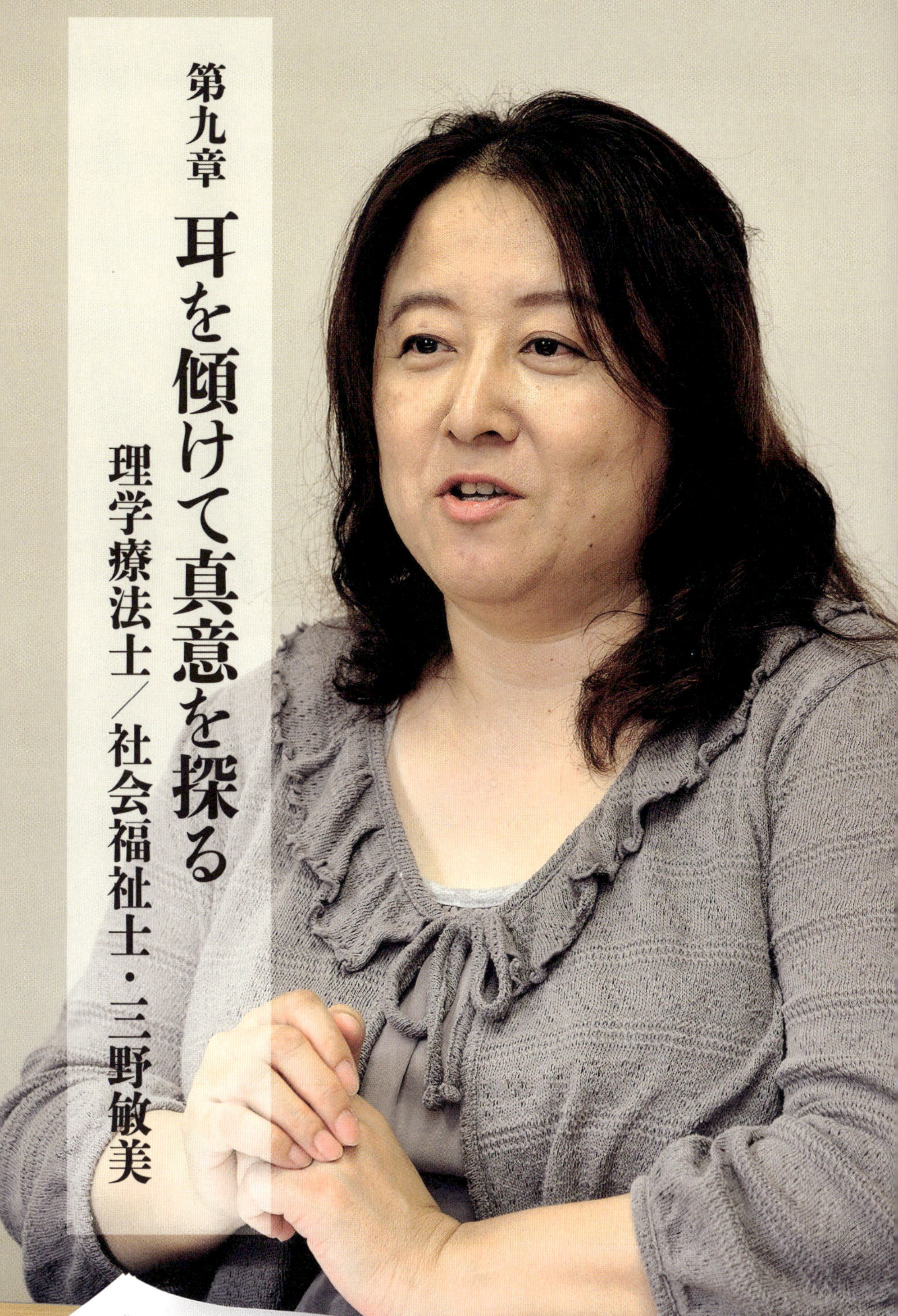

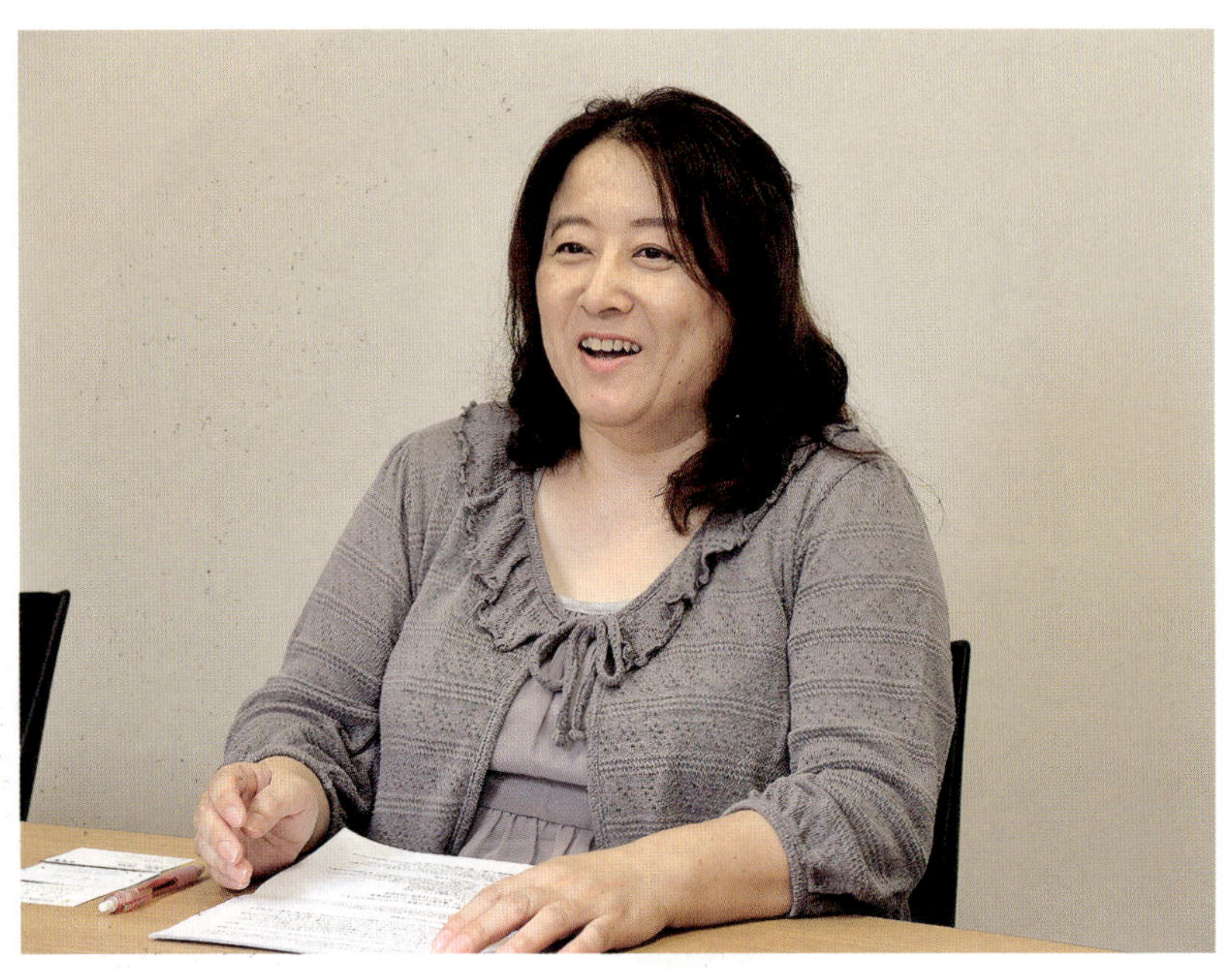

三野敏美

みの・としみ

理学療法士／社会福祉士

1967年1月10日、徳島県生まれ（旧姓・鎌田（かまだ））。近畿中央病院附属リハビリテーション学院理学療法学科卒業後、1989年に理学療法士の国家資格を取得し、馬場記念病院に勤務。徳島県内の病院、特別養護老人ホーム勤務を経て、2000年に介護支援専門員資格、2006年に社会福祉士国家資格を取得。社会福祉士として地域包括支援センターに勤務したのち、大阪府立大学人間社会学部社会福祉学科で学ぶ。20年以上前に、実家にホームステイしていた韓国人留学生の影響で韓国語の勉強を始め、趣味として韓流ドラマやテレビ番組の翻訳をしたり、韓国旅行を楽しんでいる。夫、二人の娘とともに大阪府内に暮らす。

もう、二十六、七年くらいになるんかな。オレがバイクで事故したんは。救急で運ばれた馬場記念病院で、カマちゃん（三野敏美（旧姓・鎌田））に会うた。新米の理学療法士やった。若造のオレと、カマちゃんと。恋に落ちたわけやないで、言っとくけど。カマちゃんがおらんかったら、今、オレは陸上競技でプロのアスリートとして、突っ走ってなかったかもしれん。まあ、結局は陸上競技をやってたかもしれんけど、カマちゃんがいなければ、競技を始めるのがもっと遅かったやろな。そういう出会いやったということや。カマちゃんのおかげで、今のオレがある。

つい先日、サイバーダインという会社が作ったＨＡＬという名前の医療用ロボットスーツ、試してみいひんか、という話がありまして。大分県の「太陽の家」という障害者のための施設があるんやけど、そこで試着できるという。それで、行ってみました。

ＨＡＬというロボットスーツは、まずは脳が歩きたいと考えた生体電位信号いうんを皮膚からコンピュータで読み取る。ほんで、下肢部分に取りつけたロボットの脚部を使って筋肉を動かし、筋肉の力を増幅させて歩けるようにする。さらには歩けたときの筋肉の動きを脳に学習させて、いずれはスーツなしでも歩けるようになる可能性があるという、魔法のようなロボットスーツや。

残念ながら、完全麻痺といわれるオレの障害では、将来歩けるようにはならんらしい。でも、試着したのは面白かったな。オレの場合は、ロボットの膝を固定させて突っ立った状態で振り子みたいに歩いた。のっし、のっしって。それをウチの嫁はんが動画に撮って、ユーチューブにアップしたら、それを見たカマちゃんから、すぐにメールが来よった。

「廣道くん、あれ、廣道くんの入院時代、思い出すわ〜」

って。

せやな。

その昔。オレが事故って救急で入院したときに、親は、純くんはこれから一生、車いす生活です、と担当医師から宣告されたらしい。ただ、場合によっては脊髄の中の神経が数本くっついていることもある。だから四カ月は様子を見ないといかん、と言われてた。それを、オレはずっと覚えてて、四カ月くらい経ったら、また歩けるようになるんとちゃうか、と思ってた。

だから、四カ月経って、やっぱり一生車いすやと言われたにもかかわらず、オレは装具をつけて歩く練習がしたいって、強情を張った。看護師さんやら理学療法士さんやらが会議をして、そんなら装具をつけて歩行練習させてみよ、ということになった。

長下肢装具いうて、大腿部からヒザ下、足部までがっちり固める装具を、オレは装着した。ヒザはロックしてあって脚が曲がらへんから、ベッドから立ち上がることもできひん。立ち上がったことにしようって言うて、無理矢理カマちゃんに手伝ってもらって、立ち上がって、松葉杖を両手でついて、歩く。歩くったって、まっすぐの両脚を振り子みたいに、ボン、ボンって一歩ずつ前に出すのが精一杯や。

こけたら、自分一人では絶対に起き上がれんから、後ろからカマちゃんが介助用ベルトを装着したオレを支えて、こかさんようにして歩く。

毎日、時間かけて長下肢装具をつけて、よっこらしょと立ち上がって、それからカマちゃんにベルトをつかまえてもらって歩く練習をする。練習すると、すぐに汗が噴き出したわ。それでも、二週間は頑張って、続けた。

ある朝、廊下で歩く練習をしていた。ちょうどその日はシーツ交換の日で、廊下に丸まった洗濯行きのシーツが積んである。カマちゃんが青い顔して、

「廣道くん、お願いやから、シーツの上にだけは乗らんでね」

って言う。オーケー、オーケー、大丈夫や、任しときって。でも、歩き始めたら、案の定、松葉杖の先が白いシーツの上に乗った。ずれる。これはやばい。カラダを支えようとカマちゃんが思いっきり引っ張り上げた介助用ベルトが、オレを絞め殺しそうになる。ずるずるっと滑り始めたら、カマちゃんの踏ん張ってる足が見えて、それでオレはなんとか、松葉杖を動かして体勢を立て直した。

カマちゃんもオレも、百メートル全力疾走したみたいに、ハア、ハア、息が上がって汗びっしょりやった。

オレは考えた。これで歩けるようになっても、松葉杖で両手がふさがってて不便やし、自動販売機でお金を入れ損なって落としたら自分では拾うこともできひん。車いすのほうが、断然、速いし、便利や。アカン。

こんなん、やめとこ。それできっぱり、歩くチャレンジは終了した。

一緒に汗まみれになったカマちゃんが、

「廣道くんは、結局自分で納得せな、やめへんしな」

って、言ってた。

それを、思い出したって。

衝撃の出会い

廣道純（ひろみちじゅん）は、プロの車いすアスリートである。二〇〇〇年のシドニーパラリンピックでは陸上競技トラックの八百メートルで銀メダルを、四年後のアテネ大会では同種目で銅メダルを獲得した。アテネパラリピック開催が目前に迫った三月に、プロとして独立。以来、自分を支援してくれる企業を開拓して契約を結び、レース活動を継続させてきた。

プロのアスリートとして活躍する一方で、廣道はメダリストとしての講演活動のほか、ラジオのパーソナリティを務め、テレビにも多数出演。在住する大分ではちょっとした有名人である。

廣道は、一九七三年に大阪府堺市に生まれた。小学生の頃には自宅近くのアイスリンクに通い、アイスホッケー用のシューズを履いてひたすらスピードを出して滑りまくっていた。また、改造した自転車で、BMX（バイシクル・モトクロス）のテクニックを、やっぱり一人でひたすら練習する。群れるのは、キライ。自分の好きなことは、とことん極める。俊足で運動会ではリレーの選手になった。中学に進学する前にバク転ができるようになり、女の子の黄色い声援を浴びていたという。

工業高校に進学すると体操部があり、廣道は迷うことなく入部した。鉄棒、吊り輪、鞍馬に跳馬。すべてが揃っており、俄然、競技魂に火をつけられたのだった。

一方で、廣道は、中学時代から新聞配達などで自分の小遣いを稼ぎ出していた。高校に進学すると、ガソリンスタンドのアルバイトを始める。壊れたバイクを修理して走れるようにしたり、駐車場で父のクルマをこっそり運転してみたりもした。

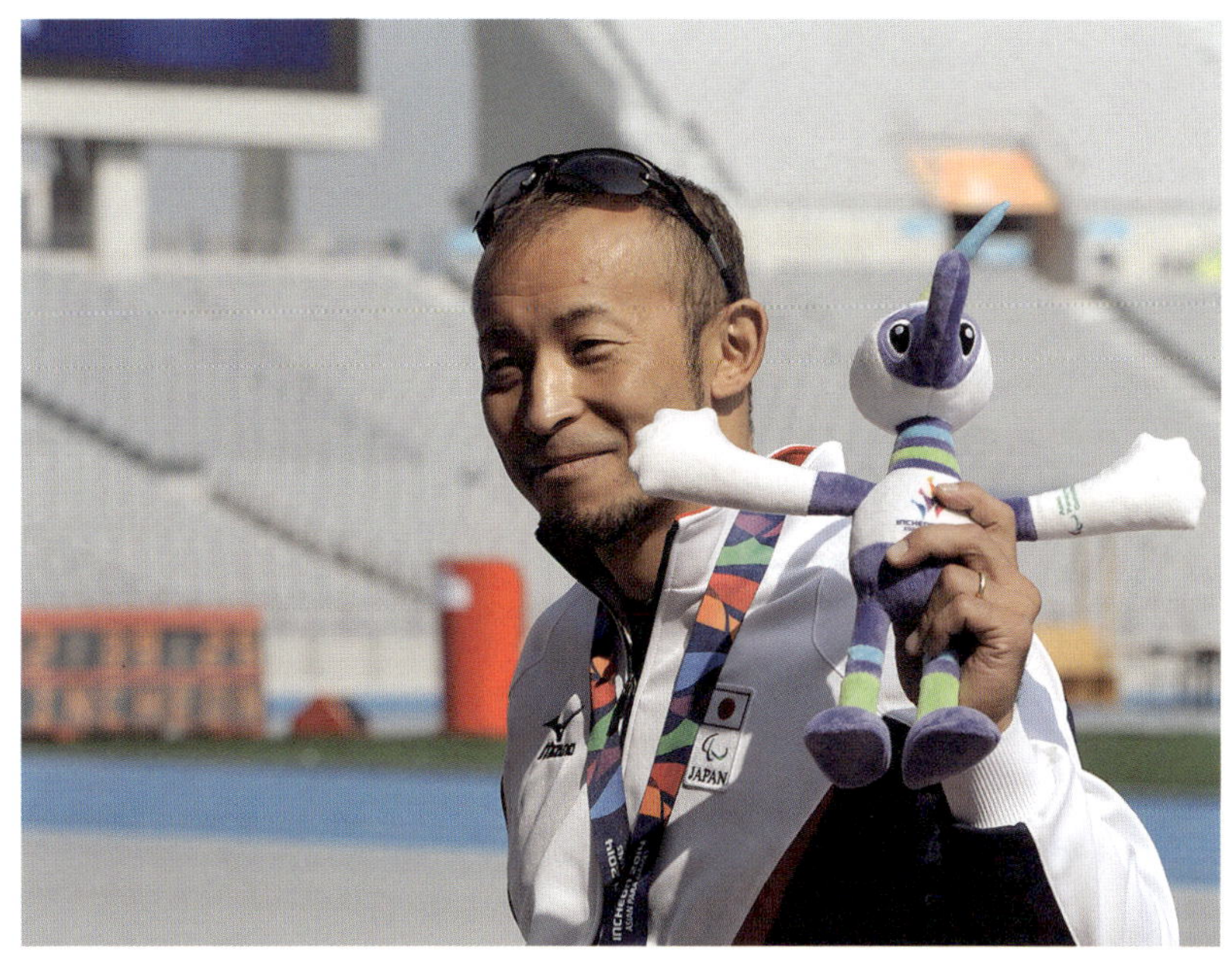

廣道 純

ひろみち・じゅん

陸上競技選手（クラスT53）　プーマ ジャパン（株）所属

1973年12月21日、大阪府生まれ。17歳から車いすレースに参戦し、1994年のボストンマラソンを皮切りに世界各国のレースに出場。1996年、大分国際車いすマラソンで日本人初の総合2位となる。2000年、シドニーパラリンピックに初出場し、800mで銀メダルを獲得。2004年3月より日本人初のプロ車いすランナーとして独立。同年のアテネパラリンピック800mでも銅メダルを獲得し、2大会連続のメダルに輝く。その後、北京大会、ロンドン大会にも出場し、パラリンピック4大会連続入賞を果たす。2006年からは「大分陸上」を主催し、障害者スポーツのレベルアップと裾野の拡大に力を注ぐ。現在、世界各国で年間20レースに出場しながら、講演会やトークショーなどを積極的に行うとともに、選手育成や車いすレース普及のためのコーチングクリニックなども開催している。400m（50秒21）、800m（1分36秒85）の日本記録保持者。

高校一年の十一月。夜中に友人から電話があった。いいバイクが手に入ったから、見に来ないか、という誘いの電話だ。二つ返事で近くの埋め立て地に出かけ、友人と交代で乗り回していた。

「記憶にはないんやけど、スピードの出し過ぎでこけて、思いっきり縁石にカラダを打ちつけたらしい」

深夜に、救急病院に運ばれたのだった。

レントゲンに映し出された背骨は完全にずれており、直後の手術で執刀した医師も、脊髄まで完全に切れていることを確認したのだという。頑丈な金属のプレートを背骨に沿って装着し、絶対安静のまま三カ月が過ぎていった。

カラダにコルセットをつけて、やっとベッドの上に座れるようになると、廣道は看護師に頼んで、病院の車いすを持ってきてもらった。

「車いすが来た瞬間、オレは反射的に車いすに飛び乗ってました」

三カ月以上もの間、絶対安静でベッドに寝たきり状態だった廣道の体重は、十キロ以上も落ちていた。が、器械体操で鍛えたウデの筋力は、軽くなったカラダを支える程度には残っていた。また、体操で養ったバランス感覚も健在だった。

「車いすと、自分のカラダのどこを支えればバランスよく乗り移れるか。そんなん、造作もないことやったわ」

一般的には、事故などで車いすが必要になった患者は、まず理学療法士のサポートを受けながら、ベッドから車いす、あるいは車いすからベッドへの移乗の練習からスタートさせる。車いすを乗りやすい向きにして固定させ、転倒しない手の位置を確認しながら動作を覚えていく。カラダを支える筋力も必要になるため、リハビリで筋力をつけながらやっと移乗できるようになる、という人も少なくない。ほかの患者が何日もかけてマスターすることを、廣道は車いすが来た瞬間に実現していたのだった。

「乗れた瞬間、嬉しくて病院の廊下をバーッと走らせたら、クラクラクラッと。三カ月以上も寝とったから、貧血起こした」

その後は、毎日、車いすを使って行けるところへは一人で移動していたという。

ちょうど、その頃。専門学校を卒業して馬場記念病院に就職した理学療法士の三野敏美（旧姓・鎌田）は、病院スタッフから廣道の担当を言い渡された。脊髄損傷の患者を担当するのは、初めてのことだった。不安を抱えながらも、三野は廣道の病室を訪ねた。担当の理学療法士として、まずは挨拶をするつもりだった。

「こんにちは。廣道さんはいらっしゃいますか」

病室に入ると、ベッドはもぬけの殻だった。

「廣道くんなら、散髪屋に行っとるで」

隣のベッドの患者が、そう告げた。

え？　散髪屋？　一人で？

病院内には入院患者専用の理髪店がある。そこに行くと、理容師と大きな声で談笑しながら髪を切ってもらっている廣道の姿があった。

「あの、一人でここに来たんですか」

「そうや。髪が伸びっぱなしやったから、散髪に来たんや」

傍らには、廣道が乗ってきた病院の車いすが置かれていたのだった。

最初に廣道くんの処方箋を渡されて、「はい、あなた担当ね」と言われたときには、どうしよ、って思いました。新米だった、ということもありますが、当時はまだインターネットなどもない時代。調べようにも、専門書をひもとくくらいしか、ありませんでしたから。脊髄損傷のことは専門学校で習っていたとはいえ、実際に患者さんに接したり、その症状に合わせてリハビリをする、ということも経験としてはない。ほかに病院の中に同様の患者さんもいなかったので、予習はしましたよ。脊髄損傷とはどんな病態で、リハビリで必要なことは何か、って。学生時代に戻ったみたいに、猛勉強しました。

若い男の子でしょう。バイク事故でケガしてどんなに傷ついておるやろ、下手な言葉はかけられへんしな、とか、会う前にいろいろ考えていたんです。まあ、いずれにしても、まずは本人に会って、担当になったと挨拶だけはしとこ、と思って病室に行ったら、いない。

散髪屋で初めて顔を合わせて、もう仰天しました。どこまでできるんやろ、と思ったら、もう一人でベッドと車いすの移乗はできる、行きたいところに一人で行ける。

「なんなら、車いすで逆立ちでもしよか?」

そんなことまで言う。リハビリで練習するはずのことは、もうほとんどできている、という状態でした。ですから、普通の脊髄損傷の患者さんがやるような移乗動作のリハビリは、廣道くんには必要がありません。それで、リハビリ室に来ると、プッシュアップしとき、一〇〇回を五セット、五〇〇回やっとき、と言うと、廣道くんはピョン、ピョンってやるんです。

「終わったで。次は？」

体操部におって、上体の筋力、すごく鍛えてたから、そんなトレーニングもお茶の子さいさい、なわけです。

だから、というわけではありませんが、廣道くんはリハビリ室に来て、プッシュアップ五〇〇回が終わってしまうと、ずっとおしゃべりしていた、という記憶があります。

自転車が好きで、ＢＭＸやマウンテンバイクをしてたとか、体操部で吊り輪やってたとか。もう、とにかくカラダを動かしたくて、ウズウズしてる。そこにいたのは、元気でやんちゃな十代の男子、でした。

廣道くんは、担当医師から「一生、車いすになる」と宣告されたけれども、ちっともへこんだりしなかったって言う。最初は、強がりを言っているんかな、とも思いましたが、廣道くんと話をする中で、いやいや、これは本気でそう思っているんや、って実感するようになりました。

一般的には、事故や病気で障害を負った患者と理学療法士が関わるのは、入院してリハビリが必要になる段階です。どんな病気やケガでも、程度の差はあれ、自分の状態、一生車いすで生活をするという事実に直面して、動揺したり不安になったり、恐怖と戦ったり、障害受容のプロセスがあるんです。そのプロセスに理学療法士は寄り添わなくてはいけない。患者の不安や恐怖心の中で、さあ、次はこれをしましょうって、理学療法士が関わっていくわけです。

それはもう、時間がかかりますよ、普通は。退院してもなかなか受容できないという患者さんも多い。ところが、廣道くんの場合は、すごく初期段階から「オレは一生車いす。だったら、さっさと自分の車いすを作って、はよ、退院したい」というふうに、前向きだった。これはとても特殊な例や、と今でも思います。

ただ、一度だけ、歩く練習がしたいって言うて、二週間、長下肢装具をつけた歩行練習をしました。結局、車いすのほうが便利で速いということを再認識して、それっきり「歩きたい」とは言わなくなった。廣道くんなりの、逡巡やったのかな。

やってダメなら諦めるけど、やってもみないのに「ダメ」と人から決めつけられるのはいやや、という。その気持ちは、私にも理解できるような気がした。

先を見据える本人の力というか、車いすを受け入れて、だったら、次は何をしたい、こうしよう、という意思がとても明確でした。そういう廣道くんの気持ち、生きる力に、私はついていっただけや、と思っているんです。

定めた道

廣道のリハビリを担当した理学療法士の三野敏美は、一九六七年に徳島県で生まれた。幼い頃は内気で人見知り。自宅で絵を描くのが好き、という少女時代を送っていたという。スポーツが得意だったことも、好きだと思ったこともない。ただ、唯一の例外は、プロ野球をテレビで見ること。父は巨人ファン、三野は阪神ファンで、よくテレビの前で互いのひいきチームの応援合戦を繰り広げていた。

小学五年、十歳のときに、事故に遭った。通学途中に駅のホームから滑り落ち、電車に轢かれたのだという。右足のカカトから先を切断し、小さな足に義足を装着した。

「痛い、怖い思いをしたはずなのに、覚えているのは、入院中、案外楽しかった、ということなんですよ。

学校の友だちや先生がしょっちゅうお見舞いに来てくれて、従姉妹が大事にしていたマンガの本を山ほど貸してくれたとか。好きな物を食べさせてもらってちょっと太って、お医者さんに『中年太りや〜』って突っ込まれたりして。なんか、いつも笑ってました。ただ、母がバケツにお湯をはって私の小さな足を洗ってくれたときに、どんな気持ちやったんやろ、と子どもをもつ今は思いますけど」

義足をつけて歩く訓練を、理学療法士という優しいお兄さんが担当してくれた、という記憶はある。

それを自分の将来の仕事にしたい、と思うようになったのは、高校に進学してからだ。文系、理系と進路を決める段階で、将来の自分をイメージするようになる。そのときに、理系に進みたい、理系の仕事なら理学療法士、と明確にイメージしたのだという。

しかし、自身も義足を装着する身。現実的に理学療法士として勤まるのか不安になった。受験したいと思う専門学校に手紙で問い合わせる。

「義足なんですけど、と言うと、ほとんどは『無理です』って、門前払いされるわけです。でも、大阪にある専門学校だけは『いけるん、ちゃう?』という返事をくれた。それで、そこに進学しました」

理学療法士の勉強は三年間。国家試験を受けて理学療法士としての資格を取得すれば、晴れて専門職として就職できる。

就職の段階でも、「小児科なら義足でも介助できるのではないか。大人の介助は難しいのではないか」と言われる。実際には、初対面の人が三野を見ても、義足だとは気づかない。全速力で走るのは難しいが、日常生活の中でことさら義足であることを意識することは少ない。

「そんなん、やってもみないのに言わんといてほしいわって。トライして、それで自分でもダメや、と納得したら自分ができることをするけれども、やらないうちに人から決められるのはいやでした」

無理を押し通すわけではない。ただ、可能性の扉を閉ざされて黙って引き下がるのはごめんだ。三野の矜持だった。

専門学校の学生時代には、大阪の堺市に住んでいた。一人暮らしの自宅からＪＲで二駅ほど乗ったところに、大阪市長居障がい者スポーツセンターがあった。

「当時は理学療法士の卵やったし、勉強のためもあって、どんな障害の方がどんなスポーツをしてるんやろ、ということで見学に行ってたんです。スポーツを見るのは、案外好きなんですよ。車いすバスケのぶつかり合いを見たり、水泳を見たりして、自分にも水泳はできるやろか、と思ったりもしてました。自分は義足を使っていたけど、ほかの障害者を見るということでは、長居のスポーツセンターが初めてでした」

車いすバスケの躍動感には、行くたびに興奮したという。たびたびスポーツセンターを訪れては、障害者スポーツのかっこよさ、激しさを目に焼きつけていった。

障害者スポーツの世界へ

入院中の廣道のリハビリは、一般患者のそれとはまったく異なるものだった。何しろ、車いす操作は、リハビリで訓練するまでもなく習得している。エネルギーを持て余した廣道に、何をさせたらいいか。病院のリハビリスタッフは頭を悩ませた。

「見て、見て、カマちゃん。オレ、ごっついスピードで走れるんやで～」

廣道が廊下を車いすで全力疾走する。

夜中になると、自分の車いすでこっそり病室を抜け出し、タクシーを呼んで近くのレストランやマクドナルドに行くこともたびたびだった。

放っておくのは危険だ。そこで三野は、廣道の車いすの後ろにロープで箱をくくりつけ、リハビリ室に置いてあるトレーニング用のウェイトを全部そこに載せた。

「さ、トレーニングや。リハビリ室でこれ引っ張って」

そんな課題も、廣道は難なくクリアしていく。

「そんなら、これでどうや！」

そういうと、三野がその箱に乗り込んだ。

「よっしゃあ！」

廣道はさらに気張って、三野を箱に乗せたまま、リハビリ室をズルズル、ズルズルと車いすで引っ張っていく。廣道は顔を真っ赤にし、前のめりになって車いすを漕いだ。日に日に、そのスピードもアップしていった。

後日、背中に入れてあった金属のプレートを取り外す手術をすると、頑丈なボルトが折れていた。通常なら、一時間程度で済む手術は四時間にも及んだという。術後、医師は折れ曲がったボルトを見ながらしきりに首をひねっていた。

「なんで、ボルトが折れたんやろ」

この話を聞いて、三野は頭を抱えた。

「オレの、勲章や！」

廣道は大きな声で快哉を叫んだのだった。

退院間近のある日、三野から車いすでエスカレーターにも乗れるという話を聞いた廣道は、乗ってみたい、と言い出した。当時は、バリアフリーが整っておらずエレベーターのない施設も多いことから、車いす生活になった人が退院したあとに、駅などでエスカレーターを使用することも少なくなかったのだ。病院にはエスカレーターの設備はないため、院内で訓練をするわけにはいかない。廣道の言葉を聞いた三野が、病院の会議でこの件を相談した。すると、介助者をつけて病院近くの駅で訓練をしてはどうか、ということになった。

「それで、廣道くん担当の作業療法士と一緒に、病院からほど近い堺東駅に行きました」

あらかじめ駅員に電話で事情を説明し、駅に出向いた。

「駅員さんも心配してくれて、訓練のときに三人くらい出てきはって、はらはらしてたんです。だけど、廣道くんのことやから、シュッと乗って、すぐに下りのエスカレーターにもシュッと乗って、帰ってきました」

こうして廣道は、入院中から行動半径を拡大させていったのだった。

廣道の余ったエネルギーの発散場所として、三野の頭にひらめいたのが、専門学校時代に通った長居障がい者スポーツセンターだ。

「とにかく、もともと自転車だの器械体操だの、スポーツ好きやということをリハビリ室に来るたびに聞かされていましたから、それなら、車いすでもできるスポーツをしたらええやん、と廣道くんに言ったんです」

廣道に、こういうスポーツ施設が近くにあるが、行ってみるか、と尋ねると、廣道は身を乗り出して「行きたい！」と答えた。

「たまたま近くにあった、ということが大きかったです。遠くにある施設なら、退院してから行ってみれば、と情報だけを提供したと思います」

これもまた、病院の会議で審議。廣道の担当作業療法士と三野が付き添って出かけた。片道二キロある最寄り駅まで、廣道は自分で車いすを漕いでいく。そこから電車に乗り、長居駅に到着する。スポーツセンターは長居駅からすぐの場所にある。

廣道にとっては、初めて見る障害者のスポーツ。そこに集まる、日常的に車いすを使用する大人たち。陸上競技のトラックや体育館を見学して回った。

「今から考えればあたりまえなんやけど、みんな軽々と車いすから陸上競技用のレーサーにヒョイっと乗り換える。なんか、圧倒された。ああ、大先輩がここにおるなって」

レーサーに乗った人たちが、三々五々集まってくる。楽しそうに談笑しながら、「ほな、行こか」という雰囲気で、トラックに出て行く。レーサーを漕ぐ手が次第に速くなると、自転車のような疾走感で、次々と廣道の目の前を通り過ぎていく。その姿に、廣道の目は釘づけになった。

「かっこ、ええ！」

夕方になると体育館に場所を移し、車いすバスケットボールで汗を流す人たちに見入った。廣道は、トラックでも体育館でも片隅で微動だにせず、躍動する人々をただただ凝視していた。

退院後、三野が個人的にスポーツセンターに行ったとき、廣道を見かけた。一人でポツンと座り、車いすバスケの練習を見ていた。

「いつも病院ではイケイケでおしゃべりするのに、そのときにはなぜか、じぃっとおとなしく見ているだけ。『こういうのやりたい』ってぼそっと言うから、『すみません、この子がやってみたいって言うてるんですけど』ってチームのおっちゃんたちに声をかけたんです。それで『はよ、行ってき、行ってき』って、廣道くんの背中をつっついて」

こうして三野の後押しを受け、廣道は障害者アスリートへの一歩を踏み出したのだった。

廣道は、当初、車いすバスケに夢中になっていたが、ほどなく自分一人の努力がそのまま結果に結びつく陸上競技にシフトしていく。

「ホンマのこと言うと、ケガして車いすになったとき、もうスポーツできひん、大得意分野が一つなくなってしもうたな、と思ったんですよ。でも、長居に行ってカマちゃんに背中を押されてから、ああ、またスポーツができるんや、という喜びがグワーッとわき上がってきた。始めたばっかりの頃は、まだまだレーサーに乗ってもすっごい遅かった。でも、オレ、走っとるなあって充実感があった。ガキの頃からマウンテンバイクで山に行くのも、スケートリンクでグルグル回っとるときにも、スピード命。顔に風が当たる感覚が、好きやった。だから、レーサーを漕ぎながら、ああ、風を切っとる、と感じられて嬉しかったのが、今でも忘れられないんです」

ひたむきな姿

一般的には、廣道のケースのように人手や時間を患者にかけられる病院は、それほど多くはない。リハビリ室を飛び出して、その後の日常生活の支えとなる経験をスタッフがサポートする。それは、病院の理解があって、かつ環境に恵まれていたからこそ実現できた、と三野は当時を振り返る。

「担当する患者さんの数もそれほど多くなかったから、一人にかけられる時間もたくさんあったのかな、とは思うんです。でも、それに加えて、そのときの主任の理学療法士がとても積極的な方で、例えば、片麻痺の女性患者さんが長期入院のあとリハビリで通院していたときに、スタッフルームの掃除などの簡単な作業を手伝ってもらいたいと病院にも掛け合って、その人の社会復帰のお手伝いをしたりしていたんですね。だから、廣道くんが駅のエスカレーターで訓練するとか長居のスポーツセンターに見学に行くということも、当時はまったく特別なことという認識はなかったんです。私の思いつきでプライベートで連れて行ったのではなく、病院の会議でみんなが賛同してくれて、ほかのスタッフと一緒に出かけたわけですから」

廣道だけが特別扱いだったというわけではないのだ、と三野は強調する。

ある日、廣道の病室に行くと、枕元のカセットデッキの近くに長渕剛や永井真理子のカセットテープが転がっていた。

「なんと、廣道くんと趣味が一緒や！」

そう思った三野は、夕方、誰もいなくなったリハビリ室で廣道にギターを渡し、さまざまな曲を練習させたりもした。

「ほかの子にはキーボードとかベースしてもらって、クリスマス会のときにバンドやったらええやんって」

このときも、ほかの理学療法士らが一緒だった。そういうオープンな雰囲気がリハビリテーション部にあったのだ。

「オレも十二歳くらいからギターの練習してたけど、カマちゃん、そんときすでに長渕剛の曲を何曲も弾けてた。わあ、すごいなあって、ちょっと尊敬しましたよ」

クリスマス会では患者同士のバンドを組み、サザンオールスターズの『いとしのエリー』と長渕剛の『乾杯』を披露した。

「今から思えば、カマちゃん、夕方の練習は個人的な残業やったと思うんですよ。エスカレーターの練習も、長居のスポーツセンターに連れて行ってくれたんだって、おそらく仕事の範囲を大きく超えてる。そういう時間とエネルギーをかけてくれたんやな、と思うんです」

廣道は、退院後もリハビリ室をたびたび訪れた。すでに訓練は必要なかったが、そこで三野とたくさんの話をした。

「パソコン通信の障害者フォーラムでいろんな情報を見つけてきてくれて。『これからはパソコン、大事になるで。今のうちマスターしとき』って、そういうことも教えてくれた」

大好きな長渕剛のコンサートに行くきっかけもつくってくれた。

「オレは子どもやから、チケットの取り方もようわからん。大人の世界を指南してくれたっていうか」

廣道とのつきあいを継続する中で、三野自身も、成長したと実感しているという。

「脊髄損傷の人がどんなふうに生活していくのか。その細かい部分は、やっぱり私にはわからないことも多いんです。教科書には書いてない、実生活に即したことを廣道くんが教えてくれる。長居のスポーツセンターで吸収してきたことを話してくれるわけです。例えば、トイレをどうしたらいいかとか。看護師さんに教えられたことから始まって、廣道くんは先輩に聞きながら自分なりに工夫していく。脊髄損傷者のリハビリやトレーニングにはこんなんがいいらしいで、とかも話してましたよ」

すべての情報や知識を把握している必要はない。そのことを、三野は廣道を通じて学んだ。

「専門職として自分がオールマイティでなくてもいい。ただ、ここにつなげばもっと情報が得られる、その人に必要なことにつなげてあげられるというルートを知っておく。脊髄損傷のことでわからないことがあったら、廣道くんに聞けばいい。同じような障害をもっている人のほうが、はるかに得ている情報は多いのだから、そういうネットワーク、引き出しがあればいい、と教えてもらったんです」

傾聴すること

三野は、馬場記念病院に四年間在籍している。そのあとは徳島県にある病院に二年間、結婚を経て、特別養護老人ホームに二〇〇五年まで九年間勤務した。

「廣道くんを担当していた頃は、スタッフの人数も充実していたので、廣道くんとおしゃべりをしたり、ギターの練習をするなど、時間もエネルギーもかけられたんやと思います。勤務三年目以降は人数が減ったこともあって、患者さん一人にかけられる時間も限られるようになってしまいました。リハビリではコミュニケーションをとることよりも訓練のほうが優先されますから、じっくりお話を聞きながら関わっていきたい、という気持ちがあっても、実際には時間がない、というジレンマがありました。現在の専門学校では、カウンセリング論やコミュニケーション論なども学ぶようです。それだけ、本来、コミュニケーションが大事や、ということなんですよね」

会話を通じて患者がもっている本来の力を見極め、障害受容の各過程におけるサポートをしながら治療を施していくことはとても重要だ、と三野は感じている。患者の気持ちや背景に思いをはせることなく、やみくもに「この訓練をしましょう」と促しても、なかなか気持ちが前向きになれないことは多い。コミュニケーションをとることで、リハビリの効果も回復のスピードも上がるのである。

「学生のうちから対人面のアプローチをしっかり学んでスキルを身につけておけば、現場でそれが生かされることになる、と思います」

廣道のような若い患者がいる病院では、患者の動作レベルを上げることが求められ、また、患者自身もそれを希望している。

「でも、高齢者施設ではクオリティ・オブ・ライフ、つまり生活の質を上げることが求められます。例えば、ヒザに痛みを抱えながらも、歩行器を使用してゆっくりと歩くことができるご婦人がいたとします。でも、その痛みがあるために、トイレに行きたいときに、歩行器では間に合わないかもしれない。そんなときには、私は車いすを奨めるんですよ。車いすなら歩行器よりも早くトイレに行ける。そうしたら、服を濡らさなくて済むし、何よりご自身の尊厳が保たれるわけです」

廣道のように、病院で退院後の生活のレベルアップを目指すリハビリではなく、痛みや苦痛が少なく、安心感が得られる日々の術を身につけられるようにするのが、高齢者施設のリハビリなのである。その人にとって、何をいちばん優先したいのか。病院と施設で対応する相手が異なっても、傾聴、つまりコミュニケーションが重要な要素になるのだ。

三野は、その後、一念発起して社会福祉士の国家資格を取得。地域包括支援センターに勤務するようになる。地域に住んでいる高齢者などの生活支援が主な仕事だ。

「本人の生きるポリシーというか、習慣を尊重しながら支援するわけです。理学療法士と業務内容は異なるけれども、根っこの部分は共通しているのかな、と思います」

しかし、仕事の実態は、ゴールやプランが明確な病院とはまったく違っていた。肉体的に、それ以上に精神的にハードだったという。

「理学療法士時代には考えられないことがたくさんありました。訪問したときに殴られかけたこともありますし、『帰れ！』と、火をつけたティッシュを投げつけられたこともあります。その人にとってやりたいことが、必ずしもベストとは限らない。セルフネグレクトといって、『オレはこのまま死ぬからいいんや！』とゴミ屋敷と化した家に住み、病気があっても病院に行かないという人がいる。その人を、どうやって病院に連れ出すか、ということも大事なんです。本人の希望を聞いて、そのまま死ぬばかりにする、ということはできないわけですから」

生活上の課題を問題視していない人に適切な支援をどうやって受け入れてもらうか、ということを、考えていく。すり合せ、調整が肝要なのである。

「それでも、やっぱりご本人に寄り添って話を聞きながら、共感できる部分を探し出して、その人が知らない、気づかなかった医療や生活支援を入れながら、その人にとってよりよいゴールを構築していく。結局大事なのは、コミュニケーション、なんです」

相手が求めているものを探り、問題点を明確にし、どう解決するか。

「社会福祉士の現場で、本当に過酷な経験をしました。やっとのことでコミュニケーションをとって、さあ、支援、というときになって急に亡くなってしまった方もいた。もっと何かできたのではないか、と自分を責めることも多々ありました」

それでも、とこちらの目をとらえて、さらに言葉をつないだ。

「理学療法士も、社会福祉士も、失敗して後悔したことばかりが頭に浮かびますが、充実してました。やりがいのある仕事やった、と思います」

それぞれの道

廣道は、言う。

「入院してたとき、ほかにもベテランの理学療法士の人はいっぱい、おった。だけど、たまたまカマちゃんが担当してくれた。のちのち、『なんで、あのとき、長居のスポーツセンターを教えてくれたん?』ってカマちゃんに聞いたら、『だって、力あり余っとったやろ』って。そういう察する力が、カマちゃんにはあった。それを行動に移してくれたんやな」

破天荒な入院患者だった若者が、今や陸上競技でパラリンピックに出場し、プロアスリートとして国内外の大会を賑わせている。

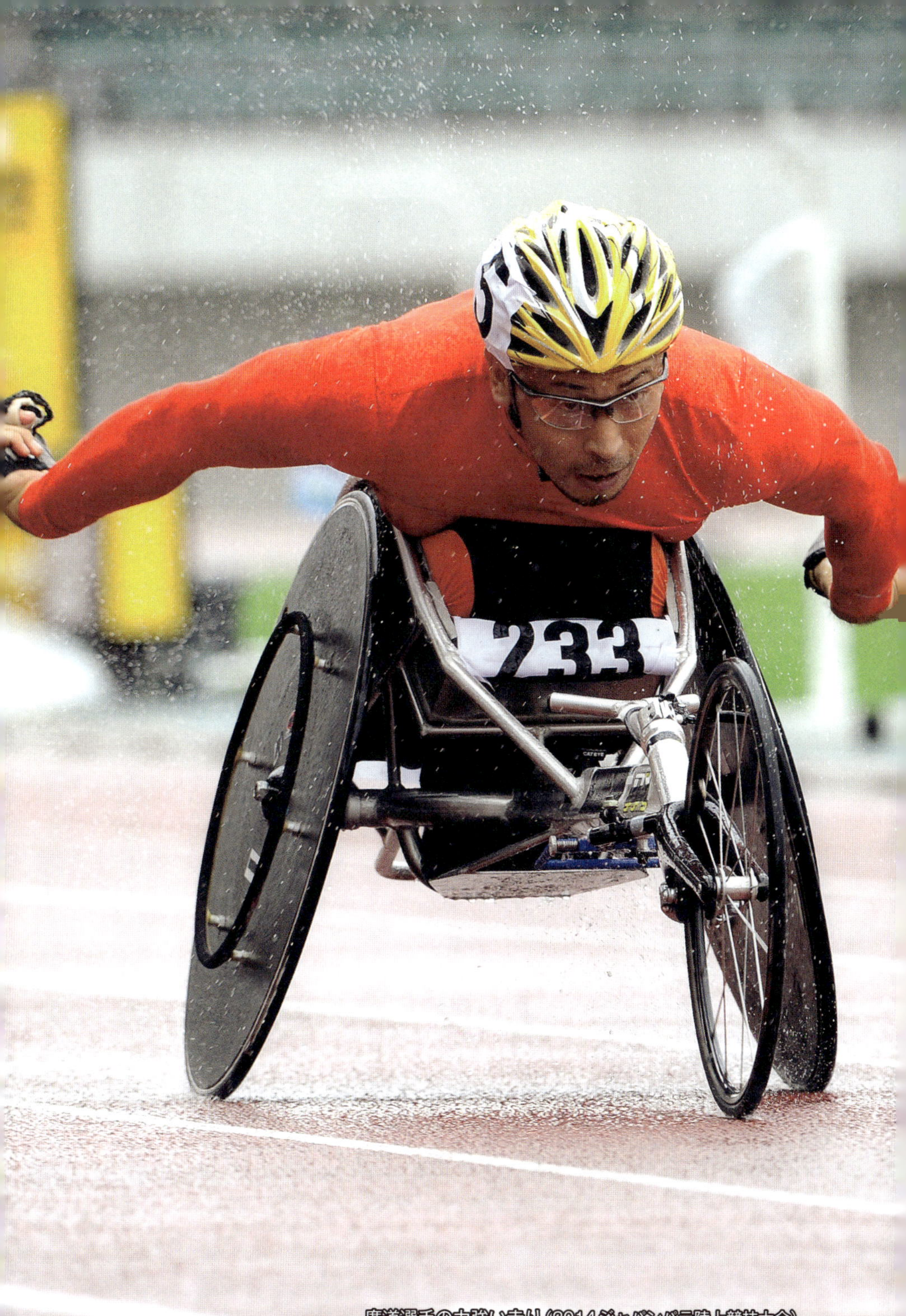

廣道選手の力強い走り（2014ジャパンパラ陸上競技大会）

「もう、すっかり大人になって、世界の廣道選手になっていますけど、たまに顔を合わせると、『おう、カマちゃん！』って、昔のまんまなんですよ」

廣道が神戸や大分に住まいを移しても、三野とのつきあいは途切れたことはない。

「といっても、しょっちゅう会うというのではなくて、年賀状のやりとりや、私が廣道くんのブログに書き込みをするとかが多いですかね」

大阪で陸上競技大会があるときには、時間を見つけて、三野も駆けつける。

スタンドでは、廣道のまだ幼い娘たちが、大声援を送っている。

「父ちゃん、頑張れ～！」

レースが終わると、

「父ちゃん、よ～頑張ったね～！」

会場からあたたかな拍手と笑いがわき起こる。廣道は、声のするほうを仰いで、片手でガッツポーズをして子どもたちの声援に応える。

その傍らに、三野の姿もある。

「私は、廣道くんの背中を押したのではなく、押されたほうや、と思っているんです。ちょっとへこんだとき、廣道くんのブログやテレビで特集されたときのビデオを見たりして、ああ、こんなにポジティブに生きとる人が、ここにおる。私ももうちょっと、頑張ってみようかなって、力をもらうんです」

社会福祉士として現場で難しい事例に向き合い、改めて専門知識の必要性を痛感した三野は、三年間の勤務のあと、退職して大学に進学した。

「就職した直後に担当した廣道くんがまったく教科書通りにはいかなかった。そこが、私にとって本当のスタートでした。あの経験があったから、目の前にある課題をなんとか解決したいって思うようになれたし、目標を達成したら次は何をする？って常に考えるようになったんです。社会人一年目で廣道くんという患者さんに出会ったことで、私の仕事への取り組みの基礎が築けたわけです」

これまでの経験をどう生かせるか。新たな居場所を探しながら、三野は歩んでいく。

「オレは、バイク事故で障害を負って、ジンセイ、変わった。カマちゃんと出会うてレースやれて、こんなに楽しい生き方ができてる。でも、障害者の中には、確かに、死にたいって思うてる人もぎょうさんおるんですよ。それって、おそらく、障害者になったあとのことをイメージできひんからなんです」

例えば、プロ野球の選手やサッカーの選手は、子どもたちにとって夢、憧れの存在としてイメージしやすい。翻って、障害者アスリートは、どうだろう。

「障害を負った人にとって、パラリンピックに出場するような選手は、もう別物や、ととらえられがち。そうやない。オレらだって最初はトイレを失敗したりもするし、スポーツ始めたときだって、先輩にどんどん離されたりして、なにくそ、と思ったりもした。障害が重くても、自分の好きなこと見つけてイキイキしとる人はおる。そういう、普通に頑張るところなる、というような身近なストーリーを知ることも大事や、と思う」

だから、廣道はアスリートとしての活動とともに、テレビやラジオ出演、講演活動も大事にしている。

「それでも、オレは、現役にこだわりまっせ。世界には、五十代でもパラリンピックで金メダルを獲得しているトップ選手がいる。その選手らの背中を見て、実際に、そういう選手たちに個人的にいろいろな指導やアドバイスももらって、ここまでやってきた。まだまだ自分はそこまでいってない。だから、東京パラリンピックも、それ以降も、トレーニングを続けてトップ選手として現役でやっていこうと思う。子どもたちにはその姿を目に焼きつけてほしい」

活躍する姿が、障害をもつ子どもや、ケガや病気で障害を負って苦しんでいる人の人生に、少しでも光を与えることができたら。

障害が、なんや。どんなときにも、笑って生きていける道はあるで！

三野に背中を押されたやんちゃな廣道が、大きくなった背中を、日本じゅうに見せて回る。走ることで、その熱いメッセージを伝え続けていくのである。

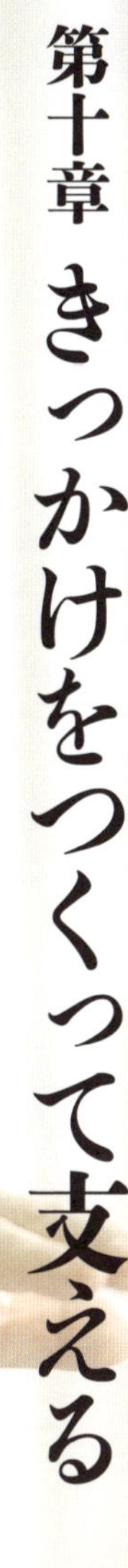

第十章　きっかけをつくって支える

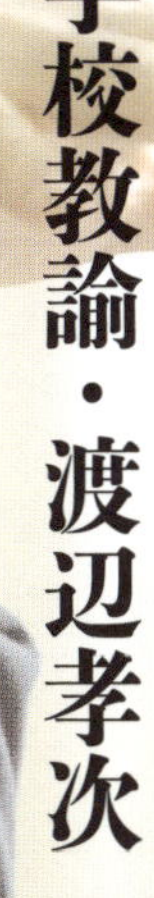

養護学校教諭・渡辺孝次

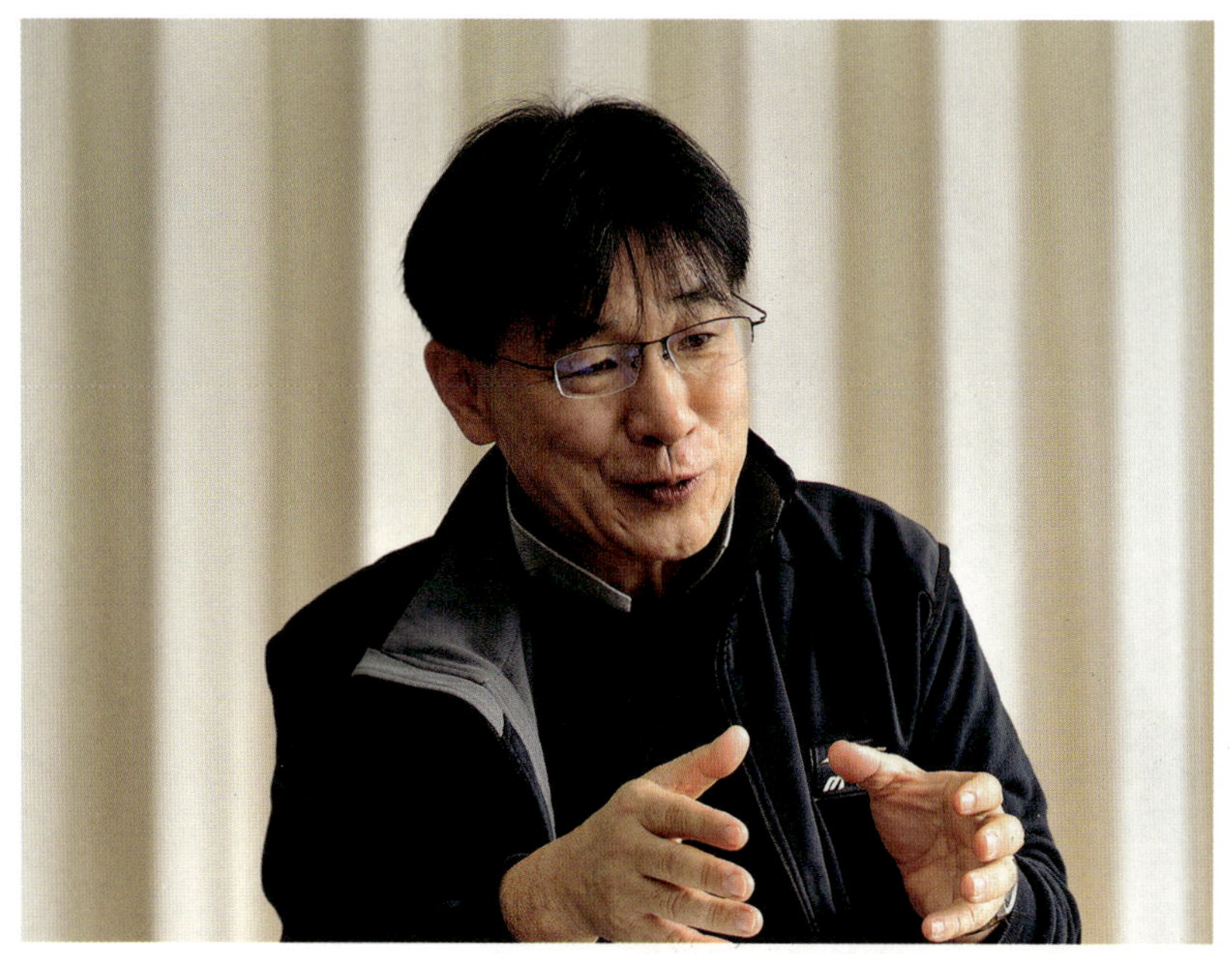

渡辺孝次

わたなべ・こうじ

長野県伊那養護学校　教諭

1960年5月23日、長野県生まれ。千葉大学卒業後、長野県内の中学校で非常勤の体育教師を務めたのち、1990年から2002年まで長野県松本盲学校に勤務。その後、県内の中学校を経て、2009年より現職。1998年、クロスカントリースキー・バイアスロン日本代表チームの一員として、長野パラリンピックに初出場。2002年のソルトレークシティパラリンピック、2006年のトリノパラリンピック、2010年のバンクーバーパラリンピックでもスタッフやコーチを務める。現在は障がい者スポーツ指導員養成研修会の講師を務め、後進の育成を行っている。

一九六四年。東京オリンピック閉幕後、日本で初めてのパラリンピックが開催された。

第二次世界大戦後、戦争で障害を負った多くの人々のリハビリテーションの一環として、スポーツが用いられるようになり、イギリスのストークマンデビル病院内で、車いす患者のための競技会が開催された。そして、その競技会への出場者は徐々にヨーロッパ各国から集まるようになり、国際大会に成長する。一九六〇年のローマオリンピックの開催時に、同じローマで国際大会が開かれた。これが、第一回パラリンピックである。

東京パラリンピックは、つまり、第二回大会ということになる。そして、この東京パラリンピックに、日本の選手が初めて参加したのだった。当時は障害者がスポーツをすることはおろか、社会に出て働くこともままならない時代だったが、これを契機として、障害者の社会参加が進み、障害者スポーツも普及していくこととなる。

ただ、日本におけるパラリンピックの歴史を振り返ってみるとき、東京パラリンピック以上に、一九九八年に開催された長野パラリンピックは大きな転換点となったのではないだろうか。

長野パラリンピックは、日本で初めて行われた冬季大会である。アルペンスキー、クロスカントリースキー、バイアスロン、アイススレッジスピードレース、アイススレッジホッケーが行われ、日本は金12、銀16、銅13のメダルを獲得。歴代最高位のメダルランキング4位を記録した。

自国開催のパラリンピックとして、多くの報道陣が詰めかけ、連日メディアを賑わせたことも記憶に新しい。

何より、長野パラリンピックから選手団の公式ユニフォームが、初めてオリンピックの選手団と統一デザインになった。パラリンピアンとオリンピアンが同じユニフォームを着用する。その様子は、テレビで全国に中継されたのだった。

「パラリンピック」という名称が一般の人々に広く浸透し、大会の模様も障害者福祉の延長ではなく競技スポーツとして報道されるようになったのは、やはり長野パラリンピック以降といえるだろう。

その長野パラリンピックの競技初日にバイアスロンで金メダルを獲得したのが、視覚障害クラスの小林(こばやし)深雪(みゆき)(現・井口(いぐち))である。

小林は、その後、二〇〇二年のソルトレークシティパラリンピック、二〇〇六年のトリノパラリンピックに出場。トリノ大会のバイアスロン長距離で自身、二個目となる金メダルを、同種目短距離で銀メダルを獲得した。

バイアスロンは、ラテン語で二を意味する「バイ(bi)」に、ギリシャ語で競技を意味する「アスロン(athlon)」を組み合わせた競技名だ。クロスカントリースキーとライフル射撃の二種目を交互に行い、その速さと正確さを競う。

立って滑ることができる立位カテゴリーや、座るスキー(シットスキー)を使用する座位カテゴリーでは、射撃はエアライフルを使用する。

小林が出場した長野パラリンピックでの視覚障害カテゴリーにおける射撃でもエアライフルを使っていたが(現在はビームライフル)、実際に目で見て撃つことができないため、ヘッドホンを装着して音で的の位置を判断して行う。三十ミリ(長野パラリンピック当時)の的に近づくにつれ、ヘッドホンから耳に入ってくる音が徐々に高い音へと変化する。「ピーッ!」という非常に甲高い音が聞こえたら、すかさず引き金を

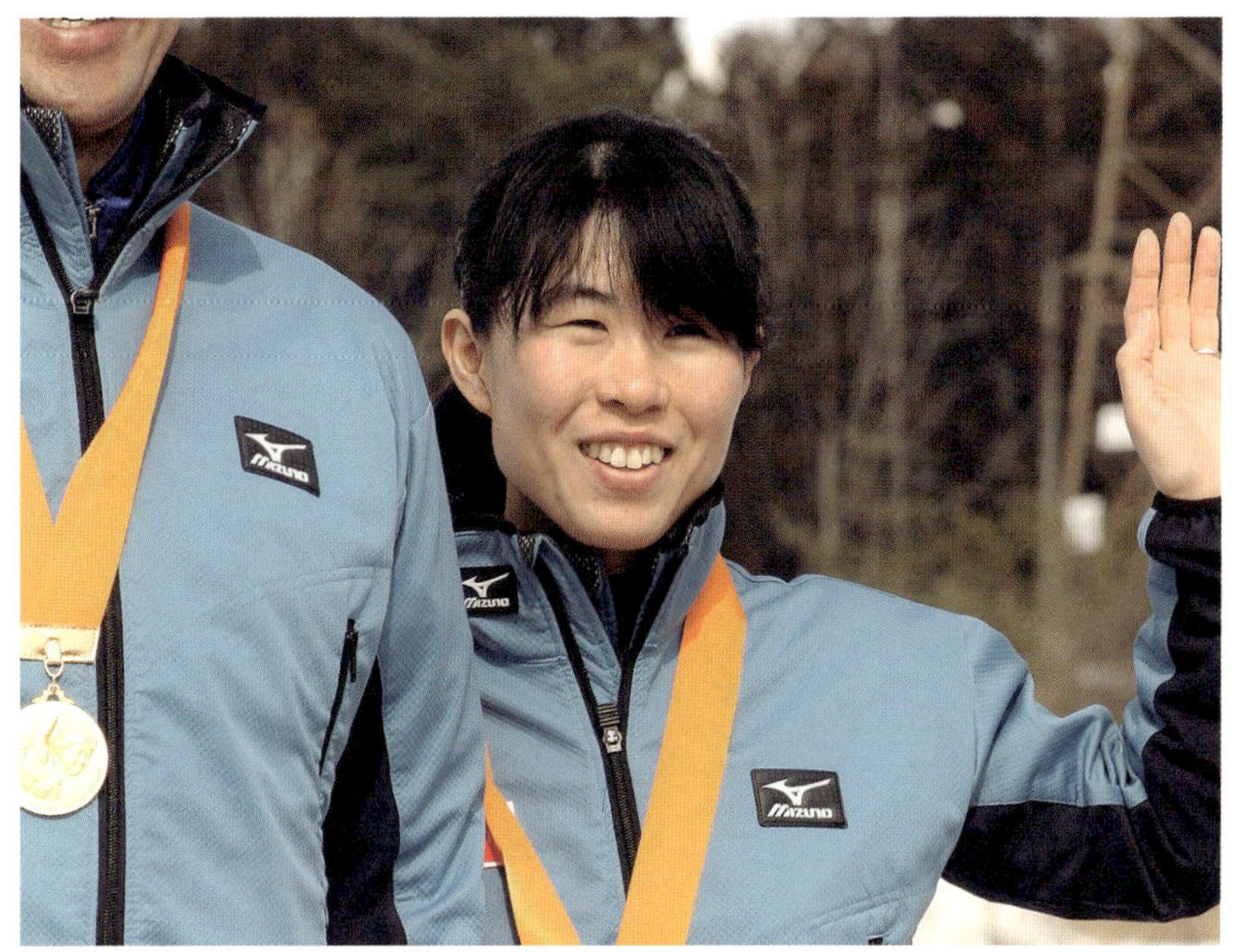

井口深雪

いぐち・みゆき

元・クロスカントリースキー、バイアスロン選手（視覚障害）

1973年11月19日、長野県生まれ（旧姓・小林）。松本盲学校を卒業後、筑波技術短期大学（現・筑波技術大学）に進学。中学部・高等部ではフロアバレーボールの選手として活躍するとともに、全国障害者スポーツ大会の陸上競技でも好成績を収める。1996年より、地元で開催される長野パラリンピックへの出場を目指し、トレーニングを開始。1998年、長野パラリンピックに初出場し、バイアスロン短距離（7.5km）で金メダルを獲得。2002年のソルトレークシティパラリンピックでは6位。2004年より（株）日立システムアンドサービス（現・（株）日立ソリューションズ）のスキー部に所属。2006年、トリノパラリンピックのバイアスロン長距離（12.5km）で金メダルに輝き、短距離（7.5km）でも銀メダルを獲得する。トリノ大会後、結婚。2007年3月にカナダで開催されたワールドカップを最後に、現役を引退。現在、夫、娘とともに幸せな毎日を過ごす。

引く。心拍数が百八十、百九十くらいまで跳ね上がっている状態から集中してこの音を聞き分けるのは、至難の業である。

射撃を一発外すと、一分間のペナルティタイムが加算される、あるいはペナルティループを周回することで競技の順位に反映されるのである。

小林が最初の金メダルを獲得した長野パラリンピックを例にとると、一周二・五キロのコースを三周し、その間、一回五発の射撃を二度行う。一発外すごとに一分間のペナルティタイムが加算されるシステムでレースが行われた。

日本では銃の所持資格が非常に厳しく、さらには練習場所を確保することも難しい。実際に、長野パラリンピック時にバイアスロンに出場した日本人選手は、パラリンピック前年に行われたプレ大会の公式練習で初めて銃を手にした、という選手ばかりであった。

小林も例外ではない。それでも、初めてのパラリンピックで小林は十発中九発を命中させ、堂々の優勝を勝ち取った。

さらに八年後のトリノ大会では、十二・五キロのコースのうち四回・二十発の射撃を行う長距離種目において十九発を命中させる精度で、二度目の栄冠を手にした。小林は、日本の視覚障害バイアスロンのミューズとも言うべき、パラリンピアンなのである。

小林が、長野パラリンピック出場を目指すきっかけをつくったのが、中学・高校時代を過ごした長野県松本盲学校の教諭だった渡辺孝次（わたなべこうじ）だ。渡辺は、長野県内の中学校で非常勤の体育教師として勤務していたが、その後、松本盲学校の正職員となり、高等部二年生の小林と出会った。

「マツモウ（松本盲学校）の高校時代が、自分にとっていちばん楽しかったというか、心に残っている学生時代でした」

小林が、振り返る。

「学校の体育が楽しかった、ということもありますけど、渡辺先生は授業以外にもスキーだとか、マラソン大会だとか、いろいろな経験をさせてくれました」

青春の、キラキラした思い出。いちばん楽しかった時代をともに過ごしたのが、体育教師の渡辺だったのだ。

「出来事としての記憶、というより、渡辺先生は生徒一人ひとりに向き合って、その子をどう伸ばしていくか、ということを真剣に考えてくれていたんですね。当時は、まだまだ若い体育の先生だったから、試行錯誤を繰り返していたんだと思う。でも、それが、一つずつ、実を結んでいったんですよ」

そうした試行錯誤の延長線上として、小林は高校を卒業してから、渡辺に声をかけられた。

「スキーで、長野パラリンピックに行かないか！ 選手として出場するんだよ！」

唐突な夢物語ではなかった、と小林は言う。

「だって、それまでにも渡辺先生は、いろいろなことを自分で考えて、実現してきたのですから。渡辺先生から、長野に行こうと声をかけていただかなかったら、スキー選手になることも、もちろんパラリンピックに出場することもありませんでした」

渡辺の言動には、圧倒的なパワーがある。思いを行動に変え、実現していく力がある。そのパワーが、のちに自身の金メダルにつながっていったと、小林も確信しているのだ。

新天地での躍動

小林深雪は、一九七三年に長野県小谷村で生まれた。豪雪地帯の小谷村ではあるが、十一月に大雪が降るのは珍しい。初雪が降りしきる日に産声を上げたことから、深雪という名がついたという。

二人の兄のもと、両親が耕す田畑に囲まれた山奥の一軒家で、小林は少女時代を送った。片道三キロある小学校への道のりを歩く。帰りは急峻な山道の上りだが、道端に自生する山野草を摘みながら、苦にすることなく毎日通った。冬の期間だけは、麓の小学校に隣接されている寮に寝泊まりした。

スキーを始めたのも、自宅の畑だった。山の中腹を開墾した段々畑に小さなスロープができる。そこを、兄から譲り受けた子ども用のスキーで滑り降りた。小学校に進学すると、ほとんどの児童は長い冬の間、アルペンスキーの練習に明け暮れる。また、体育の授業では、校庭の雪を踏み固め、クロスカントリースキーを履いてグルグルとひたすら走ることも多い。小林は、アルペンスキーだけでなく、クロスカントリースキーの大会にも出場した。

小学校低学年で、徐々に見えないことを意識するようになる。黒板の文字や視力検査の文字が見えない。高学年になって、ミシンを使おうとしても、針の先が見えない。地元のスキー場に立てたポールが見えない。仮性近視かもしれない、と言われ眼鏡を作ったが、見えない状況が改善されることはなかった。

専門的な検査ができる病院にも通ったが、なかなか原因がわからない。最終的に出された診断結果は、「黄斑部変性症」だった。

眼球の網膜の中心にある黄斑部は、視野の中心に見える像を識別する部分だ。黄斑部変性症は、この黄斑部が萎縮して、見ようとする対象が見えにくくなる、という病気である。進行性ではない、と医師から告げられたが、その後、小林の視力はさらに低下する。のちに、網膜色素変性症も合併していることがわかったという。網膜という眼球の内部を覆う薄い膜に異常な色素沈着が起こる進行性の病気で、視力の低下とともに視野狭窄が重なり、見える部分が徐々に少なくなっていく。

病院では盲学校への進学を示唆された。小学六年生になり松本盲学校を見学に訪れた小林は、見えないことを意識せずに過ごせる盲学校に魅力を感じ、自ら転校を希望する。小林にとっては、新しい世界への入り口となった。

編入後、小林の性格は一変する。小学生のときには一人遊びが多い、どちらかといえばおとなしい少女だったが、盲学校では積極的にリーダーシップを発揮するようになっていった。

松本盲学校には、幼稚園にあたる幼稚部から、小学部、中学部、高等部、さらに高等部卒業後に職能技術を学ぶ専門学科が併設されている。

休憩時間には、幼稚部から専門学科の大人までが一緒に校庭に出て、業間運動を行う。時間になると、小林は、誰よりも早く校庭に飛び出していき、幼稚部のまだ走ることに慣れていない全盲の子どもたちの手を引いて、「お姉ちゃんと一緒に走ろう！」と疾走していた。

また、フロアバレーボールという視覚障害者と晴眼者が一緒にプレーするバレーボールの選手として活躍していたが、盲学校の生徒のみが参加する北信越エリアの女子バレーボール大会で四連覇している。

小林が高等部二年のときに赴任してきた渡辺は、その活発な姿に目を奪われたという。

「カラダの軸が安定していて、スポーツ向き。ためらいなくジャンプもする。視覚に障害があっても、こんなふうに全力疾走できるのかと、まさに目からウロコが落ちる思いでした」

学校の外へ

渡辺孝次は、一九六〇年、長野県伊那市に生まれた。長野県立伊那北高校を卒業し、千葉大学教育学部に進学する。中学教員養成課程体育科を修了、その後、通信教育などで数学と特別支援学校の教員免許も取得している。

子ども時代はサッカー、野球などに明け暮れ、中学でサッカー部、高校ではラグビー部に所属した。

「ただ、ラグビーの試合中、タックルを受けて腎臓が裂けてしまうというケガを負って、そのあとはラグビーが怖くて続けられなくなりました」

大学を卒業した当初は、長野県の中学校で非常勤講師として二年間、勤務する。その間に、特別支援学級で指導する機会を得た。障害のある子どもたちに向き合うのは、初めてのことだ。

「といって、特別に意識することはなかったです。体育の授業をする、ということでは通常の学級と差はない、とすぐに感じました」

しかし、実際に指導を続ける過程で、自分の中にあったスポーツや体育の概念が大きく揺さぶられることになる。

「特別支援学級の子どもたちは純粋に体育の時間を楽しみにしているんです。中には、上手にカラダを動かすことが難しいという子どももいる。だから、例えば、プール指導にしても、二十五メートルを速く泳げるようにする、というのではなくて、水中ででんぐり返ったり、ペットボトルにつかまって浮いている、というようなことをカリキュラムにすることもある。子どもに合わせることで、水が怖かったり、苦手な子どもでも、嬉々としてプールに入れるようになります。体育を楽しむという意味では、特別支援学級の子どもたちへの指導に面白さを感じていたのかもしれません」

そして、一九九〇年四月。松本盲学校に赴任した。

「いや、最初は本当に不安でした。見えないという状態に対してどうやって体育を教えたらいいんだろうか。そもそも視覚に障害がある人にスポーツは難しいんじゃないか、自分が指導できるのか、といろいろ考えてしまって」

実際に松本盲学校で目にしたのは、小林深雪を筆頭に、思いっきりカラダを動かす元気な生徒たちの姿だった。

「見えない、という状態にもいろいろある、ということも初めて知った。だから、深雪みたいに少しだけ見える、あるいは見えていた経験がある子どもたちが率先して全盲の子どもたちをリードしながら、フロアバレーボールだとかブラインドソフトボール（視覚障害者野球）といったスポーツを楽しんでいる。見えないことがカベになるのではないか、と勝手に考えていた自分のほうが、ギャップをつくっていたのだ、ということを思い知らされました」

業間運動で校庭を思いっきり疾走する生徒たち。視覚障害者のために考案されたスポーツで力を発揮する生徒たち。工夫次第で、スポーツは誰にでも楽しめるものであることを、再認識したのだという。

「体育教師を目指して大学で学んでいたときも、実際に体育教師として中学校に勤務していた二年間も、実は、自分はほんの一部の人のスポーツに関わっていたんだ、と痛感しました。盲学校の子どもも楽しめる、思いっきりカラダを動かせるスポーツがある。そういうことを知って、スポーツはすべての人のものだ、ということを改めて理解したわけです」

しかし、渡辺の発想は、そこからさらに一歩踏み込んでいく。

「盲学校という世界だけの話ではなくて、一般のどんなスポーツだって、やり方やルールを工夫すればできるんじゃないか」

中学のときにサッカー部でプレーした経験がある渡辺は、体育の授業にサッカーも取り入れた。二〇〇四年のアテネパラリンピックから、ブラインドサッカーが正式種目となり、現在では、障害者スポーツの団体競技として日本でも人気が高まってきているが、渡辺が松本盲学校に赴任した頃には、日本では視覚障害者がサッカーを楽しむという考え方はあまりなかった。

「どうやったら生徒がサッカーを楽しめるか。みんなで頭をひねって考えました」

松本盲学校の校庭にあるトラックは、一般の小中学校に見られるような楕円形ではなく、円形である。かつては、中心にポールが立ち、そこから伸びるロープを握ることで、全盲の子どもたちが一人でトラックを走ることができていた。

「このトラックを活用して、短めのヒモが届く範囲は全盲の選手のエリア、それ以外を弱視の選手のエリアとして分ければ衝突の危険がないねとか、ゴールの方向を知るために小さな出っ張りのある目印を置いてみようとか、工夫しました。生徒の人数も少ないので、五対五、三対三などで試合をやるわけです。やってみてここはうまくいかない、というようなことがあれば、また一緒に頭をひねる。結局、全盲の子どもには僕がガイドとして一緒に走りながら、ゴールの方向だけ教えてドリブルやパス、シュートをする、というルールになりましたけど」

子どもの頃、近所の原っぱで野球をした。人数は足りない、ベースがあるわけではない。ただ、ボールとバットとグラブを持った子どもたちが集まっただけだ。

「だったら、空き地の塀にボールが当たったら二塁打、カベを越えたらホームランにしようとか、自分たちで独自のルールを作った。それでも、すっごく楽しくて、毎日真っ暗になるまでやっていた。打って、点をとり合って競うという野球としての醍醐味は、ルールを変えても味わえます。そんなことを、盲学校でのサッカーのルール作りのときに思い出していました」

工夫して、楽しむ。盲学校の生徒たちはたちまち、サッカーに夢中になっていった。

「サッカーの形ができてくれれば、当然、腕試しをしたくなる。つまり、どこかと試合をすることを考えますよね」

近所にある松本市立旭町中学校のサッカー部に、試合を申し込みに行った。旭町中学は、長野県内でも有数のサッカー強豪校だった。

「弱視の生徒は一人で動き、全盲の生徒には盲学校の教師がガイドとして伴走する。それだけのルールで、お願いしますと言って」

やりましょう、と快諾を得て、一年生を中心としたチーム編成の旭町中と対戦した。

「やってみれば、視覚に障害があってもこんなに動けるんだ、ということが、サッカー部の生徒、教師にもわかる。試合の終盤にはメンバーチェンジして、レギュラーの上級生もプレーしてくれました」

試合には負けたが、互いに新しい世界を体験したのだった。

「何年も経ってから、旭町中のサッカー部の先生にお会いしたときに、『あのときは、生徒も私も熱い思いになりました』と、おっしゃっていただいた。僕自身も、盲学校から外に出て行くことの可能性というか、世界の広がりを感じられたし、子どもたちにとっても大きな自信になったんですよ」

盲学校の生徒に、一般のスポーツの機会を。その思いは、次にマラソン大会へと向かっていく。当時、毎年十月になると、安曇野でマラソン大会が開催されていた。渡辺は、大会事務局に連絡を入れた。

「松本盲学校ですが、マラソン大会に出場したいのですが」

視覚障害者は危ないので、出場できない。最初の答えは、予想通りだった。

「マツモウに赴任する前の僕と一緒ですよ。盲学校の生徒がどれほどスポーツできるか、ということが、まったくイメージできないだけなんです」

渡辺は、改めて大会事務局に連絡し、視覚障害者は伴走者がいれば走ることができる、伴走には教師をつけて安全面を考慮するので、とにかく今回だけでも出場を認めてもらえないだろうか、とねばって、出場がかなった。

「一緒に走れば、大会側も、一般のランナーも、視覚に障害のある人が走ることに、何の問題もない、ということがわかるわけです」

特別賞として、安曇野のリンゴを一箱もらって学校に戻った。信州の秋、さわやかな空気の中で長距離を走った生徒や、ガイドを務めた教師らもまた、達成感を手にしていた。

「学校の外に出て、一般の人と走る。盲学校の中だけでは得られない、大きな感動でした」

次の年には、大会事務局のほうから「今年は何人、参加されますか？」と、松本盲学校に問い合わせがあったという。二度目となる安曇野マラソンには、小学部から専門学科の生徒、伴走する職員や保護者の総勢二十名以上が参加した。

「僕自身、安曇野マラソンの経験を通して、自分がやるべきこと、やりたいと思っているのはこれだ、と、ストンと腑に落ちました」

盲学校の生徒を外の世界に引っ張りだそう。一般の人には、視覚障害者の限りない可能性を知ってもらいたい。〝スポーツはすべての人のもの〟を、本当の意味でみんなの共通認識にする。渡辺の小さな試みが、一つ、また一つと、つぼみをつけていったのだった。

生徒とともに

渡辺は、赴任後、野球部、そして小林が所属していたバレー部のコーチを引き受けた。フロアバレーボールは、一般のバレーボールとは異なり、床上三十センチのところにネットを張り、その下にボールを転がしてプレーする。前衛の選手はアイマスクをし、後衛の選手からの指示を頼りに、パスされたボールをいったん止めてアタックする。三打で返球する、というところは一般のバレーボールと同様だ。サーブレシーブやトスは丁寧に転がすこともあるが、アタックを打つ選手は握りこぶしを振り回し、力一杯ボールを叩く。

放課後の体育館で練習する選手にまじって、赴任したばかりの渡辺がアイマスクをしてネット際にしゃがみ、前線での攻防に備えていた。

「ボールがどこを通っているかはわかる。でも、そのスピードに全然ついていけない」

ボールの動きに翻弄されて右往左往する渡辺をよそに、生徒たちは次々とパスを繰り出しラリーが続く。小林のパワーは中でも際立っていた。その強烈なアタックがネットに当たり、渡辺はそのボールをネットもろとも顔面にくらって前歯を折った。

「サッカーのボールを顔面に受けても、歯を折ったことはないのに」

苦笑いする渡辺は、女の子のアタックだろ、と高をくくっていた自分を悔いたという。

運動能力の高さに目をつけた渡辺は、秋に行われる障害者の陸上競技大会に小林を出場させた。すると、小林は四百メートルで当時の長野県新記録をマーク。翌年、高等部三年のときには百メートルで長野県の新記録、さらに全国のタイ記録をたたき出した。

「実際には、深雪は陸上競技にあまり興味を示さなかったので、陸上競技としての練習はほとんどしていません。それなのに、これだけの記録を出した。やっぱり、運動能力が高い、ということを確信しました」

冬には、学校行事のスキー教室とは別に、希望する生徒を募って、近隣のスキー場に出かけた。子どもの頃から小学校の仲間とスキーを楽しんでいた小林は、教師の後ろについていけば、自由に滑ることができた。

「スキーだけじゃなくて、夏休みには、渡辺先生が飯綱高原の花火大会に私たちを連れて行ってくれたこともありました」

弱視の生徒たちは、夜空とのコントラストできれいな花火を見ることができる。全盲の子どもたちは、地面を響かせるドーンという音やパラパラという音で花火の迫力を聞き分けることができる。花火があがるたびに、見える子どもが全盲の子どもに解説し、一緒に盛り上がった。

「みんなで花火を見る機会はありませんでした。渡辺先生がどんどん連れ出してくれて、世界が広がっていったんです。本当に楽しかった」

小林の記憶の中で、大輪の花火が鮮やかな色彩を放っているのである。

挑戦

一九九八年の長野オリンピックの開催が迫ってくると、国際理解教育の一環として、長野市内の小中学校や特別支援学校では、〈一校一国運動〉の準備が始まった。一つの学校で、一つの国を応援しよう、という活動だ。オリンピック後に開催されるパラリンピックに関しては、一校で一国というかたちではなかったが、各特別支援学校も応援に行けるよう手続きを進めること、という連絡があった。その資料を手にした渡辺には、一つのアイデアが頭に浮かんだ。

「応援するだけじゃなくて、うちの学校から選手を送り込むことはできないだろうか」

教育委員会に問い合わせると、出場選手を公募している、ということがわかった。同時に、渡辺の頭に浮かんだのが、小林の姿だった。

「赴任してすぐに、パワフルにスポーツする深雪に、すごく目を奪われていました。陸上競技には興味を示さなかったけれども、何か、僕にできることはないか。何か、彼女に挑戦させてみたい、という思いがずっとくすぶっていたんです」

そして、小林に連絡する。

「子どもの頃からスキー、やってたよな。長野パラリンピックで選手を募集しているんだ。どうだ、挑戦してみないか」

冬のスキー教室で、誰よりも速くゲレンデを疾走していた。深雪、という名前も、冬季パラリンピックにはぴったりだ。条件は、全部揃っている。

「パラリンピックに行こう、世界に出て行くんだよ！」

小林もまた、渡辺の発想力と行動力によって充実した日々を送った高校時代を、反芻していた。

「渡辺先生が言うんだ。とにかく、挑戦してみよう」

こうして、パラリンピックへの道を歩み始めたのだった。

松本盲学校の生徒、小林のような卒業生、そしてガイドとなる教員らを巻き込んで、猛特訓が始まった。渡辺自身は、クロスカントリースキーの経験がない。しかし、自ら小林のガイドを務めたいと、練習を重ねた。

国内大会であるジャパンパラリンピックに出場し、クロスカントリースキーの日本チームをゼロからつくり上げてきた荒井秀樹（あらいひでき）監督に認められ、小林は強化指定選手として、日本チームに加わることが決定した。渡辺は、ガイドとしての実力不足を指摘され、小林のガイドからは外されることになる。が、一方で、チームを支えるスタッフとして要請があり、小林とともに日本チームに参加することとなった。

「戦力外通告は望むところでした。深雪に、本格的に選手として最適なガイドをつけてくれるということですから。本当に日本代表選手になるんだ、という嬉しさでいっぱいでした」

行動力

スタッフとして日本チームに携わることになった渡辺が手がけたのが、日本選手とライバル各国の選手の競技タイムを計測することである。

パラリンピックのクロスカントリースキー、バイアスロンでは、選手の障害の程度や状態に応じたクラス分けが存在する。視覚障害のカテゴリーには障害の重いほうから順にB1、B2、B3という三つのクラスがあり、小林は、長野大会ではB2クラス、視覚障害が悪化したトリノ大会ではB1クラスで出場した。クラスごとに設定された係数を走行タイムに乗じて、最終的な公式競技タイムが決定する。小林がクラスを変更して臨んだトリノパラリンピックを例にとると、同じコースを走った場合、最も障害の軽いB3クラスの係数は百パーセント、B2クラスは九十八パーセント、B1クラスは八十五パーセントが、実走タイムに乗じて計算される。一般のクロスカントリースキーであれば、単純にスタート順のタイム差を計算すれば、競技中の選手の順位がわかるが、パラリンピックでは、この係数を乗じないと、競技中の順位を把握することができない。

さらに、バイアスロンでは、射撃を外した場合に一分間のペナルティタイム（もしくはペナルティループの走行）が加算される。

渡辺が取り組んだのが、競技中の順位を周回ごとに確認できるシステムの構築だった。実際の走行タイム、選手の係数、射撃のミスの三要素を加味して、あらかじめ想定される強豪選手とのタイム差の表を紙に書き出した。膨大な量の表を作ってコース脇に待機し、選手が通るたびにストップウォッチでタイムを計測、電卓を使って順位を次々と割り出していくのである。

長野パラリンピックの競技初日に行われたバイアスロン会場で、電卓を叩いていた渡辺は自分の目を一瞬、疑っていた。小林が一周目ですでにトップに立っている。うまくすれば3位くらいには入るかもしれない、という期待はあったが、この時点での1位は想定外だったのだ。小林が一回目の射撃を満射し世界のライバルたちがミスを連発したことで、トップに躍り出たのである。計算通り、小林は2位に三分差をつけて堂々の優勝を飾ったのだった。

「その後、コンピュータの表計算ソフトで管理しましたが、クラスごとの係数も毎年見直されます。より正確な計測値を割り出すための、専用アプリケーションの必要性を感じて、僕は、長野県内にあるソフト開発会社にお願いに行ったんですよ。お金はありません、でも、こういうソフトが欲しいんです、と」

パラリンピックのこと、日本チームのこと、そして長野パラリンピックで小林が金メダルを獲得したことなどを説明し、手書きの表計算から始まった計測の重要性を説いた。

「やってみましょう！」

会社を挙げて、協力してくれることが決定した。そうして、日本が独自に開発した計測ソフト〈タイムランチャー〉が完成する。担当者が日本チームの合宿、大会にも帯同し、タイムランチャーは次第にバージョンアップしていった。大会にパソコンを持ち込んでタイム計測する渡辺の姿に、各国のコーチも舌を巻いていた。

「もちろん日本チームの全選手のデータを管理しているんだけれども、正直、僕としては、もう一度、深雪にメダルを獲ってほしい、そのためにも精度の高いタイムランチャーにしていくんだ、という気持ちがありました」

信頼

「長野パラリンピックを目指そうと、渡辺先生と乗り込んだけど、ガイドは無理、という話になったとき、先生がいなくなるのは心細い、という不安がありました。だから、スタッフとして関わってくれることが決まったときにはすごく安堵しましたね」

すでに松本盲学校を卒業していた小林だが、渡辺に対する信頼は大きかった。

「やっぱり、盲学校時代からの私をよく理解してくれている、という安心感。合宿でしか会えなくても、スキーに関係なく、支えになってくれました。なんというか、精神安定剤みたいな」

小林は、その後、ソルトレークシティパラリンピックに出場するも、得意のバイアスロンで6位と低迷。しかし、選手としてのモチベーションはむしろ高まり、改めて真剣に競技に向き合うようになる。そして、次のトリノパラリンピックを目指す決意を固めて、猛練習に励んでいたのだった。

だが、トリノパラリンピック前年の八月終わりに、エスカレーターから転落するという事故で、右足の甲部分を断裂、骨折する大けがを負ってしまう。

障害者クロスカントリースキー初の実業団チームである、日立システムアンドサービス（現・日立ソリューションズ）スキー部への所属が決まり、順風満帆のスタートを切っていた。経済的な支援だけでなく、選手強化に対しても、システマチックなプランニングで劇的な進化を遂げつつあった矢先の事故である。

小林本人はもちろん、チームの荒井監督もスキー部の創設から強化まで関わってきた会社役員らも、トリノパラリンピックへの出場はかなわないのではないかと絶望視していた。

小谷村の実家に療養のため戻った小林が、渡辺に連絡を入れた。

「・・・先生、大けがしちゃいました」

すると、まったく予想外の反応が返ってきた。

「深雪！　これで、大丈夫だ。おまえは絶対にメダルを獲るぞ！」

え？　この状態でメダル？　自分の耳を疑った。

「そうだよ、直前に何かトラブルがあったほうが、強くなれる。大丈夫、深雪なら、きっとできるよ」

慰めを言っているのではない。渡辺の揺るぎない自信が、電話口から伝わってきた。

「その言葉を聞いて、スーッと楽になりました。会社の人たちにも迷惑をかけっぱなしですごく責任を感じていたし、もう、ダメなんじゃないか、という不安にも押しつぶされそうだったし。でも、先生の声を聞いて、そうかもしれないって」

ケガ以上に傷ついていた心に、渡辺の言葉がしみた。

「ケガのことを聞いた瞬間に、確信しました。これで、絶対にいけるって。深雪は何か、圧倒的な負の状態でエネルギーをギュッと凝縮させて勝ち取る力がある。長野のときには、ゼロからのスタート。道具もお金も技術も足りない。それが当時の負の状態でした。トリノのときには反対に、日立システムスキー部という最高の環境があった。でも、なぜか僕は、メダルにからめたとしても、金メダルはないかもしれないって

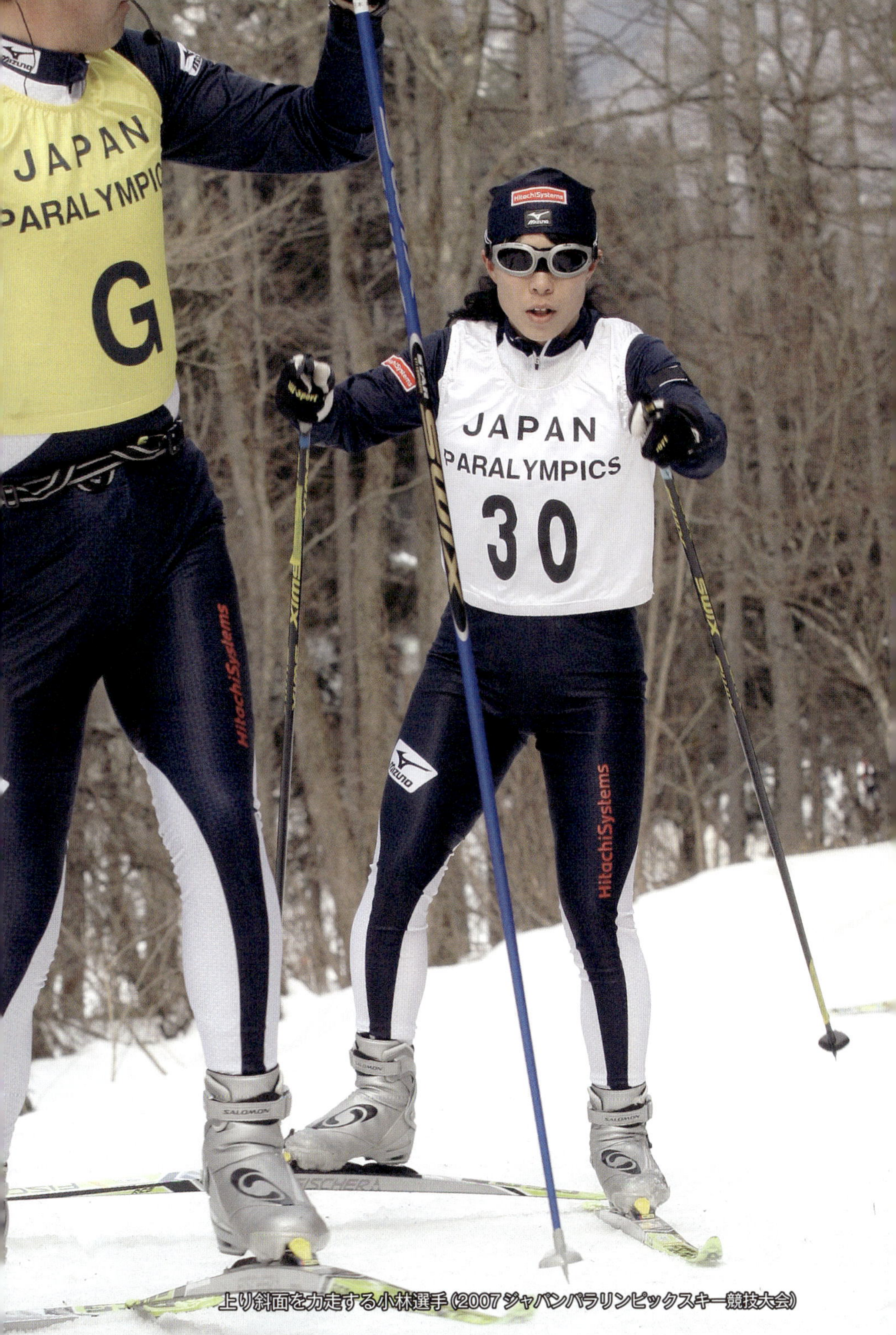

上り斜面を力走する小林選手(2007ジャパンパラリンピックスキー競技大会)

勝手に思ってたんですよ。ところが、ケガという最悪の負に陥った。どん底から這い上がってきたときに、深雪はエネルギーの塊になって、金メダルに突進してくだろうと確信したんです」

ゼロどころか、マイナスからのリスタート。渡辺の言葉で迷いを吹っ切ると、小林はその言葉通りに、まっすぐに金メダルへと突き進んでいったのだった。

〝楽しみ〟を蓄積する

渡辺は、現在、長野県伊那養護学校に勤務している。二〇一〇年のバンクーバーパラリンピックまでは、日本代表チームのスタッフとして合宿や大会に帯同していたが、後進に役割を譲り、地元に戻った。

一月。駒ヶ岳から吹き下ろしてくる風は冷たい。校舎の中庭、日陰に溜まった残雪の上で、一人の高校生・森本雄気(もりもとゆうき)が、クロスカントリースキーの用具を装着して練習を始めた。シューズを履き、スキーのビンディングをカチッとセットすると、顔つきが凛々しくなる。

「さあ、じゃあ、コーナーの練習だよ。細かく、ゆっくり曲がるんだ」

渡辺が声をかける。森本は、勢い込んで前のめりになり、転倒した。

「大丈夫! スキーを大きく滑らせなくてもいいよ。踏み替える感じで、ゆっくり回っていこう。怖くなったら、顔を上げてみて」

「はい!」

森本が、その場で小さくジャンプを繰り返し、ポジションを確かめる。時計回りに、そして反時計回り

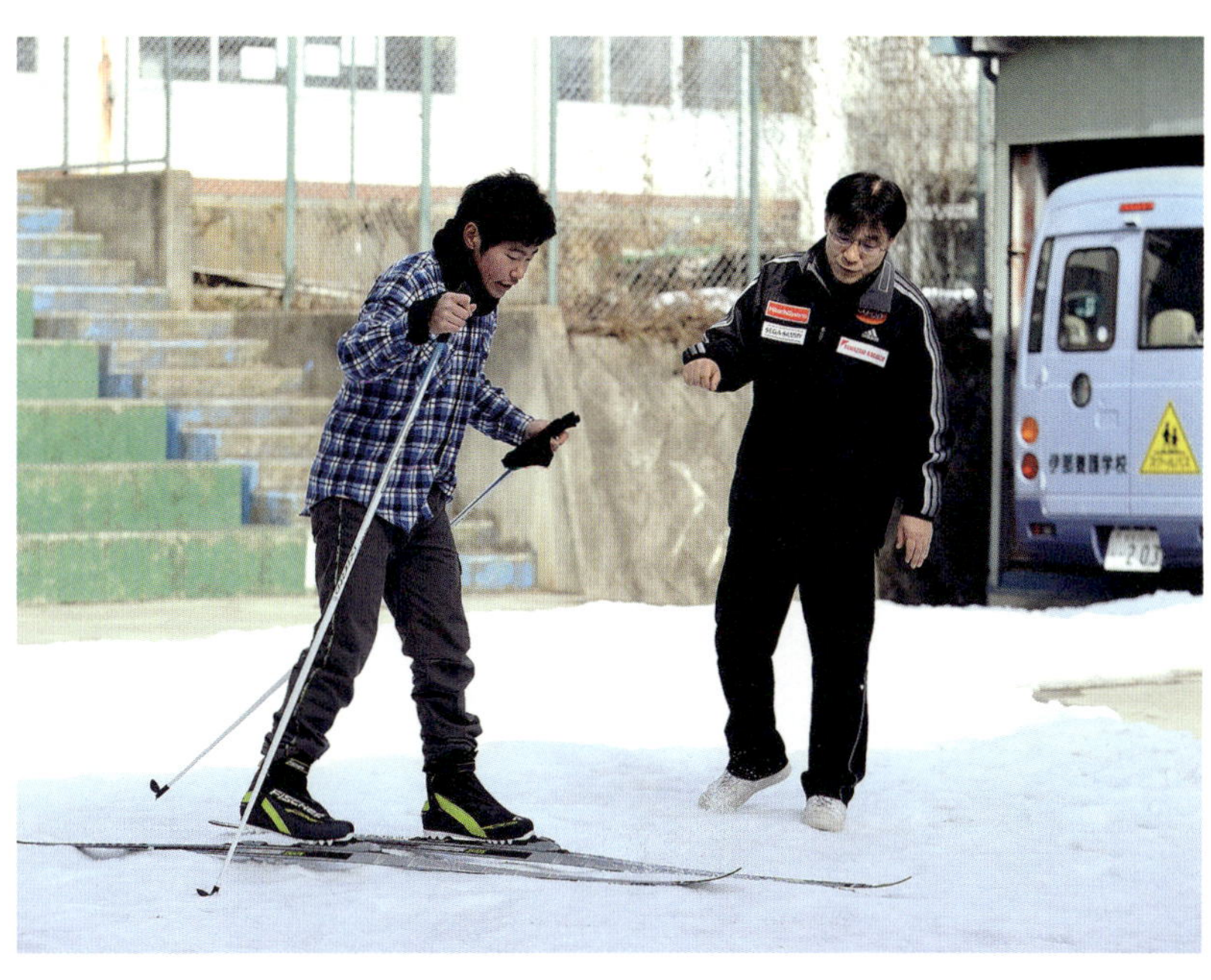

動きを見守りアドバイスを送る

に。森本が描く円の形に、残雪にシュプールができる。頬が上気し、鼻の頭に汗が噴き出す。

「先生、これでいい？　もっと速く走れるかな」

「いいね、いいね！　自然に滑ってるよ。さっきのジャンプ、忘れないようにね」

渡辺が一緒に走りながら、声をかけ続ける。大きくウデを振って、小さな中庭を走り回る姿に、ほかの教師や生徒も通りすがりに声をかけていく。

「お、森本くん、今日も頑張ってるね！」

「かっこいいよ〜！」

「はい！　頑張ってます！」

わずか、十五分程度の練習。学校がある日の昼休みの日課であり、森本にとっては待ちわびている大切な時間なのである。

練習が終わると、板を外し、丁寧に布で雪

を拭いていく。

「僕、以前は友だちとトランポリンをしていたんです。でも、友だちがやめてしまって、一人で絶望の淵に陥っていたときに、渡辺先生がクロスカントリースキーを教えてくれました。中学からここに通っているんですけど、この学校でなければ、渡辺先生にもスキーにも出会えなかった。すごく感謝しているんです。渡辺先生は、名コーチですよ。ほかの先生だと、『雄気、それじゃあ、ダメだ！』って怒るだけなんですけど、渡辺先生は、先に褒めてくれて、そのあと、ここはこうしたほうがいいよ、ってわかりやすく教えてくれる。もうすぐ、大会にも出場します。バンクーバーパラリンピックで金メダルを獲った新田佳浩（にったよしひろ）選手にも会えるかなあ。僕も新田選手みたいに、将来はパラリンピックに出たいです」

かつて、松本盲学校で小林ら、視覚障害の子どもたちにさまざまなスポーツを体験させ、一般の大会に出場する機会をつくってきた渡辺のエネルギーは、伊那養護学校でも健在だ。

「一足飛びにパラリンピック、というところを目指すのではない。生活の中で楽しめる時間が十五分あると、そこから先は自然と、自分で切り開いていくんだよね」

ちょっとだけ先を見据えて、機会をつくる。日常の楽しい十五分が蓄積されていくと、次にやりたいこと、向かいたい方向が見えてくる。小さな流れが、やがて大きな奔流になるように。渡辺は、そんな姿を見守り、支えていく。

それこそが、渡辺の取り組みの本質なのである。

ともに生きる

小林は、トリノパラリンピック翌年にワールドカップの年間総合優勝を飾って、引退。その後結婚し、現在は、妻として、女の子の母として静かな日々を送っている。渡辺とは年賀状のやりとりなどを通じて、今も細く長く絆が続いている。

「僕は、最初にきっかけをつくったけど、そのあと、深雪は自分の足でしっかりと歩いて、パラリンピックという最高峰の舞台に向かっていった。深雪のおかげで、教師として、あるいは人生において、非常に希有な経験をさせてもらったんです。むしろ、感謝しているのは、僕のほうなんですよ」

小林が見せる優しさには、何度も感心させられたという。

「障害が違うがゆえに、障害者同士でもバリアをつくってしまいがちです。ところが、深雪にはそれがない。マツモウ時代、深雪は業間運動のときに、幼稚部や小学部の全盲の子を真っ先に抱き上げて、『お姉ちゃんと走ろう！』と言って、いろんな子と走っていた。自分のことよりも、まず、相手の気持ちに目を向けることができる。パラリンピックの強化指定選手になったあとも、一緒に練習する知的障害のクラスの選手たちが、何度も何度も、わからないことを聞きにくると、深雪は毎回『それでいいんだよ』と言って、丁寧に教えてあげていた。そういう優しさがあるから、僕は、深雪が金メダルを獲ったのだ、と思うんです。単に、強さがあるだけじゃダメなんだ、ぶれない芯があって、人に優しくできる心があることが、チャンピオンの条件なのだと、僕は信じているんですよ」

選手時代、スキーの合宿とは別に、小林と渡辺は家族ぐるみのつきあいを重ねてきた。休みの日に、伊那市にある渡辺の家に遊びに行くと、渡辺のまだ小さかった娘が、「深雪姉ちゃん、深雪姉ちゃん」と、なついていた。小林は、そんな渡辺の娘に、何種類もの折り紙を折ってあげた。

「当時の娘は、深雪は目が見えていないということを理解してなかったと思います。ただ、優しいお姉ちゃんが遊びに来てくれたと思っていた」

小学校高学年になった渡辺の娘は、幼い日々の記憶とともに、小林のパラリンピアンとしての実績について理解するまでに成長している。そして、視覚障害についても。

「お父さん、もしかして、深雪姉ちゃんって、目が見えないのに折り紙で鶴を折ってくれてたの?」

渡辺は、こんなふうに自然に接することができた娘の経験は、理想的だ、と感じている。

「娘は、視覚に障害がある深雪ではなく、深雪姉ちゃんという人となりに接して関係性を築いてきたわけです。深雪だけでなく片腕切断の新田も、うちに遊びに来て、食事や風呂をともにすることで、息子たちも、どうやって洗うんだろうとか、ご飯を食べるときにどうやってお茶碗を持つんだろうとか、それを間近で見て知った。深雪も新田も、自然な振る舞いで子どもたちに接し、伝えてくれた。そのおかげで、僕が子どもの頃よりも、ずっとフラットな気持ちで障害のある方に接することができると思うのです」

手厚い教育や、目が行き届くことを目的に特別支援学校などが存在するわけだが、そのことで、障害者と健常者が行動をともにする機会は減ってしまう。渡辺の子どもたちのように、日常的に障害者と接しながら成長していけば、あえて共生を謳わなくても、自然とそういう感覚は培われていくのではないか。

「パラリンピックには、実にさまざまな障害をもった選手たちが参加しています。その環境の中で仕事をしてきたことが、自分にとって、とても生きているんです」

パラリンピックは、好機である。健常者が障害者スポーツについて知る、触れる機会が増えることで、互いを隔てる壁は確実に少なくなっていくはずだ。

「長野パラリンピックは、大きなスタートでした」

渡辺は、そこを起点に、日本の社会は、障害者スポーツを通じて、障害者と健常者がともに生きる土台を築いてきた、と感じている。

「二十年の歳月をかけて、そういう社会が少しずつ成熟してきました。だから、僕は本当に東京パラリンピックを楽しみにしているんです」

かつて、安曇野マラソンの大会事務局が、松本盲学校の生徒の走りを見て変わったように、東京パラリンピックが終わったあと、そこに関わった人や、スタジアムに足を運んだ観客たちが、それぞれどんなふうに共生をイメージしていくのか。そして、それをどう共有していくのか。

「僕は、やっぱり、スポーツはすべての人のもの、という原点に戻る。体育教師を目指す中で、ずっと言われ続けてきた言葉は、障害者スポーツに関わることで、真意を理解することができた。スポーツを通じて、障害のある人とない人が分け隔てなく、ともに生きていくことを自然に学んでいける。何もなくて一緒に生きろ、と言われても難しいけれども、スポーツというのは、その大きなきっかけになる。東京パラリンピックを通して、多くの人の共通認識になってほしいと、強く思います」

パラリンピックがもたらしてくれる財産。それは、選手だけが得られる、特別なものではない。選手たちの障害よりも、そのひたむきな姿に目を奪われる。そういう視点のもち方を教えてくれるスポーツの力を感じることができれば、日本は、世界は確実に変わっていくはずだ。

二〇二〇年は、飛躍の年になる。
渡辺が見据える社会が、まもなく実現するのだ――。

障害者のバイアスロン競技とは

クロスカントリースキーとライフル射撃を組み合わせた競技で、スキーの速さと射撃の正確さを競い順位を決める。1988年、オーストリア・インスブルックパラリンピックから正式種目となった。

現在、〈スプリント〉(男子7.5km、女子6km)、〈ミドル〉(12.5km、10km)、追い抜き競技である〈パシュート〉、〈スプリントパシュート〉、そして〈個人〉(15km、12.5km)の5種目が行われている。

選手は立位、座位、視覚障害の三つのカテゴリーに分けられ、勝敗は実測タイムに障害の程度に応じて設定されている「係数」を掛けた計算タイムで決まる。射撃はすべて伏射(伏せ撃ち)で行い、射撃を外した回数だけペナルティがある。立位と座位の選手はエアライフルで標的を狙い、視覚障害の選手は音でフィードバックを得る照準システムで構成されたビームライフルを使用する。

視覚障害B1クラス(全盲またはほぼ全盲)の選手は、競技条件を同じにするため、視界を遮断したゴーグルの装着とガイド(伴走者)が義務づけられている。

スキーを速く滑らせれば心拍数が上がって呼吸も乱れ、射撃の正確さに影響する。いわば動と静の正反対の性格をもつ2種目のバランスをどのようにとるかが、この競技の最大のポイントであり、魅力である。

あとがき

とある冬の寒い日。東京・新宿のもつ鍋屋に、親しいパラアスリートと出版社の編集者たちが集っていた。遅れて席につき、コクのある醤油味のもつ鍋をつついていると、のちにこの本の編集者となる戸高英明氏に、こう言われた。

「宮崎さん、障害者アスリートの本をつくりましょう！」

リハビリテーション医療・医学などについての、どちらかというとおカタイ本を発行する医療系出版社で、障害者アスリートの本？

「障害者スポーツを紹介するのでもいいんだけど、単なるカタログじゃ意味がない。何か、誰もが共感できるようなテーマがあるといいなあ」

彼は何杯目かの焼酎をおかわりして、そんなことを独りごちていた。

戸高氏はもともと、冬季パラリンピックの一競技であるアイススレッジホッケーのチーム〈東京アイスバーンズ〉の監督を務めていた。大学在学中から自身もアイスホッケーに親しみ、今でも真夜中のアイスリンクでパックを追いかけたりする。スポーツにうるさく、パラアスリートへの理解と愛情は、誰より深い。

編集者であることは知っていたが、アイススレッジホッケーの監督である戸高さんという認識だったたから、「本をつくろう！」という提案に、意表をつかれたような思いがあった。

それから何度も打ち合わせを重ね、「パラアスリートの背中を押した人に焦点を当てる」テーマに行き着いたのだった。その想いに至った経緯は、「まえがき」にある通りである。


この本の取材に快く応じていただいた、十名の素晴らしきプロフェッショナルのみなさまに、深く感謝いたします。貴重な時間を割いて、こちらの拙い、不躾な質問に嫌な顔もせず、一つひとつの言葉をじっくり吟味して語ってくださいました。アスリートたちとともにした時間とその場の空気を、メッセンジャーである私に手渡すために、言葉を尽くしてくれたのでした。

ご登場いただいたアスリートたちにも、大きな感謝を捧げたいと思います。これまでの取材におけるつきあいを通して、今回、みなさんが大切に心にしまっている方たちとの貴重な出会いが実現しました。

また、写真の提供をいただいたエックスワンの名古桂士氏、浅原満明氏には、大変お世話になりました。長年、障害者スポーツに携わってこられたからこその写真の数々。そして、本の構成を考える段階では、お二人から貴重なアドバイスをいただき、着想がかたちになりました。

さらに、障害者スポーツの記事を発表する場を提供してくれている、マガジンハウスの雑誌『Tarzan（ターザン）』。私の取材活動を継続する道を築いてくれました。かつて担当編集者であった飯田真由美氏には、すべての文章に目を通してもらい丁寧なコメントをいただきました。あくまでも一読者の目線で指摘していただいたことで、新たな気づきがありました。

この本を上梓するきっかけをつくってくれた戸髙氏は、一緒にテーマを練り上げ、すべての取材に同行してくれました。そして、たくさんの珠玉の言葉たちと格闘しながら文章をまとめる段階では、深い理解と情熱と、冷徹で厳しい編集者としての視点をもって、お尻をひっぱたいてくれました。戸髙さんがいなければ、素晴らしい選手と、選手たちの背中を押した人々をこの世に紹介することはかないませんでした。感謝してもしきれません。

ここに紹介できなかった方々も含めて、私の背中を押してくれ、この世界への扉を開いてくれたすべての方々に、深く御礼申し上げます。

どんな人にも、背中を押してもらう瞬間がある。押してくれた人の手のぬくもり、前進させるエネルギーを受け止めて、人は次の一歩を踏み出せる。

それを、大事に受け止めたい。いつの日か、私も誰かの背中を押す存在になれるように。

小さな気づきと、伝える言葉、行動する勇気。一人ひとりが意識することで、障害のあるなしに関係なく、人と人は、昨日より少しだけ素敵な明日を築いていけるのではないだろうか。

取材を通じて、そのことを確信できました。読者のみなさまと共有できれば幸甚です。

なお、本文中の敬称は略させていただきました。ご了承ください。

二〇一六年六月吉日　　宮崎恵理

参考文献

『義足ランナー―義肢装具士の奇跡の挑戦―』佐藤次郎　東京書籍（二〇一三）
『カーボン・アスリート―美しい義足に描く夢―』山中俊治　白水社（二〇一二）
『コンビニもない町の義肢メーカーに届く感謝の手紙―誰かのために働くということ―』中村俊郎　日本文芸社（二〇一一）
『世界への道―〝義足のハイジャンパー〟鈴木徹の生き様―』久保弘毅　スポーツイベント（二〇〇八）
『ラッキーガール』佐藤真海　集英社文庫（二〇一四）
『夢への努力は今しかない！―全盲の金メダリストからの伝言―』河合純一　新風舎文庫（二〇〇四）
『どうせ、生きるなら―車いすアスリートの明るい闘い―』廣道純　実業之日本社（二〇〇四）
『心眼で射止めた金メダル―小林深雪と日立システムスキー部の挑戦―』宮崎恵理　新潮社（二〇〇七）

宮崎恵理（スポーツジャーナリスト）

東京都生まれ。出版社勤務を経てフリーのスポーツジャーナリストに。1998年の長野パラリンピック前年から障害者スポーツの取材に携わり、雑誌を中心に執筆。著書に『心眼で射止めた金メダル』（新潮社）。日本スポーツプレス協会理事、国際スポーツプレス協会会員。

希望をくれた人

パラアスリートの背中を押したプロフェッショナル

ISBN 978-4-7639-6026-9

2016年7月12日　初版 第1刷 発行 ©

定価はカバーに表示

著　者	宮崎 恵理
発行者	中村 三夫
発行所	株式会社協同医書出版社
	〒113-0033　東京都文京区本郷3-21-10 浅沼第2ビル4階
	phone：03-3818-2361　／　fax：03-3818-2368
	URL：http://www.kyodo-isho.co.jp/
	郵便振替　00160-1-148631
印　刷	横山印刷株式会社
製　本	有限会社永瀬製本所

ただし，視覚障害などの理由で活字のまま本書を利用できない場合は，「録音図書」「点字図書」「拡大写本」の製作を認めます（営利目的を除く）．また，活字で利用できない場合，テキストデータをご希望の際は，「住所・氏名・電話番号・メールアドレス」を明記のうえ，左の引換券を小社『希望をくれた人』テキストデータ係までお送りください．

『希望をくれた人』
テキストデータ
引換券